「意識」を語る

スーザン・ブラックモア 著
山形浩生／守岡 桜 訳

NTT出版

Conversations On Consciousness: Interviews with Twenty Minds
was originally published in English in 2005. This translation is published by
arrangement with Oxford University Press.

目次

バーナード・バーズ、トマス・メッツィンガー、ペトラ・シュテリッヒ、マックス・ヴェルマンスについては、ウェブにて公開しています。以下のURLからご覧ください。
http://www.nttpub.co.jp/book/100001944/index2.html
（ユーザーID：SueBlackmore　パスワード：consciousness）

謝辞

本書を可能にしてくれた参加者すべてに感謝します。みんなもとの会話のために時間を割いてくれただけでなく、後に速記録を読んでチェックし、必要に応じて訂正してくれました。もともと会話を録音するよううながしてくれたジョン・バーン、テープ起こしをしてくれたトルーディ・オアスグッド、最初の編集をしてくれた娘のエミリー・トロスキアンコ、イラストを描いてくれた息子ジョリオン・トロスキアンコに感謝。

ほとんどの時間を机の前で一人きりで過ごすわたしは、自分が一匹狼だと思っていますが、本書はわたしがみんなに依存していることを思い出させてくれます。

変化の見落とし（change blindness）のイラストは ©Kevin O'Regan、その他のイラストはすべて ©Jolyon Troscianko。

序文

二〇〇〇年の春、わたしはアリゾナ州ツーソンで開かれる『意識の科学に向けて』という会議へ行く支度をしていました。今でこそ有名なこの会議の第一回が開かれたのは一九九六年で、本書でもスチュワート・ハメロフとデイヴィッド・チャーマーズがこの件に触れています。一九九八年の『ツーソンII』はさらに大規模ですでにかなりの注目を集めており、わたしは超心理学分野の本会議への参加を要請されました。そして神経科学者、哲学者、精神的探求者の入り混ざったこの催しはとても楽しかったので、第三回の『ツーソン二〇〇〇』も楽しみにしていました。

そこで思いついたのです。わたしはBBCのラジオとテレビであれこれ仕事をしているのですが、特にラジオ番組の制作を気に入ってます。それは難解な考えを掘り下げて表現する自由があるからです。古いジョークにもあるとおり、ラジオのほうが物事はよく見えるのです。そこでBBCブリストルのプロデューサー、ジョン・バーンに連絡して『ラジオ4』で意識についての番組を作れないかと尋ねてみました。結局わたしたちの企画案はBBCの複雑な選考プロセスの最終段階で落ちてしまいましたが、まぁ仕方ない。ジョンが放送用の録音機材を貸してくれたので、わたしはツーソンを訪れている意識に関する優秀な専門家たちにインタビューできないかと現地に向かいました。

この作業はとても楽しいものでした。ほとんど知らない相手ときちんと話をするきっかけにもなったし、旧友と徹底的に話し合う口実にもなりました。対談はプレゼンテーションの合間や早朝、深夜、一日だけ空いた午後などに押し込んで、場所はホテルの部屋や会議場の外の広場、近くの砂漠などで。話し合うにつれて、この会議を『意識の科学に向けて』としか呼べない理由がわかってきました。意見の一致がほとんどないのです。そしてわたしはとてもたくさんのことを学びました――聞いたことのある理論の多くについても理解が不十分で、本意を直接訊いてみたら巷に流布したものとまるで違う人もいること、この分野自体がとにかくややこしいこと。ラジオ番組の企画はつぶれましたが、わたしはそのまま続けたかったので続行しました。親切なジョンにまた機材を借りて、ほかの会議でも同じことをやったのです。伺ったのはその後ツーソンで二度開かれた会議と、ブリュッセルとアントワープで二度開かれた『意識科学研究学会』の会議でした。

やがてこの本の構想がまとまってきました。対談の中ではいつも同じ重要な質問をしてきましたが、返ってくる答にほとんど何の共通点もないことに気づいたのです。それらはだれもが尋ねる質問で、人間であるとはどういうことかという問題の核心にあるものです。このようにして幸運にも意識研究の有名人たちと話をする機会に恵まれたので、あとはただその対談を書きおこすだけで、学んだことが共有できるようになったわけです。

そう言うと簡単そうですが、実は思ったより手こずりました。相手に語ってもらって自分自身の解釈を挟まないことが重要だと思い——編集はごくわずかにとどめて、できる限りかれらが実際に口にした言葉に近いままにしておきかったのです。それはわたしの発言についても同じで、ときには自分の歯切れの悪い物言いに愕然とすることもありました。それでも対談相手の言葉をそのままにしておくなら、自分も同じようにしなければならないだろうと思ったのです。わたしの質問に的はずれなものがあったとしても、これで理由はおわかりでしょう。

でも自分の発言が気に入らない人たちもいるというのがわかってきました。そういう人たちは、自分の発言を哲学講義や神経科学の教科書風に書き直したがったのです。これには強く抵抗しました。砂漠や研究室やホテルのバーで交わした本物の生きた議論の最中にかれらが口にした言葉をそのまま、テープに録音したとおりに残させてほしいと求めたのです。残念なやりあいもいくつか起こりました。妥協も多少は強いられたのは、大変に不本意ではあります。ほとんどの場合は実際の発言の方がおもしろくて活き活きと興味深く、かれらが置き換えたがった言葉よりも大胆だったからです。でも本当に重要なところはこちらの意見を押し通して、実際の言葉を残しました。だれと言い争いになったか知りたいとお考えなら、これだけは言っておきましょう――絶対はずれるから当てようとしても無駄ですよ。できる限り実際に交わされた本物のやりとりに近くしたということだけはお忘れなく。

本にしようと決めて初めて、寄稿者たちの顔ぶれが控えめに言ってもかなり異様だと気づきました。最初から『意識についての対談』という本を書くつもりだったなら、まったく違ったやり方をしていたでしょう。招く人々のバランスを取ろうと明確な計画をたてたでしょうし、たぶんみなさんもお気づきのような、明らかな漏れがないようにしたでしょう。こういった手抜かりについては謝罪するほかありません――対談することがなかった偉大な人々や、対談の実現を願っていたかもしれない読者の方々に。

作業のいちばん最後に、わたしはいくつか対談を手配しました。クリストフ・コッホのご厚意と迅速な対応には感謝しています。クリストフには四月の『ツーソン二〇〇四』でインタビューして、そばで掃除機の音が聞こえる狭苦しいホテルの片隅で話を聞きました。対談の終わりに、なぜフランシス・クリックが入っていないのかとかれは尋ねました。確かに、その数日後にサンディエゴの会議にたまたま向かうところではあったので、心底そうしたいところだけれど、フランシスはすでに八八歳で体調も優れないから煩わせるわけにいかないと説明しました。「ではわたしが頼もう」と、クリストフが言ってくれたのです。「きっと承知するよ。五〇年前のDNA発見についてのインタビューは嫌がるが、意識に関する質問ならおもしろがってくれるはずだ」。こうして数日後には夫人のオディール・クリックのあたたかいお招きで昼食の席につき、フランシスとわたしはどちらにとっても大切な話題をめぐって意見を戦わせ、実りある時間を過ごすことができたのです。残念ながらこれがフランシスの最後のインタビューになってしまいました。二〇〇四年七月にかれは他界したのです。

最後の問題は一見ささやかなものでした——対談を並べる順番です。グループかテーマごとにまとめようとしたら、わけがわからなくなりました。重要な発想をもっとも簡潔に紹介した人々はだれか調べて、それを最初にまわそうとしましたが、まるで身動きがとれなくなりました。あるときは年齢順に並べるという友人の愉快な提案にのってみました。デイブ（チャーマーズ）のハード・プロブレムについての詳説から始めて、フランシス（クリック）の未来への楽観論で締める——あるいはその逆。でもこの二人の間ではあまり意味がなく、それにいやがる人もでたでしょう。そこで最終的にはとても味気ない選択肢をとって、全員をアルファベット順に並べることにしました。

全員に、そもそもなぜ意識の研究に至ったか尋ねました。これで興味深い話がいくつか明かされました。最初は数学者だったデイブのようにまったく違う職種から入った人もいましたし、ロジャー・ペンローズは今も数学者です。ケヴィン・オレーガンは物理を研究していましたし、フランシスは公務員でした。それからかれら自身の研究と独自の理論についても尋ねました。とてもむずかしくて理解しにくいものもあるし、わたしには前からばかげているとしか思えないものもありました。だから主唱者本人にどういう意味か訊く機会を持てたのは嬉しいことでした。結果はご覧のとおり。本人の説明でようやく理解できるようになった理論もありましたが、そのほかについては相変わらず当惑したままでした。

対談の皮切りは過去の話やそれぞれの理論に関する話は避けました。かわりにすべて同じ質問で始めたのです――問題は何ですか？　人々は意識というものを特別扱いしたり、ほかの科学的・哲学的問題と違うものとして扱いたがりますが、それがなぜなのかを知りたかったのです。もちろんパトリシア・チャーチランドなど一部の人々は、何の違いもないと述べています。意識も根気強く実証的に解決されるべき他の科学的問題とまったく同じだと述べ、ケヴィンはこれを『疑似問題』でしかないと呼んでいます。でもほとんどの人々は心身問題の類、デイブ言うところのハード・プロブレム（hard problem）を持ち出します。簡単に言うとハード・プロブレムとは、物理的プロセスがいかにして主観的経験を生み出せるか理解するのがむずかしいということ。結局のところ物理世界の物体とそれについての主観的経験は根本的に別物です――ではどうやって一方が他方を生じさせるのでしょうか？

だれもこの質問に対する答を持ち合わせていませんでした。答を知っているつもりとおぼしき人はいましたが。でも、どんなに混乱が根深いかを明かしてくれただけでも、この質問をした価値はあったと思います。混乱は問題自体もさることながら、それをどう表現するかという点にも出てきます。デイブは当初、わたしが先に述べたように「生じさせる」という表現をしました。また、物理的行動には主観的経験が「付随する」と述べて二元論めいたものを示唆しています。実際かれは性質二元論の一種を擁護しています。でもこれは脳と意識の関係を考えるやり方としてはひたすらまちがっているのかもしれません。チャーチランド夫妻が主張するように脳の活動こそが経験そのものであるかもしれないし、ジョン・サールが主張するように脳が経験を起こしているのかもしれません。

一つだけほぼ全員が同意したのは、古典的な二元論はあてはまらないということです。心と体――脳と意識――が異なる物質であるはずがないのです。ダニエル・デネットはこう述べています。「謎のものなんてない。二元論はどうしようもない」。でもいかに避けようと努力していても、各種の二元論があちこち顔を出してきます。そこで見つけしだい引っこ抜くようにしました。「生じさせる」とか「生み出す」と言っても意識とは何か脳活動によって作られた別のものであると示唆しているふしがあるので、「脳が意識を生み出す」と言うスーザン・グリーンフィールド、「感覚を生み出す」と言うリチャード・グレゴリーは問い詰めました。おそらく同じ理由からネッド・ブロックとケヴィンは「生み出す」という言葉を使うのを拒んだのでしょう。暫定的に「相関」に切り替えたスーザンは本当に二元論を回避できているか、マックス・ヴェルマンスの再帰一元論（reflexive monism）はうまくいくか、ヴィラヤヌル・ラマチャンドランの中立一元論はどうか、フランシスコ・ヴァレラの過激な説明は問題から逃げおおせているかの判断は読者にお任せしましょう。わたし一人では決めかねます。

脳が意識を「起こす」「生み出す」という説から、両者が相関しているという言い方に移行するのが流行ですが、これも全面承伏しかねています。スーザンのほかフランシス、クリストフもこの流れを作った張本人です。実に多くの人々が意識の神経相関（neural correlates of consciousness, NCC）——意識体験をしている人間の脳の中で起こっている何か——について議論しています。この流れは、根本的な関係を分析する前に、そもそも相関があるかどうか検討するという懸命かつ慎重な戦略に思えることもあれば、哲学的な面倒を逃れるための言葉のあやにすぎないと思えることもあります。隠れた二元論が感じられるのは、人々がＮＣＣを語るときにはニューロン事象と意識体験が何かまったく違うものであるように語るくせに、相関から原因に移行すれば埋めようのないギャップを埋められると示唆するときです。ポール（チャーチランド）は相関も因果関係も否定して、体験とはニューロン活動のパターンにすぎないと主張しています。またケヴィンはむしろ、体験は脳内で起こっていることと相関していない、むしろそれこそ脳がしていることだという過激な考えを打ち出しています。

意識化された脳プロセスと無意識の脳プロセスの違いに関する議論にも、同様のやっかいごとが潜んでいます。たとえば最初の問いへの答でバーナード・バースは、意識化された知識と無意識の知識の違いを問い、グローバルワークスペース理論の用語で答えています。ロジャー（ペンローズ）は意識のある物とない物を比較しているし、ネッドは現象的情報と現象的でない情報を比較しているし、クリストフは意識を生じさせるニューロンとそうでないニューロンを比較しています。

わたしはこの違いがとても気になって、対談の中で理由を探ろうとしました。自然な考え方はどうやらこんなものらしいのです――脳で起こっていることのほとんどが無意識であることはわかっている。たとえばわたしは自分の視覚野が縁（ふち）や角（かど）を検知したり、二次元の入力から三次元の形状を構築したりするのには気づかない。気づくものといえば窓の外に見える木だけ。自分の脳が文法的な文章を組み立てるのには気づかないが、表したい考えや口をついて出る言葉には気づく。だから意識のあるプロセスと無意識のプロセスでは、脳内に根本的な違いがあるはずだ。

でもこれはどういう意味でしょうか？　あらゆる脳活動が関わっていて、何らかの理由でニューロンでなく木と思考の体験が最終的に伝わるということかもしれません。でももっとありがちな解釈は、一部の脳細胞や脳領域、ニューロン活動やプロセスの類は意識体験を生みだしたり作り出したりするけれども、そのほかは意識体験を生まないというものです。そしてこの不思議な違いのせいで、またまたハード・プロブレムへと投げ返されてしまいます。この違いを受け入れたら物理的な脳が意識を生み出したり作り出したりするとはどういうことか説明するはめになるだけでなく、そうするのが一部の活動だけである理由も説明しなければならないのですから。

そして最後に、クオリアというやっかいな話題に触れずに最初の問いを終えるわけにはいきません。クオリアとは、一般的に感覚的体験における主観的な質と定義されています。つまりバラの赤みや甘い香り、木を切るのこぎりのぎしぎしいう音などがそうです。それらはこういった物の物理的特性ではなく体験そのものに備わっている性質で、個人的なものであり言葉では表せません。この哲学的概念は途方もない問題を起こしてきましたし、この対談集でも大問題となりました。多くの人々がクオリアに言及しました。それどころかフランシス、ラマチャンドラン、ペトラ・シュテリッヒはこの話題をまっ先に挙げたし、ダン・デネットはその存在を否定し、ポールとパットは擁護して、と事態はきわめてややこしくなっています。クオリアの定義をきわめて厳密に解釈するなら、あなたは体験が物理世界と本質的に異なるという考え方を疑問の余地なく認めたと言ってもいいでしょう。こうなるとハード・プロブレムはまさに難解になります。しかし多くの人たちはこの用語を「体験」の同義語としてもっと大雑把に使っていて、そんな厳密な意味は想定していません。この違いに気をつければ、混乱を避けられるでしょう。

こうした相互に関連しあう問題をまとめあげるには、次の質問に対する立場を尋ねることです――意識とは何か別のものか。意識とはそれが依存している脳プロセスとは別個の物かどうか？　ある意味ではこれこそ意識についての大理論をそれぞれ区別する重要な問題なのです。これは文献でも激しく議論されているし、さまざまな理由から重要な問題です。理由の一つは、神経科学の進歩につれて脳について知識が増え、視覚、学習、記憶、思考、感情などの機能を理解しつつあるということ。ではすっかり理解し終わったときに、そこに何かまだ説明していないもの――意識――が残っているか？　ロジャーは残っていると考えています。デイブも。すべての簡単な問題を解決してしまっても、まだ意識というハード・プロ

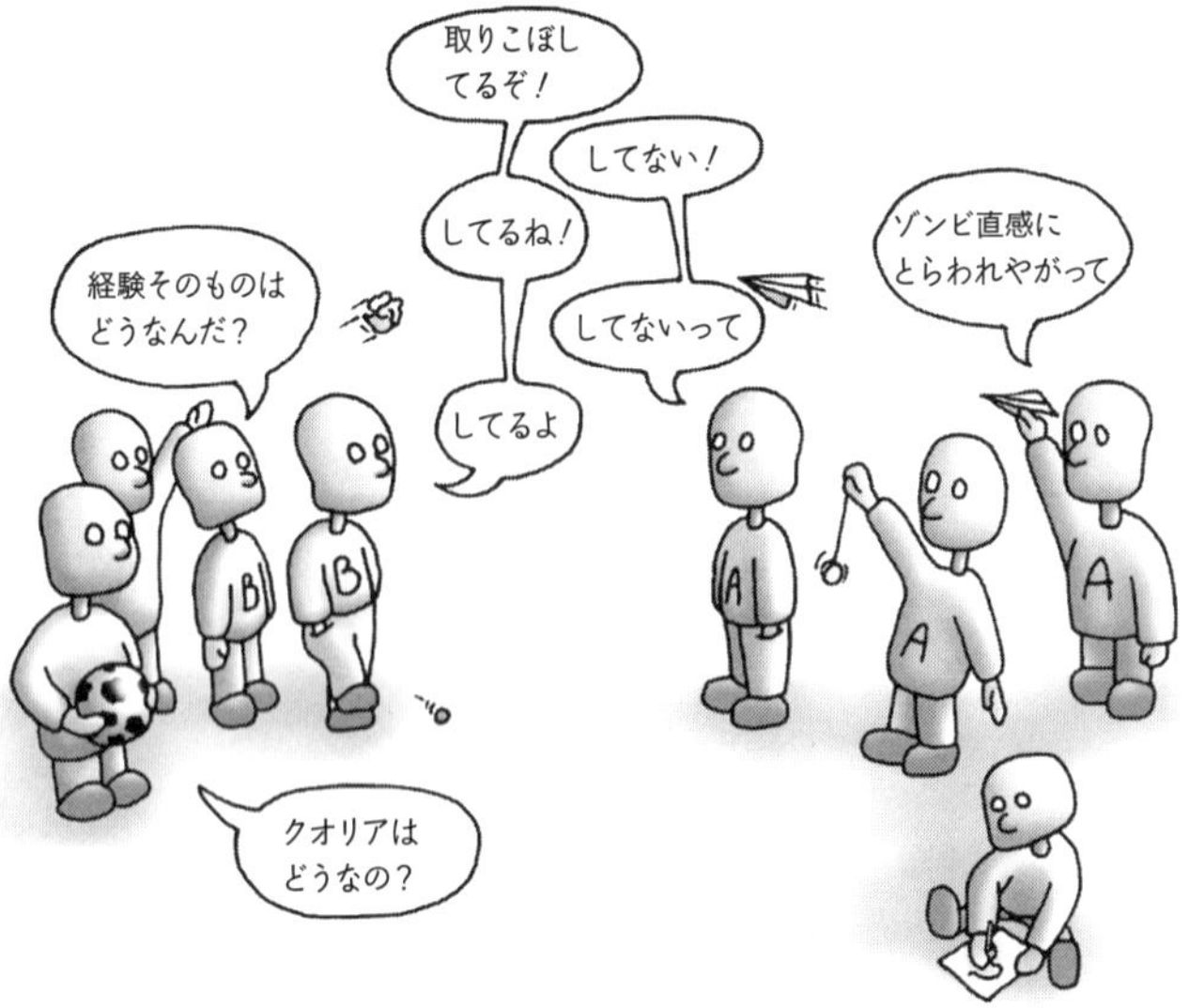
取りこぼしてるぞ！
してるね！
してるよ
してない！
してないって
ゾンビ直感にとらわれやがって
経験そのものはどうなんだ？
クオリアはどうなの？

図1　知覚、記憶など各種の脳の機能がすべてきちんと説明がついたときにでも、まだ残るものはあるのでしょうか？　この問題に関する論争ははるか昔からあって、子供の砂場のけんかにも例えられたことがあります。意識の一人称科学の重要性——またはそのおめでたさ——に関するオンライン討論で、デネットは説明するものは何も残らないと主張する「Aチーム」の親分を名乗り、チャーチランド夫妻がそれを支持しました。それに対しデイブ・チャーマーズとジョン・サールの「Bチーム」は、絶対に何か説明しきれないものが残る——そしてそれこそが意識自体だ、と論じています。

ブレムが残っているとかれは述べています——この結論に対し、チャーチランド夫妻、ダン・デネット、フランシスは猛烈に反対しています。「何か残っているよ」とやじを飛ばすデイブの「Bチーム」と戦う「Aチーム」をダンが整理したのは有名な話です。

もう一つの理由は、意識が何か別個のものだとしたら、なぜそんなものをわたしたちが持っているのか、あるいは何の目的があってそんなものが発達したのか、という疑問が出てくるからです。意識なしの進化も可能だったでしょう。一方で、意識が何か別個のものでないとしたら、こういった質問はまったく無意味です。だからわたしは全員にゾンビについての見解を尋ねました。

哲学者のゾンビとは、催眠状態でよろよろ歩く朽ちかけたハイチ由来の半死体ではありません。意識について考える助けになる思考実験です。たとえば……スー・ブラックモアのゾンビがいると想像してください。ゾンビのスーはわたしとまったく同じ外見で、同じように行動します。わたしの個人的な経験についても同じように話すし、意識についても同じように議論します。傍目から見れば、彼女は本物のスーとまったく見分けがつきません。違いといえば、内面生活も意識体験もないこと。彼女は言葉を紡いで行動する機械ですが、内面は闇なのです。

そんなゾンビのスーは存在しうるでしょうか？　もし意識とは脳やその機能とは別個の物

だと考えている人は、おそらくイエスというでしょう。だって特別な意識（それが何であれ）を取り去っても、その他の脳の機能はそのままにしておけるはずですから。やっかいなのは、なぜそもそも人が意識を持ち、この余分な「何か」とは何で、何ができるかがまったくの謎になってしまうことです。一方で意識とは脳、体、世界の機能にすぎないと考える人は、ゾンビの存在を否定するでしょう。話す、考える、行動するという普通の機能をすべて実行できるものには、あなたやわたしのように意識があるはずだからです。こう書くと「ノー」という答が望ましいようですが、ゾンビ概念は一人歩きしがちです。論理的にはゾンビの可能性を否定するべき一部の機能主義者でさえ、ついそれを想像してしまいます。これがダン・デネットのいうゾンビ直感に引っかかる、というやつです。ゾンビを想像できるという自然な傾向に負けてしまうこと。そこでこれを対談の中で追求してみました——その人はうっかりゾンビ直感に引っかかっただけなのか、それとも本当にゾンビが可能だという信念を守ろうとしたのでしょうか？　これは重要な点です。もしそういう信念を持っているなら、意識とは脳やその機能から切り離せると考えているはずですから。だからゾンビ問題を切り出す際にわたしがとても慎重だったことはおわかりいただけるでしょう。ゾンビを想像できるか知りたかったわけではありません——だれだってゾンビは想像できます——想像は簡単なこと。わたしが知りたかったのは、ゾンビが存在すると本気で考えているかどうか——言い換えれば、意識は人間の肉体と機能から切り離せるかということ。かれらの答がいつも予想通りだったわけではありません。中にはすばらしい混乱に陥った人もあったし、このばかげたゾンビ思考実験が引き起こした騒動に怒りをあらわにするだけの人もありました。ペトラはゾンビが大嫌いだし、フランシスは明らかな矛盾だと言ったし、フランシスコ（ヴァレラ）は発想自体がばかげていると言いました。

お遊びとして、多くの人たちに死後の世界を信じているかも尋ねてみました。昔から興味があったことなのですが、死後の生というのは世界の科学的理解と両立しないはずなのに、特にアメリカではそれを信じる人の割合が上がり続けています。一九九一年の各種世論調査によると、たとえばイギリス、西ドイツ、オーストリア、オランダといったヨーロッパ諸国では約二五パーセントが死後の世界を信じており、キリスト教信仰の国々などでは三五〜四五パーセント、もと共産主義の国々ではもっと低い割合でした。でもアメリカでは五五パーセントが死後の世界を信じているのです。対談したほとんどの哲学者や科学者が、死後の生を信じなかったのは予想通りでした。リチャードは「死んだらそれでおしまい」だと言いましたが、スチュアートは理論を打ち出して説明していますし、ケヴィンはいつの日か人格をコンピュータにダウンロードして、そんな形で生き続けることができるようになると考えています。でも全員からの確答を期待していたとしたら、期待はずれでした。対談相手の中にはこの話題について断言を拒んだ人もいたのですから。

「あなたには自由意志があると思いますか?」という質問は、もっとも多様な答をもたらし、回答者たちにいちばん頭を抱えさせた質問でした。わたしとしては、この古来の哲学的大問題について講義してほしかったのではなく、もっと自分に即した疑問として投げかけたかったのです――かれらが個人的に、自分が自由意志を持っていると信じているかどうか、この信条(あるいは信条の欠如)が生き方にどう影響しているか。正直なところ、実際に訊いてみるまでは、ほぼ全員が自由意志という概念を頭では否定しつつ、一方ではそれを信じないと日々生きづらいと感じているはずだと予測していました。

それには二つの理由があります――一つには自由意志に関して哲学的議論と科学的証拠を突きつけられた学生たちが何を経験するかこの目で見てきたこと。かれらは脳システム自体や環境が因果的に閉じている――内的自我や意識の力が干渉する余地がない――とわかっていても、体のあらゆる行動が先立つ事象やその結果の産物であるとみなすのをひどくむずかしく感じるのです。サミュエル・ジョンソンの印象的な表現に言うとおり、「すべての理論が意志の自由性を否定している。すべての体験がこれを支持しているのに」。中には混乱したままの学生もいますが、多くは自由意志を本当は信じていないのに「まるで」自由意志があるかのように振る舞い続けることを選びます。

もう一つは、わたし自身もこれを経験してきたこと。わたしは遠い昔に自由意志はただの錯覚に違いないと結論づけ、ずっと信じないように努めてきました。やがて長い実践を経て、この体のあらゆる行動が複雑なシステムに作用する先立つ事象の結果であることがすっかり明らかになります。すると自由に意思決定をしているという感覚はあっさりと消え失せてしまうのです。他の人たちも、このいささか不穏な変化を経験しているものと思っていました。でもそれはまちがいでした。全員が自由意志について一家言を持っていましたし、多くは頭を悩ませた経験がありました。ダニエル（ダン）・ウェグナーとパットは「まるで」の選択肢を示しました。でもフランシスは別かもしれませんが、ほかの人たちはわたしと違い、自由意志の概念を完全否定はしませんでしたし、わたしのようにそれを捨て去る経験のある人もいませんでした。スーザンとジョンに至っては、これを捨て去れるというわたしを信じていないようでした。

わたしが探ろうとした個人的な問題はこれだけではありません。意識について研究することがかれらを人間として変えたか、あるいは生き方を変えたかも訊いてみました。ペトラが巧みに推測していますが、わたしはかれらが意識についての研究のおかげでさらに意識が高まった気がするか知りたかったのです。心の性質を科学的に追究することは、わたしにとって内面生活や精神的実践と切り離せるものではありません。自由意志についての話を一例に挙げましたが、他にもたくさんあります。その一つが自己の性質という重要な問題です。

自己とは何でしょう？　意識の本質は主観にあり、主観的経験はつねにその体験をしているだれかを前提にしているようです。つまり自分。でも体験の体験者たりえる存在はどんな物なのでしょう？　そして——さらにやっかいですが——その体験者は脳内の何に対応しているのでしょう？　ラマ、ジョン、フランシスコは自己の性質というものに正面から取り組み、他の多くの人たちはこれに疑問を呈しました。それに時間が違っても自己は同じかどうかという問題があります。これについて考えるのはきわめてやっかいで、自分が自分であるという当然の感覚を揺るがしそうになります。だからこそ変化をもたらすために「わたしはだれ？」といった質問が一部の瞑想方法に使われているのでしょう。

もちろんわたしはこういった変化に直面しました。実質的・持続的な自己というものは脳にはもちろん、体験にも存在しないと遠い昔に結論づけたのです。わたしであることというものが本当に存在するのかどうか、まったく自信がなくなってしまいました。でも自由意志の錯覚とは違って自己が消える感覚は（まだ？）感じていません。持ち主なしのさまざまな体験だけを残して自己が離れていくことはよくあるのですが「わたし」という感覚はあっさりと復活しやすいのです。だからどんなやり方であれ、意識の研究がかれらの自我の感覚を変えたか、意識を変えたか、生き方を変えたかどうかとても興味があったのです。

何人かは瞑想、薬物などによる意識変革体験について説明してくれました。スティーブン・ラバージは夢見による自己の変化について語ってくれましたし、トーマス・メッツィンガーとフランシスコは長きにわたって瞑想を実践していることがわかりましたが、他の人たちは死んでも瞑想なんかしそうにありません。他の生き物——人間も人間以外の動物も——に対する態度が変わったという人も数人いましたし、意識の研究から道徳の問題が浮かび上がったという人もいました。

わたしは一部の人たちがこの質問に熱心に答えてくれたことを興味深く思いました——研究によって内面生活が豊かになった、あるいは知的生活と私生活の統合を強いられたというのですから。かれらにとっては内的研究と知的研究は切り離せないものです。でも他の人たちはこの二つを切り離して平気なようでした。

わたしはこのすばらしい対談から非常にたくさんのことを学びました。参加してくださった一人ひとりに心から感謝します。でもいまわたしは意識について理解しているといえるでしょうか？　たしかに意識についてのさまざまな理論は前よりかなり理解できましたが、意識そのものについては——そんなものがあるとしても——残念ながらちっとも理解できていないようです。

機能主義に反駁したいと思ってるんです。

ネッド・ブロック

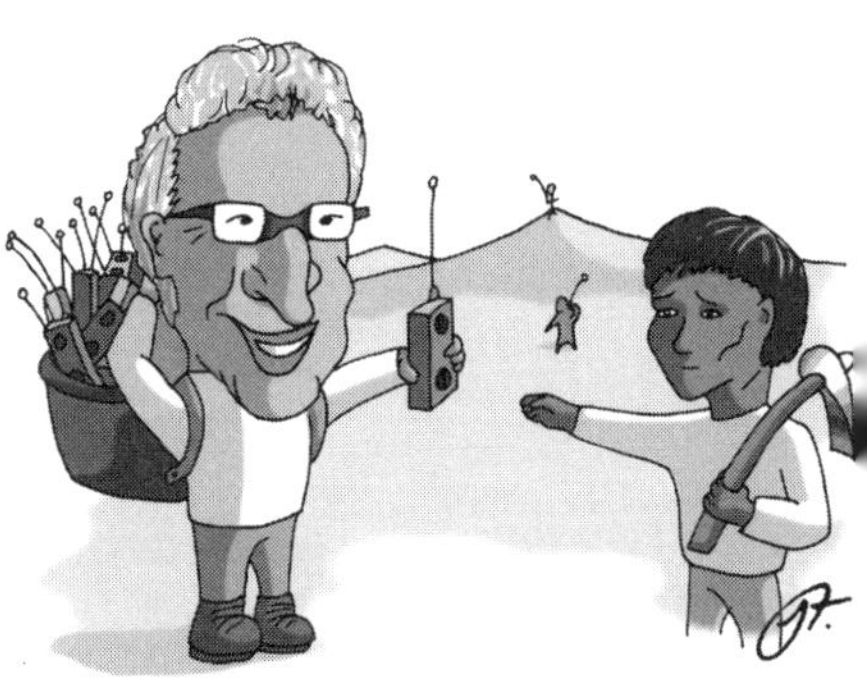

ネッド・ブロック（Ned Block、1942～）はハーバードで哲学博士号を取得し、MITの哲学プログラムの主任を経て、1996年以来ニューヨーク大学で哲学と心理学の教授を務めている。認知科学や機能主義に対する批判でもっとも有名であり、このインタビューにも出てくる中国国家や中国脳といった思考実験、そしてアクセス意識と現象意識との区別などで知られる。編書に『意識の性質—哲学的論争』（1997）がある。

——意識の問題って何でしょう?

ネッド　問題は、そもそも意識というのが何か、ということですよ。もっと具体的に、わたしが興味あるのは、脳の中で意識がどういうものか、ということ。

——でもそこで言う意識ってどういう意味ですか? なぜこれは、科学や哲学にとってこんなにむずかしくておもしろい問題なんでしょうか。

ネッド　わたしが意識と言って意味しているのは、少なくとも今の文脈では、このテクニカラーの現象ですね。「すべてがどんなものか」ということ。みんながみんな、この意味合いを想定してるわけじゃない。意識にはいつだってほかの意味合いもある。でも本当におもしろいのはその意味です。ときに人々が意識の話をするときには、高次思考とか、アクセスとか、モニタリングとか、自省とか、そんなことを意味していますね。そういうのは、認知心理学で研究が進んでいるような話ですが、でも本当にむずかしいのは認知心理学で一切進歩が見られない、つまりはその現象です。説明のギャップはそこに生じます——ある現象的な体験の神経的な基盤が、なぜそれの神経的な基盤であってほかのものの基盤ではないのか、何の基盤にもならずに終わったりしないのか。

——あなたは、アクセス意識と現象意識の違いを主張したことで有名ですね。その違いを説明してもらえませんか?

ネッド　現象意識は、今わたしが話していたようなことです。みんなが本当に理解しづらいことで、なぜそれが脳の状態であり得るのか、なぜそれが脳の状態に付随したりそれで決まったりできるのかわからないようなこと。現象意識は、なぜそれがある特定の脳状態によって決まっているか理解できていないようなものです。

　アクセス意識は、しばしば意識という言葉で意味されているものです——たとえば、フロイトが意識というときにはこの意味だと思います。かれが無意識状態について話をしたとき、それは何か現象的なものではなく、何か抑圧されたもの、アクセスできないものを意味していました。これはたとえば、鮮明な現象状態かもしれない。だれかが持っているイメージは、思考や理性の根底にある意識化された状態に持ち出すと、心理的に被害を与えるものなのかもしれない。そこでその鮮明なイメージを抑圧しなくてはならないわけです。それは非常に現象的かもしれないけど、アクセスは不可能になる。

——で、あなたはそれがまったく別物だと思ってるわけですか。脳の理解がもっと深まっても、それは相変わらず別物であり続けると思いますか?

ネッド　わたしたちの知る限り、この二つは別物だけど密接に結びついているらしい。理解が深まるにつれて概念的にも改善が進み、科学の歴史を通じて起こったこととして、人々が出発点として使う概念は、ごく直感的なものであったとしても、しばしば分裂しているということです。一七世紀には、人々は熱と温度を区別しませんでした。最近フィレンツェにいたんですが、そこの科学博物館に元の装置があるんですよ。熱と温度に関する最初の系統的研究でフィレンツェの実験者たちが使った温度計すべてがね。でも当時の人たちは、両者の区別を知らなかった。だからかれらの使った手法の一部は熱を測り、一部は温度を測ってるんです。たとえばあるやり方では、ある炎である時間だけレンガを熱して、それからある時間に氷がどれだけ融けるかを調べています。このやり方だと、ある物が別の物よりも熱いことはわかります——でもなにやら四〇〇も目盛りがある変な温度計があったりして、そのやり方だとほかのもののほうが熱いことになります。だからかれらは、熱と温度をきちんと区別しなかったので、まるっきり矛盾にはまってしまっていたんですよ。

——今のはどうも、アクセス意識と現象意識の違いもそういうものだと匂わせているようですね。両者を区別しないと話は進まないよ、と。でもデネットやその他の人もそうですが、それは偽の区別で、いずれ消え去るだろうと言います。あなたはどう思いますか?

ネッド　消えるとは思わないですねえ。でももっと詳細にはなると思います。熱の問題の場合もそうです。ひょっとすると現象意識には二種類あって、それを実験に基づいて区別できるようになるかもしれず、そしてそれを自分自身の現象性の中で見ることができるようになるかもしれない。

ごく最近知ったことで、おそらくもうすでに知っている人も多いかと思うんですが、怪我をして痛みを感じているとき、実は二種類の痛みがあって、速い痛みと、ちょっと遅い痛みがあるそうなんです。そしてこれをいったん知ったら、次回に痛みを感じるときにはそれが区別できます。たぶん現象性は静的なものじゃないんでしょう。知れば知るほど自分自身の現象性についてもっと見えてくる。

現象性については、まだはっきりしないことがたくさんあります。たとえば、思考には現象性があるのか、それとも頭の中を流れる言葉の現象性だけなのか？

——つまり意識を研究し、苦痛とか脳とかその他のことを学ぶと、本当に意識が変わると匂わせてますね。ならばおたずねします。長年意識を研究していて、あなたやあなたの人生や体験はどう変わりましたか？

ネッド　う一ん、それはむずかしい質問ですねえ。まあ、いろいろ考えるのにおもしろい問題は提供してくれましたね。ええ、それとワインについて勉強すると、ワインを飲む体験も変わります。だからもっと一般的なことについて学んだら、あらゆる行動が変わってもおかしくはないと思いますよ。本気で自分の現象性が変わるほどのことは、まだ学んだようには思えませんが、今挙げた痛みはその一つかな——でもそれはまだわかっていることがあまりに少ないから。

——現象意識とアクセス意識の違いを主張して、現象意識については何もわかっていないとおっしゃったということでよろしいですか。

ネッド　あ、いやいや、そういうつもりじゃありませんよ。でも現象意識の科学的説明についてはほとんどわかっていないとは思いますよ。それはみんなが自分自身の体験に基づいて持っているものですが、でもその性質について何か本格的なことを学ぶという意味では、大したことはわかっていないと思います。

——でもそれに反対する人もいます！　たとえばポール・チャーチランドは、色彩について言えば（これはなんと言っても大問題です）、本当に色彩空間という物を理解して、それが脳の中でどう表象されるかを理解すれば、それで仕事は終わりで、現象性も理解できたことになると言います。そしてケヴィン・オレーガンは、感覚運動理論を使って、行動と知覚とのマッピングを考えれば、経験について説明すべきことはそれですべて説明できる、と述べています。たぶんあなたはこのどちらにも賛成しないんでしょうね？

ネッド　ケヴィンの意見は必ずしもそうじゃないと思うなあ。チャーチランドは、確かに色彩空間のマッピングは大事だと考えていますが、でもそれで完全に何でも説明できたとは思わないんじゃないかな。チャーマーズの表現を使うと、チャーチランドは簡単な問題（イージー・プロブレム）をたくさん解決すれば、その総和でハード・プロブレムも解決できると思っていますね。でも、かれもハード・プロブレムが解決できたとは思ってないはずですよ。

ケヴィン・オレーガンに戻ると、わたしに言わせれば、かれは現象的リアリストじゃない。チャーチランドが信じているような種類の意識を本気で信じてはいないでしょう。かれの理論は、実際は行動主義理論か機能主義理論の一派で、わたしから見ると、本当はデータに基づいていないんです。まったくデータがない頃から、かれはあの理論を持っていたように記憶していますよ。今かれが持ち出すデータのほとんどは、あの一九九二年の論文を書いた頃には揃っていなかった。だから絶対に、生涯あの同じ見方を抱いていたはずなんです。

——でも見方を変えれば、かれは理論を使って物事を予想しているわけで、それが正しいことがわかったわけです。それはまさによき科学者のやるべきことじゃないですか。

ネッド　わたしはかれの見方は、アプリオリな見方だと思う。

わたしが心の哲学について講義をするとき、いつもは逆転したスペクトルの話をします。一部の人は、あなたには緑に見えるものがわたしには赤に見えてその逆も成り立って、という形で話をしますが、ちょっと違った、もっと優れた表現があると思います。わたしたちがどちらも赤と呼んでいるものが、わたしには二人とも緑と呼んでいるものが見えるように見える、ということです。

赤と緑という言葉が、その体験に伴うべきだとは思いません。だってわれわれみんな、現象的には相互に違っているかもしれませんし、赤や緑の本当の体験をだれかが持っているというわけでもありませんから。でも発想としてはおおむね、人々が同じような形で行動し、心の仕組みだって同じかもしれませんが、ある色に対するわたしの根本的な根底の現象性は、あなたの別の色に関する現象性と同じかもしれないということです。

で、これについて初級の講義で説明すると、普通は三分の二くらいの生徒が「ああなるほど、言ってることはわかりますよ」と言うし、中には「ああそういえば、ガキの頃からずっとそれは不思議に思ってたんです」とさえ言う生徒もいます——実はわたし自身の娘も、七歳のとき「ああ、それで紫が嫌いな人がいる理由が説明できるわね、紫を見たときにあたしと同じ経験をしてないからなのね。あたしが緑かなんかを見たときの経験をしているのね」と言いました。でも、三分の一くらいの人々は「いったい何の話やらさっぱりわかりません」と言うんです。そしてこの三分の一というのは、デネットやオレーガンみたいに、何らかの形で機能主義者か行動主義者なんだと思います。こういう人たちはなぜか現象性や、それがもたらすむずかしい問題を理解できないのです。

——つまりかれらは現象性の問題を知的に把握で

きないということですか、それとも何らかの形でかれらの体験があまりに違っているので、その意味を理解できないということでしょうか？

ネッド　どう説明すべきかよくわからない。たぶん研究対象としてすばらしいものだと思います。実はロジャー・シェパードは一度、それがひょっとしたらイメージ化能力の障害かもと示唆してくれました。

——そしてこれはたぶん実験的に研究できるものだと思います。何も知らない人を集めて、スペクトル試験でやるような試験質問をして、その答が何と相関するかを見るわけです。たぶんこんな研究をした人はいませんが、でも反射的に現象性の問題があると思う人と、思わない人の間には何らかの心的イメージ力に差があったとしても驚きませんね。

——今の話だと、そういう人の一部はゾンビだという発想まであと一歩のように聞こえますが。

ネッド　デネットは、よくゾンビだと言われると言っていますね。でもわかりません。別にかれらに現象性がないと言っているわけじゃない。単に、それに対するある種のアクセス障害があるんじゃないかと言っているんです。その問題把握を可能にするようなアクセスのね。心的イメージ力の構成部品というのはたぶんわたしが一番気に入っている仮説なんですが、でも試そうと思ったことはない。

——哲学者のゾンビの可能性は信じていらっしゃいますか？

ネッド　哲学者のゾンビには二種類ありますから、それをきちんと区別するのがとても重要です。

——あら、それは知りませんでした。じゃあ区別していただけますか。

ネッド　よろしい、まずはいちばん直感的なやつから始めましょう。その人物は機能的にはわれわれと同じだが、肉体的にあまりに違っているので、現象性の肉体的な基盤を持っていないのです。たとえばシリコンチップで人間を作れたら……

——あるいはビールの空き缶とか？

ネッド　……サールの例だとビールの空き缶ですね。あるいはわたしが一九七八年の論文で使った例を挙げると、中国脳です。実はこれは、サールが後に中国語の部屋を提唱する刺激になったんですよ。中国語の部屋の論文を初めて発表したとき、わたしの論文を読んだって言ってましたから。

——中国脳について説明を。

ネッド　うん、発想としては、人をたくさん集めてそれを人工衛星や携帯電話で通信させて、そのそれぞれが実質的にニューロンの役割を果たすようにすることです。その人たちは電子手段でやりとりします。ある意味で、脳のニューロンが電子的にやりとりするのと同じようにね。

これを中国脳と呼んだのは、中国には一〇億人いるからです——脳の中のニューロンよりは少ないのですが、でもそれに近い数字です。さてこの中国人たちがいっしょに身体をコントロールします。この中国人たちみんながまとまって、その身体というかロボットの脳になります。すると発想としては、その脳も含むロボットが、機能の面では人間とまったく同じかもしれないということになります。いくつかの状態が、それと対応する形で、相互に関係するという意味ではね。問題は、そのロボットに現象性があるかということです。ひょっとするとその中にはだれもいないかもしれない。

——あなたはそう思うんですか？

ネッド　いやそれがわかるとは言ってません、というのもそれが解明できるか明らかにわかってないからですし、それについての科学的な探求が必要です。でも意識の神経学的な理論を信じるなら、神経学的にわれわれとはかなり異なり、実に極端な形で本当に違っているこの代物が、現象性を持つかどうかについて、いささか疑問視するでしょう。そこに現象性が確実にあると思うのは、機能主義者か行動主義者だけでしょう。たとえばデネットみたいなね。つまりそれがゾンビの一つ目です。物理的にわれわれと完全に違うゾンビで、機能的には似ているけれど、対応するいくつかの状態を持っていて、それが同じ形で相互作用し、同じ種類の行動を生み出すようなゾンビ。

——で、そんな代物を考え出す目的は何ですか？　機能主義に反駁したいんですか？

ネッド　ええ、機能主義に反駁したいと思ってるんです。それが目的です。

——では二種類目のゾンビを。

ネッド　二番目のゾンビは、物理的にはわれわれとまったく同じ生き物です。これはチャーマーズのゾンビです。チャーマーズがゾンビについて考えられ、したがって可能性を信じているというときは、このゾンビの話をしているんですね。

　わたしの意見では、意識の生物学的な基盤をまじめに考えている人なら、そんなゾンビを信じるはずはない。わたしは人間の脳の生理学が現象性を規定していると信じているので、そんな生き物はあり得ないと思う。つまり物理的には、脳の分子の一つ一つにいたるまでわれわれと同じで、まったく同じなのにだれもそこにはおらず、現象性がまったくないなんて。そんなゾンビはわたしは信じませんが、機能的なゾンビのほうはわたしは信じています。

——ご自分に自由意志はあると思いますか？

ネッド　はい。いやたぶん、思うけど思わないと言うべきなんでしょう。というのも、自由意志というものについての見解の多くは、混乱の結果にすぎないからです。現象性についてわたしはデネットと完全に違っていますが、自由意志についてはほとんどかれと同意見です。自由意志の問題は、それが決定論と相容れると同時に相容れないということです

——そしてそれは、決定論とも相容れず、非決定論とも相容れない。決定論と相容れないのは、よくある理由からですね。非決定論と相容れないのは、単なる偶然だけではわれわれは自由とは言えないからです。わたしたちの行動がすべて偶然だけで起こったら、わたしたちは自由とは言えない。

——だったら、なぜあっさりとそれが幻想だとか存在しないとか言わないんですか？　なぜデネットに同意して、自由意志が存在すると言うんですか？

ネッド　わたし自身としては、どっちのことを言おうとも実際にはそれほど関係ないと思うんですよ。

自由意志が混乱にすぎないと言ってもいいし、それには立派な根拠がある。でも一方ではこうも言える。「そもそも自由意志ってどういう意味なんだろうか？　普通の意味は、鎖に縛られているわけでもなく、銃を突きつけられているわけでもなく、何かを別のやり方で行うこともできたっていうことでしょ」。これはつまり、自由意志の慎ましい理解みたいなものです。自由意志には、大仰な考え方と、慎ましい考え方がある。大仰なやつは、わたしが科学では説明できない形で自分自身の行動を司っているというもので、これは混乱した考え方です。でも慎ましい自由意志を考えるなら、それは自分が別の行動もとれたということで、それなら確かに自由意志は存在し、そしてそれは決定論と相容れるものです。

――そしてそれは、あなたの人生でどう効いてくるんでしょうか、たとえばこの後で夕食に行こうか、それとも今すぐこれを打ち切って、一杯やりにでかけようとか決めなくてはならない場合はどうです？　ご自分の中に小さなネッド・ブロックがいて、それがいろんな意思決定を司りほかのこともできたんだ、というわけですか？

ネッド　いやいや違うよ！　ほかの行動もとれたとは思いますが、でも中に小さなホムンクルスがいるなんて思わない。

――じゃあほかの行動もできたのはだれなんですか？

ネッド　わたし、わたし、わたしだ。それができるのはわたし。

――そしてそのわたしとはだれ、または何なんですか？

ネッド　それはいろんな状態が集まったものの一種で、各種状態の組織化された集合体で、そして相互作用するその基盤だ。

――そしてその「あなた」、組織化された集合体というやつは――それこそがまさに体験をしている「あなた」、つまり現象性を持つあなたなんですか？

ネッド　ですから、わたしの見方の一部は、自分自身の中に、自分自身の一部ではない現象状態があり得るということなんです。自己の状態として考えられるほど他のものと統合されていないような現象状態がね。これは、この問題について考えているほかの多くの人とわたしとで意見の分かれる唯一の場所です。

――ふーん、そうなんだ。ちょっと整理させてくださいね。たとえば、無意識に運転するという現象を考えましょう。車を運転しつつ、わたしとおしゃべりして、その会話が実におもしろいので、駐車場に着いて車のドアを開けたとき、過去一〇分間の運転についてまったく思い出せなかったとします。明らかにあなたの身体は、ギヤをシフトしたりしてたわけです――あなたの言いたいのは、その運転と関連した意識状態はあったけれど、それはあなたの一部ではなかった、ということですか?

ネッド　いやドライブシミュレータを使ったパイロット実験があって、人々にシミュレーションの中であちこち行かせてそれから質問して「いま何を体験してますか」と尋ねたんですよ。するとみんな、直前の一〇秒くらいのことを報告するそうです。だからそういう場合には、記憶には一定時間の窓があるんだと思います。何かを体験しているのに、それがその人に属さないということはあり得ないと思います。

その一例は、消失（extinction）の場合かもしれない。消失というのは脳障害現象の一つで、何かが空間の片側、通常は右側ですが、そっちにあると何の問題もなく見えるのに、同時に何かが左側にあると、右側にあるものしか見えないという現象です。でもゲラン・リースが示したように、脳の顔面処理の部位で、その左側の物体に対応する部分は、それが見えている場合と同じくらい活性化しているんです。

――つまりその場合、そこには意識的な体験があるけれど、ネッドにはつながっていなかったということですか。

ネッド　はい。実はこれがわたしの知る限り最高の例です。顔面領域が、実際にそれを見ているのと同じくらい強く活性化する例はこれしかありませんから。たとえば両眼視野闘争のデータでは、紡錘状顔面部位の変化はほとんどの場合、その人が顔面と思えるものを知覚しているという報告に対応していることが示されています。でもこの消失の場合には、何も見えないと主張する場合でも、何か見えたと主張する場合と同じくらい、顔面部位が強力に活性化しています。その脳の中で顔の現象性が生じていると信じるべき強い理由があるとは思いますが、それはその人物のほかの部分には統合されていないんです。

——でも、今おっしゃったことを論理的に拡張すればこんなことになりませんか。あなたとわたしがここにいて、この部屋にすわって、おしゃべりをしています。今のあなたの注意は、ほとんどがわたしの質問を聞くのに費やされています。でも、あなたの脳はいろんな形で活性化しているのはわかっています——まわりの視野をぼんやりと観察し、音を聞き、いろんなことが起きたら反応する準備を整えて……あなたがおっしゃっているのは、そうした現象性を持つ体験がいつも起きているのに、それがあなたとはつながっていないということですか。

ネッド まあ、まわりで起こっていることの相当部分は、顔面部位を活性化させたりしないし。

——じゃあ何が特別なんでしょう。神経的な相関は、ある特定の部位が活性化しないとダメだとおっしゃるんですか？　そして一体全体、脳のニューロンの特定の一部だけが、その他の部分すべてとは違って、体験を生じさせる——あなたが何という言葉を使うか知りませんが——生み出す、生成する、関連づけられる、相関される、でしょうか？

ネッド 生成とは言わんでしょう——わたしなら決定づけられると言うな。

——なるほど……一体全体、なぜこのニューロンの特定の一部だけが体験を決定づけ、ほかの部分は決定づけないんでしょうか？

ネッド いやあ、それが説明のギャップですよ。

——つまりあっさりと「わかりません」と言うわけですね。

ネッド　なぜ脳全体の状態が何かを決定づけたりできるのか、どんな現象性であれ決定づけられるのか？　それは根本的な謎だと思います。多くの人は、それが絶対解決されない謎だと考えています。ケヴィン・オレーガンのような人は、その謎を解くには現象性というものを捨て去る必要があると考えています。かれは、これがあまりにひどい謎で、現象性をなんとか機能的に分解して捨て去らないと、まともに対応できないと考えています。わたしは、それは近視眼的な見方だと思いますね。科学の歴史にはいろんな謎があった――これほどひどいものはなかったかもしれませんがね。だって、現象性というのはいちばんむずかしい問題ですから――そして思考というものについての理解の歴史を振り返ると有益かもしれません。

一九世紀には、人々が思考についての同じ問題で大いに悩んだ時代がありました。なぜ脳のある活動が、思考を決定づけたり構成したりできるのか――そして今や、理解はちょっと深まったと思います。われわれがやったのは、思考の場合には、ニューロンの活性化という形で脳について考えてはいけないということです。むしろ計算的に考える必要がある。だから、今や思考がどう機能しているかについてもっとわかってきたし、計算的なアプローチがたぶん正しいアプローチだと見えてきて、だから人々はもうそんなに当惑してませんね。でも、現象性については相変わらず、いや当時以上に当惑しています。タオルを投げ込んで負けを宣言するにはまだはやいと思います。

――でも思考の場合には、進歩が起きた理由の一つは、かつては魔術的な思考が必要と思われていたことを実現できる機械を作ったからでしょう。たとえばチェスをやるとか問題を解くとか物事を制御するとか。でも現象性となると、そんな生き物を作ったとしてもそれが何かを体験しているかどうかはわかりません。だから全然話が違うんじゃないですか。

ネッド　ええ、話は大いに違います。だからこそ、機械ベースのアプローチは、現象性については絶望的だと思うんですよ。

——それなのに、そのアナロジーが有効だと思うわけですか？　解決不可能に思えた問題が解決されたという意味で？

ネッド　はいそうですが、解決されたのは解決不可能な問題だけじゃありませんよ。二種類の特徴があります。一つは、ある心的な現象の根底にある基盤となっているものが、なぜ根底となる基盤になれるのか理解できないケースがあります。そして二番目には、もっと重要かもしれない点として、実はわれわれが見るところをまちがえていたことがわかったことです。というのも、思考の働きを理解するのに必要な計算上の概念を持っていなかったからですね。たぶん状況は、トム・ネーゲルが何年も前に、「コウモリであるとはどのようなことか」という意識についての有名な論文で述べたものとちょっと似ていると思います。かれは原始人とのアナロジーを使いました。原始人に物質はエネルギーなんだと説明しても、原始人はそれを理解するのに必要な概念を持っていない。そしてわれわれは、心身問題の解決方法を理解するのに必要な概念を持っていないんだとわたしは思います。でも、その概念は予想もしなかったものだろうし、将来に神経科学がもっと進歩したら手に入るかもしれないものだとも思います。

——そもそもどうしてこの分野に首を突っ込んだんですか？

ネッド　確か逆転スペクトルだったと思います。大学の学部生だったとき、初めて夢中になったのがそれでした——自分で思いついたのか、ほかの人から聞いたのか、そこらへんは覚えていません。ヒラリー・パトナムの心の哲学に関する講義に出たとき、かれが言ったのかもしれない。それで夢中になって、それ以来ずっと頭を離れないんですが、でも本気でその科学に興味を持つようになったのは、ほんのここ一〇年ほどです。

——意識についての議論にいろいろ貢献なさってますよね。個人的にお気に入りとか、いちばん価値あるものとかはありますか？

ネッド　たぶん中国脳のやつ。

──それは中国国家と同じですか？

ネッド　中国国家。ええそうです。

──ダン・デネットの見方に言及なさいましたね。わたしは明らかに、かれのデカルト劇場の破壊やデカルト的唯物論の破壊について、あなたよりずっと魅了されているんですが……

ネッド　でも、デカルト的唯物論なんか信じてる人はだれもいない、脳の中に、意識が起こる場所が一つあるなんてのは。デネットが攻撃したときもそれは架空の存在だったし、今でも架空の存在だ。

──脳の中の一カ所にすべてが集約されて意識がまとまるとは、確かにみんな思ってないかもしれませんが、多くの人が意識に入ってくるとか意識から出て行く、という言い方をします。まるでそれが場所であるかのように──脳の中のある情報が「意識の中にある」とでも言うように。

ネッド　わたしもそういう言い方はしますがね、でもそれは、現象的な情報があって、その同じ情報が脳の中に非現象的な形で存在できるかもしれない、ということです。

──デネットならそれをデカルト的唯物論と呼ぶとは思いませんか？

ネッド　ふむ、それがデカルト的唯物論なら、わたしはデカルト的唯物論者だ。でもかれがデカルト的唯物論を定義するやり方は、ある場所として定義することでしょう。わたしはかれが、デカルト的唯物論の機能化されたものについて語るべきだったと思っています。機能的な場所があるとかシステムがあるとか、何らかの意識システムがあるといった。

──でもデネットは、単純なものだろうとその機能化されたものだろうと、どっちも信じてません。でもほとんどの人は信じています。ほとんどの人は、意識のニューロン的な対応関係を見つけられると信じています。意識の中にあるものに対応する物体、あるいは場所、あるいはシステム、あるいはニューロンの統合構造があると。でもわたしなら、「意識の中にある」なんてものは存在しないというし、デネットもそうでしょう。

ネッド　それは意識というものにあまりに場所のメタファーがつきまとってるからでしょう。わたしは場所のメタファーは信じていないが、でも現象性というものはあると思うし、それは現象的に来たり去ったりできると思う。だからわたしは場所のメタファーが好きじゃない——でも、わたしはデネット的な見方の反対者の代表格ではありますからね。

ぼくには意識があるけれど、あいつはただのゾンビだ。

デイヴィッド・チャーマーズ

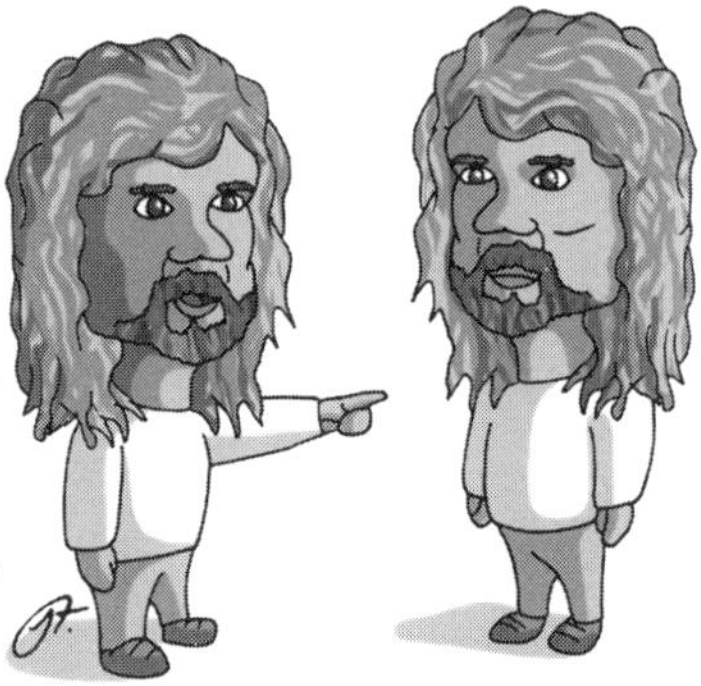

オーストラリア生まれのデイヴィッド・チャーマーズ（David Chalmers、1966 〜）は、もともと数学者になるつもりが、やがて意識に興味を持つようになる。オックスフォードで学んでから、ダグラス・ホッフスタッターの研究グループに加わり、哲学と認知科学の博士号を 1983 年に取得。哲学的な興味は、人工知能と計算理論から、意味の問題や可能性の問題まで幅広い。かれは「ハード・プロブレム」という用語を考案し、それを意識の「簡単な問題（イージー・プロブレム）」と対比させた。アリゾナ大学の意識研究センター所長として長年勤め、隔年の「意識の科学に向けて」会議を創始してからオーストラリアに戻って、現在はオーストラリア国立大学キャンベラ校の意識研究所長。

——問題は何なのかしら？　何が意識をこんなにおもしろくも研究しにくいものにしているんでしょうね。

デイブ　意識の科学の核心にあるのは、一人称の視点を理解しようとすることなんだ。科学の視点から世界を見るときには、三人称の視点を使う。対象を、脳のある身体とある行動を持つ存在として見る。ひどく客観的にはなれないけれど、人間であることについて非常に重要なものが排除されてしまうんだ。人間として、ぼくたちはみんなそれがどんな感じかを知っている。感覚や思考、気持ちを持っているから。

　心の中で上映されている驚異的な映画があるんだと言ってもいい——実際に劇場に入って見られるどんな映画よりもすばらしいものがね。単に映像や音があるだけじゃない。感情や思考や肉体の感覚やその他各種の違った状態が、違った時間にやってくる。ぼくたちみんなこれを知っているし、それは人間であることの核心にあるのに、なぜか過去五〇年か一〇〇年ほどの科学はそれを無視しがちだった。

——それがなぜなのか、わかってるんでしょう？　今自分であるように感じるという主観的な体験は、ニューロンや脳の研究にまったく収まらないから、科学的に扱いにくいわけで。

デイブ　そりゃそうだ、科学は客観的であるはずで、意識は主観的だからね。だから、よって科学は意識を扱えないと言えるかもしれない。でもそれは誤謬だと思う。

　一〇〇年前、心理学は意識の科学として始まっただろう。実はドイツの心理学者たちは、自分の説明しようとしているものを、被験者の内的意識状態として説明しようと考えていた。そして詳細な内省手法を編み出して、それによってデータを集めたんだけれど、使う手法ごとに結果が違ってきて、その派閥同士の内輪もめに陥ってしまったんだ。その論争がケリがつきにくそうだったので、みんなうんざりしちゃったんだ。すると二〇世紀初頭に行動主義が席巻した。この一派は、これからの心理学は人間の行動を研究するんだと言ったわけ。たぶんこのおかげで、もっと厳密で手の出しやすい科学の道が開けただろう。でも多くの人は、これはハムレットからデンマーク王子をなくしたようなものだと感じている。自分たちが研究しようと思っているものの核心を見損ねているんだ。

そこで今やたぶん問題は、どうやって意識を科学の世界に復活させるかってことなんだろう。ぼく自身の態度としては、意識はデータだというものだ。科学者としてぼくたちは、データや特定の計測について語るのになれているし、それを扱う科学を構築しようとする。通常はそういうのは客観的データだけれど、でも主観的なデータもあるんだ。意識のデータ——今この瞬間に物事がぼくにどう感じられるか——もデータだ。ぼくは今、ある形を持った赤の感覚を抱いている。これは科学の世界では、客観データと同じくらい否定できないものだ。そして科学はそれを扱うべきなんだ。

——でも主観と客観の間には、差があるんじゃないかしら——すさまじい溝が。それってまるっきり違った種類のものでは？

デイブ　うん、表面的に見れば、すさまじく違った物だ。だから問題は、当然ながら、この分野のきわめて重要な問題の一つになる。「科学になじみのある客観的なプロセスを使って、どうすれば主観的な体験を説明できるだろう？　一〇〇〇億のニューロンが脳の中で相互作用すると、なぜそれが、すばらしい映像や音を備えた意識ある心の体験を生み出すようになるの？」

たぶん今は、だれもこの問いへの答を知らないと思う。主観的体験をこうした物理プロセスに還元できることがそもそも可能かについても議論があるだろう。ただ、これだけはありそうなこととして、何らかの相関は見つかると思う。だから、ぼくが何か色の感覚とかある種の感情を抱いたら、そうした主観的体験に伴うプロセスが、脳の中で起こると思う。でもそれは相関のレベルだ。いずれほしいのは説明だ。つまり、脳の中の物理プロセスを見るだけで

「おお、これでなぜこの活動がこの種の主観的体験をもたらすのかわかったぞ！」と言えるようになるはずなんだ。今の段階だと、だれもそれについては皆目見当もついてないでしょう。

――その説明がどんなものになりそうか、イメージはあるかしら？　つまり、脳活動からこうやって体験が生じたという説明でどんなものなら納得して、単なる相関以上のものだと言えると思う？

デイブ　もちろん、他の領域のアナロジーはあるよね。だから遺伝子や生命を説明するとなると、DNA分子が何をするかという説明がある――それが肉体のプロセスにどう影響して、なぜある種の発達につながり、どうやって情報を伝達するかといった話が。いったんその説明を聞くと「おおそうか！　わかった！　遺伝子ってのは要するにそれだけの話なんだね！　それで説明すべきことは説明できる」と言える。問題は、意識についてもそれができるかってことだ。

ぼく自身の見方では、無理だと思うんだ。遺伝子とのアナロジーを考えよう――最終的に何が説明されるかというと、その遺伝子と関連した各種の行動や機能だよね。だから意識については、「意識と関連づけられる各種の行動や機能を説明しよう。目がどうやって違う感覚刺激を区別して仕分けするのかを説明し、脳がその情報をどうやってまとめあげ、それがどうやってぼく自身のある言語的な報告や反応につながるかを説明しよう」と言うかもしれない。でも意識となると、そういうのは簡単な問題(イージー・プロブレム)だ。ぼくたちが説明しようとしていることの中心はそういうことじゃない。むずかしい問題(ハード・プロブレム)はそうしたものすべてになぜ主観的な体験がつきまとうのかという説明をすることだ。それは各種の振る舞いや機能がどうやって生み出されるかという機構についての疑問をすべて超えるものらしい。

――生命を理解しようとすることと対比させたわよね。一部の人は、意識もまったく同じになると言うでしょう――脳の中のメカニズムをすべて理解したら、意識も理解できると。あなたはなぜそう思わないの？　たとえば二〇〇年くらい昔に戻ったら、人々は生気（エラン・ヴィタル）とか生命原理とかなんとかの話をしていて、あなたが今言ったとおりのことを言ってるかもしれないでしょう。「体内の化学をどれだけ理解しても、生命の理解に役立つとは思えないね——まったく違うものだから」って。なぜこれはフェアな比較ではないの？

デイブ　ぼくから見れば、それは全然アナロジーになってなくて、話は結局何が説明されなければならないかってことに落ち着くんだ。生命の説明となると、「えーと、現象は何なの？　何を説明すべきなの？」と問うわけだ。生物学的な存在は再生産し、環境からエネルギーを代謝して、自分の行動調整にそれを使い、適応して成長する。こうしたすべては、最終的には振る舞いや機能に関する質問だ。それぞれの場合に説明されるべきなのは、こうした客観的機能の問題なんだ。

　二〇〇年前の生気論者たちは「どうやったらこういう振る舞いや機能が持てるのか理解できないよ、成長や再生産のような驚異的なものはどうなってるんだろう。死んだものにそんなことができるわけないだろう」と言った。そこで、生気なるものを導入する必要があると考えたわけだよね。やがてふたを開けてみると、メカニズムでそのすべては実現できることがわかって、生気論も消えた。でもここでおもしろいのは、これが生気論者すら認めたものを示しているということだ。生命を説明するとなると、説明すべきだったのは客観的な三人称の振る舞いだけだったってことだね。

　さて意識となると、話はまるっきり違う。何が説明されるべきかについてはみんな意見が一致している。ぼくの振る舞いがあって、ぼくの反応があって、ぼく自身の報告がある、それだけだ。そしてまあ議論のためだけにせよ、科学がそういうのを説明できるとしようか。問題は、それだけじゃ説明すべきものが尽きてないってことだ。そこには中心的なデータが抜け落ちてる。主観的体験のデータがね。そして生命の場合には、それに対応するアナロジーがまったくないみたいでしょう。

――ちょっと待った。そういう「主観的体験のデータ」の一部は、実はまったくの幻想だったことがわかってきてない？　たとえば、意識が何かを「する」という感覚。これはごく普通の人間の体験で、自分が何かをしようと意識的に決断すると、それが起こるというふうに思えるわよね。でも多くの科学者たちは「うーん、それは実は幻想なんだよ。そういう意思決定は行われるし、肉体は動くけれど、でも意識は何の役割も果たしていないんだ」と言ってるじゃない？

意識体験とは何かという感覚すべて、あるいは主観性が何かというものも、やがてあっさり消えて、みんな何らかの幻想にしか見えなくなるかもしれないわよ？

デイブ　人々が自分の意識の中身について無謬だとは言いたくないよ、だって明らかにそんなのウソだもん。たとえば背中にマッチの火を予想しているときに、氷を当てられたら、ぼくは一瞬自分が熱さを

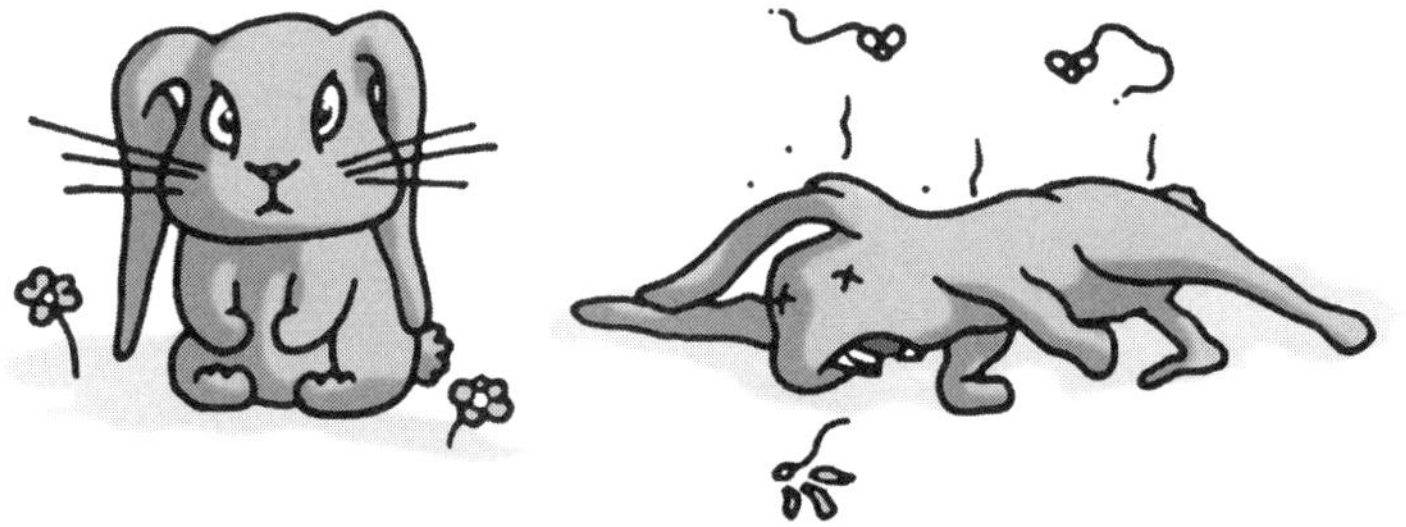

図2　動物や人が死ぬと何が起きるのか？　何かが体を離れたようにも思えます。何か生と死の違いを作り出す、生命のきらめきのようなものが。一九世紀の哲学者たちは、本当にそんなものがあると考えていて、それをエラン・ヴィタル、または生気と呼びました。でも二〇世紀科学が生命体の働きや再生産方法の謎を解明するようになると、生気論の発想は捨てられて、生きるというのは複雑で相互に関連した生物学的な機能以上のものではないというのを受け入れています。意識も同じ末路をたどるのでしょうか？　つまり思考や知覚や記憶の機能をすべて理解できてしまったら、他に「意識」と呼ぶべきものは何も残っていないのでしょうか？　デイブ・チャーマーズとスチュアート・ハメロフは、そんなことはないと主張する一方で、他の多くの人々は、そのとおりだと確信しています。

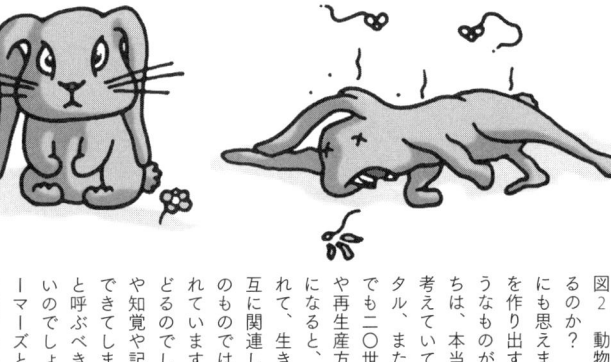

感じているように思うけれど、でも一瞬後に、いや違うぞ、今のは冷たさの感覚だぞ、と気がつく。でも、周辺部分の細かいことでまちがえるかもしれないというのはあるけれど、自分がたった今、視覚体験をしているという事実についてまちがえようがあるかな？　ある形や色やなんかを持った視覚イメージとかそういうのを？　それはひたすら無理だと思うな。

ひょっとしたら、視覚の細かい特徴についてはまちがってるところもあるかもしれない。たとえば、視覚イメージの背後では、実際よりも多くのことが起こってるだろうとは思うんだ。でもだからといって「そうだな、ひょっとしたらぼくはまったく意識がないのかも」と言うのは、それは行き過ぎだろう。デカルトはもちろん、それこそ自分がほかの何よりも確実に知ってることだと言った。「コギト・エルゴ・スム。我思う、故に我あり」。かれが本当に語っていたのは意識のことなんだ。

——で、あなたはデカルトに賛成ってこと？

デイブ　この点では確かにデカルトに賛成だ。ぼくたちに意識があるということは疑いようがない。意識があるかどうか疑えるのは、哲学談義でだけだと思う——哲学者たちがこれについて議論して「実は意識は存在しないってことになるかもしれないぞ」とか言う。でもたぶんこれは、主観的体験という明らかなデータに逆らうものだと思う。

——さっき簡単な問題(イージー・プロブレム)とむずかしい問題(ハード・プロブレム)の話をしたけど、たぶんこの区別のことであなたは一番有名でしょう。今やあらゆる人が、意識についての議論を始めるときにはハード・プロブレム談義から入るわよね。そういう区分けをするようになった経緯は何だったの？

デイブ　別にそれがさほど深遠な区別だと思ったことはないんだけどね。単に自明なことを言ってるつもりだったんだ。かつて一九九四年に、意識についての初のツーソン会議で論文を発表したんだけど、会議のはやい時期に壇上に上がって意識についてちょっと本質的なことを言うつもりだったんだよ。そこで「よし、それじゃまずは当たり前のことから始めよう——説明が必要なのは振る舞い（これはイージー・プロブレム）と、主観的体験（これはハード・プロブレム）だ」。さてこれは、もっと深遠なことを言うための入り口でしかないはずだったんだよ。

　ところがご存じのとおり、みんなが覚えているのはその冒頭の五分間だけだ。たぶん、分野として問題にお手軽なレッテルがあると便利だったんだろうね。でも今やそれが一人歩きし始めてる。別にぼくは、何も深遠なことや独創的なことを付け加えたつもりはないんだ。だって意識について本気で考えた人ならだれでも、主観的体験の問題がむずかしい問題なのは知ってるし、それも何百年も前からわかってたことでしょ。

——あなたの説明だと、ハード・プロブレムってのは主観的な体験が客観的な世界からどうやって生じるか説明するのがむずかしいってことだよね。これは心身問題と同じものかしら？　デカルト式二元論につながるのと同じ問題？　それとも違う話なのかしら。

デイブ　たぶん似たようなもんだと思うよ。「心身問題」って言葉は山ほどの罪を背負ってる。一つはこんな問題——「どうして脳が主観的な体験を宿せるんだ？」そして別のはこんなの——「どうして脳は思考や合理性や知性を宿せるんだろう？」これはひょっとしたら同じ問題じゃないのかもしれない。というのも、それは振る舞いの領域に近いものだから。別の質問はこうだ——「心はどんな形で物理世界に影響できるの？」これは実に密接に関連している。でも、ちょっと違った問題だ。ハード・プロブレムは心身問題の本当の中核だと思っていいんじゃないかな。

——で、こんどはその深遠なとこに移るけど——あなたとしてはどうやってハード・プロブレムに取り組んでるの？

デイブ　ここにすわって「これから深遠なことを言うぞ」と宣言してからそれを言ったりしないから

ね！　でも、まあいいや、ちょっと触れたけど、主観的体験が脳のプロセスに還元できないと主張するのはいくつかの理由があると思うんだ。脳プロセスだけの説明では、どんなものでもそこから意識の存在を導出できない。世界についての物理的な事実をすべて知った人がいても、やっぱり意識のことはわからないと思う。だから脳プロセスと意識体験との関係が還元的なものでないなら、いったい何なの？　明らかにかなり密接な相関や結びつきはあるはずだ。意識の科学に必要なのは、その橋渡しを体系化することだ。

これは形而上学的な深い問題を引き起こす。世界には何があるんだろうか？　物理では、これはしょっちゅう起こる。だれも、たとえば時間や空間を、時間や空間よりもっと基本的なもので説明しようとはしない。質量や電荷でも同じだ。結局どこかで、何かを根本的なものとして受け入れることになる。ぼくの見方は、一貫性を持つためには意識についても同じことを言わなきゃいけないってことだ。もし意識についての事実が、すでにぼくたちの持っている根本的な物理的性質——たとえば時間、空間、質量、電荷とか——から導出できないのであれば、一貫性のあるやり方は「オッケー、だったら意識は還元されるべきものじゃないんだね。還元不可能なんだ。根本的なんだ。それは世界の基本的な特性の一つなんだ」と言うことだろう。

だから意識についてやるべきことは、それが世界の根本的な特性だってことを認めて——時間と空間並に還元不可能なものだと認めることなんだ。そしたら、それを統べる法則を見て、主観的体験の一人称データと、三人称的な客観的物理特性との関連性を見ることになる。いずれ、その関連性を支配する根本的な法則群ができるんじゃないかな。物理で見られる単純な根本的法則と似たような形でね。

——意識が宇宙の根本原理の一つだという発想を試したいのはわかるけれど、そこで相関の話をしたでしょう。ほとんどの人は、「意識の神経的な相関」という話をするとき、それはあるもの（たとえば主観的な報告）――と別のもの（たとえば脳の中で計測できるもの）――を取って、その二つが相関しているかを調べるという意味で言ってるわね。でもあなたの言ってるのがそれだけなら、あんまり役に立たないんじゃない？　たぶんあなたは何かもっと根本的なことを言ってるんだと思うんだけど――つまり意識ってのは、相関づけられる数多くのものの一つってだけじゃなくて、それが何らかの形で世界の根底にあるとか、それが世界の枠組みを作るんだとか。

　時間と空間とのアナロジーを出したわよね。物理では時間と空間は基本原理で、その他すべてのものを構築するのに使われるわ。だからそのアナロジーが成立するには、意識についても同じようなことを言わなきゃいけないでしょう。それがあなたのやろうとしていることなの、そしてそれって可能なのかしら？

デイブ　ぼくは別に、意識が世界のあらゆるものを構成しているなんて言ってるんじゃないよ。それが世界の根本的な特徴の一つだって言ってるだけだ。問題は、どうやって理論を得ようか？　主観的現象と、脳の中の物理プロセスとしかないのに、どうやって意識の説明らしきものが得られるだろうか？　もし根本的な要素としてあるのが、たとえば時間と空間と質量だけなら、意識なんてそもそも話に出てこないだろう。だから意識を図式に持ち込んで、その相関を調べようと言ってるんだ。

　この図式では、意識の神経相関でおこなわれている研究のすべてが重要な作業となる。重要性はもっと高まると言ってもいいかもしれない。一人称と三人称との相関を調べることで、溝を橋渡しするような根本原理のほうにだんだん動いているんだから。

――もし意識がホントにその根本的な原理なら、それはいたるところにあるはずでは？　ひょっとして、汎心論に接近したりしてる？　あらゆるものには意識があるとか？

デイブ　意識が還元不可能だという見方は、意識が遍在しているかどうかという質問に対して中立的だと思う。還元不可能だけれど、でも滅多に存在していないと言える。だって、一部の根本原理はそんなにどこにでもあるものじゃない。宇宙はいたるところ真空があって、質量はまったくないだろう。だから意識がない広大な領域だってあっていい。

でも確かに、そうじゃないかと考えるのは自然なことではあるよね。結局のところ、意識がどこまで広がっているかという一線を引くのはかなりむずかしいんだから。人は意識があると思うし、ほとんどの人はチンパンジーや犬や猫にも意識があると思っている。魚やネズミとなると、それを否定する人もいるかもしれない。でも魚とネズミには知覚領域があって、かれらに何らかの意識体験があるというのは十分考えられる。そしてそれをどんどん下等生物にまで広げられる。

ぼく自身の見方としては、複雑な情報処理があるところには、複雑な意識があるというものだ。情報処理がどんどん単純になるにつれて、もっと単純な意識が見つかる。

——でも、それはずいぶん変な考えにつながらないかしら。各種の情報処理には何らかの意識が関連していると言ったわね。人間の中では、たぶん複数の情報処理が同時に起きてるわ——だって脳の違った部分が、みんないろいろ違った巧妙なことをやってるんだから——そして「自分の意識」とみんなが呼ぶものは、その中のごく一部でしかないでしょう。どうもあなたの言い方だと、人には複数の意識があって、自分のこの脳の中で起こっているとは自分でも知らないものがあるってことになりそうだけど。

デイブ　うーん——それは自己と主観についておもしろい問題を提起するよね。これはただの憶測だけど、汎心論的な見方について言えば、たぶん世界のほとんどいたるところに見つかるような意識は、とんでもなく単純で似たり寄ったりで、あまり興味深いものじゃないと思う。ときどきはその基本的な意識の場が集まって、統合した一貫性のある境界を持った物体になり、それがぼくたちの考える自己だ。

さてそのためにはどんな条件が必要なのか、これはだれも知らないと思う。ひょっとしたら、ある種のとても体系だった一貫性ある情報処理と関連しているのかもしれない。ということは、ぼくの脳のあたりには、一つ驚くほど一貫性ある情報処理系があって、それが「自分」と対応するってことだ。さてあなたが言うように、体内ではほかのことも起こってるし、それと結びついた体験もあると言わざるを得ない。でもそれは自己や主観をもたらさないので、ぼくとはまったく無関係だ。

——つまりそれは、自己という概念のない動物の意識みたいなものだってこと？

デイブ　あるいはもっと単純かも。たとえば、とんでもなく単純なサーモスタットみたいな系を考えよう。サーモスタットに意識はあるか？　だれにもわかりはしない。ただの憶測だけど、ここではとりあえずあることにしとこう。それはどう見ても、すさまじく単純で原始的な意識形態でしかない。こっちである状態、あっちでは別の状態、でもぼくたちが思考とか知性とか自己と考えるようなものに対応したものは一切ない。

——今あなたが言ってるのは、意識についての議論の中核になってるもう一つの問題に触れる話よね。つまり何か知的な行動を実行している系が、その行動をしているということだけで、意識があると言えるかどうか。そしてこれは、あなたのゾンビ理論に接近してるわ。ゾンビについての話はいかが？

デイブ　いいんじゃない？　実際の世界では、知的な振る舞いと意識はセットになってる可能性がきわめて高いと思うんだ。だから、ぼくみたいに振る舞ってぼくみたいにしゃべってる系があったら——それはたぶん意識がある。でも、振る舞い的にはぼくとまったく同じで、ぼくみたいに歩いてしゃべるし、環境の中で立ち回れるけど、それでも主観的な体験をまったく持たないような系を考えることはできるように思えるんだ。内面は完全に闇、というわけ。これは哲学者がゾンビと呼びたがるものだ——まったく意識を持たない存在だね。

さて、そんな存在がすごく高度にできていたとする。外からは、違いがわからないけれど、内部にはだれもいない。ぼくはこうしてここであなたに話をしている。ぼくにアクセスできるのはあなたの振る舞いだけだ。さてあなたはそこそこ知的な人間のようだし、内部に意識ある存在がいるなと思えるような発言を繰り出している。でももちろん、はるか昔からの問題だけれど「どうやってわかる？」少なくとも論理的には、あなたがゾンビであってもぼくの得ている証拠とは矛盾しない。

さて、ぼくはあなたがゾンビだとは思わないけれど、でもゾンビのきわめて論理的な可能性は興味深いものだ。というのも、それならぼくたちは「なぜぼくたちはゾンビでないのか？」という質問を提起できるからだ。ゾンビしかいない宇宙もあり得た。神様が世界を創造したときのことを考えよう。この世界と物理的にはまったく同じで、たくさん素粒子があって複雑な系が複雑な形で振る舞ってはいるけれど、でもそれがただのアンドロイドだという世界を創るのも、論理的には十分に神様の（ちなみにここでの神様ってのはもちろん、ただの例えだからね）能力の範疇にあったはずだ。意識がまったくない世界がね。

でも、意識はある。というわけで、それを元に一部の人は、ぼくも含め、この世界に意識が存在しているということは、世界の物理的な構成を超えた、さらに深い世界の性質なんじゃないかと提案するに至ったわけだ。

——するとあなたは、そういう哲学者のゾンビが可能で、あたしたちに意識があるから、世界の説明に何かを足す必要があると言いたいのかしら？

デイブ　たぶん、実際にはそんなものは不可能だろう。そんなものはこの世に絶対に存在できないという意味でね。たぶん、本当に複雑な知的振る舞いという機能を持ったコンピュータでさえ、たぶん意識を持つだろうとは思う。でも興味深いのは、少なくとも想像の中だけにしても、どこかのだれかがある可能な世界で、意識を持たないのにぼくと同じように振る舞うことは可能だと思うんだ。でもぼくたちの世界はそういうんじゃない。だからこれは、ぼくたちの世界のおもしろい性質なんだ！

――ぼくたちの世界はそういうんじゃないと言うけど、それってあなたが機能主義者だってこと？この世界では、ある機能を実行するものはすべて必然的に意識があるはずだって言うわけ？

デイブ とても広い意味で言えば、ぼくは機能主義者だ。振る舞いと機能と意識はセットになってると思う。これらはとても密接に相関して結びついている。でも意識のすべてはその機能にあると主張するような、強い意味での機能主義者じゃない。人によっては、機能と振る舞いとおしゃべりだけを考えればいいんだ、と言う。ぼくはそんなの露骨にまちがってると思うな。主観的体験という直接的なデータがあるからだ。ぼくたちは、この二つの相関があるのにどっちをどっちに還元することもまったくできない。

――この点は文句なしにはっきりさせておきたいのよ。だってみんな、あなたのゾンビについての見方についてずいぶん話をするから。つまりあなたは、知的でちゃんと振る舞って「ぼくには意識がある」とか「ぼくは今赤を体験してる」とか言うくせに、実際には主観的体験を何もしていない生き物がいるような世界を論理的には考えられると言うのね。でもあたしたちがいるこの現実の世界では、それは可能ではなく、そういう振る舞いを見せるものはすべて、必然的に意識を持つ、と考えてるのね。

デイブ まさにそのとおり。

――すばらしい！　さてあたしの考えでは、ゾンビ問題は、おもしろい形で進化の問題とも関係してるのよ――つまり「意識が進化で生じたのは、何か理由があってのことなのか？」だってもしゾンビがこの世界で可能なら、なぜあたしたちがゾンビでないのか、という説明が必要だからよ。「ぼくたちには意識がある、だから意識には何か機能があるはずだ、あるいはなぜ進化が意識を追加したのかという理由が」と言えなきゃいけない。でも、そういうことを実行できる系は必然的に意識を持つという見方をするなら、進化が何か理由を持って意識を生み出したと考える必要はなくなるでしょう？

デイブ　いや必ずしもそうはならないと思う。うん。ぼくの見方だともちろん、進化は物理的機能に基づいて物理的な系を選ぶ。いったんそんなふうに振る舞う系があれば、それは意識を持つ。だから意識は進化する。でもその系が進化したのは意識があるからなのか？　意識がその系のために何かしたのか？　ぼくは今のところ、だれもその質問には答えられないと思うな。

みんないろいろ憶測は並べる——意識の機能ってのは計画だとか意思決定だとか情報の統合だとか何だとかさ。でもそんな仮説が提出されたとたんに、あっさり出てくる疑問は、「なぜそれを意識なしで実現できなかったんですか？　なぜそういう結果をもたらす脳プロセスだけがあって、どこにも主観的な体験がないようにはできないんですか？」ということだ。そしてもちろんこの点をはっきりさせるのにゾンビを使える。ぼくたちのやるようなことをやるけれど、でも意識は持たないゾンビが存在できることを、少なくとも仮説的には想像できる。さてもちろん、ぼくたちの世界では意識は確かにあるので、それがゾンビとぼくたちの差だ。これは、意識が何のためのものかという、とても深い問題を確かに提起する。

一つの可能性というのは、意識というのが物理世界と相互作用する非物理的なモノだということだ。デカルトが考えたようにね。そうしたら、それはその行動の善し悪しによって選択できる。これはいささか考えにくいと思われてる。というのもそれは、物理学が明らかにした物理世界の見方と相容れにくいからだ。でもそうなると、量子物理学にはそうしたものの余地があると考える人もいるけどね。

「意識はなぜあるの？」という問題に答える別の方法があるのかもしれない。意識こそは人生に意味を与えるものだと言えるかもしれない。それはぼくたちの生を理解可能でおもしろく、価値の焦点にしてくれる。そしてゾンビの世界には何の意味もない。

——意識の量子力学的アプローチの話が出たけど、あれは意味があると思う？

デイブ　おもしろいとは思うけど、でもかなり思いつきでしかないよね。基本的な問題の一つはこういうことだ。古典的神経科学では、脳には四〇ヘルツの振動や各種相互作用があるけど、でもなぜそんなものが意識を生み出さなきゃいけないの？　だれもそれがわからない。そこでみんな言うわけだ。「うーん——なんか新しいモノがいるぞ。何か余計なもの。追加の構成物。微小管の中の量子波動関数の収縮だってことにしようよ」ってね。でもまた同じ問題が持ち上がってくる。だって、なぜ微小管の収縮する波動関数が意識を生み出すの？　実は話は一歩も近づいてないだろう。

——自分に自由意志はあると思う？

デイブ　わからない。本当にわからないよ。そしてなぜわからないかという理由は、自由意志を持つというのがどういう意味かぼくにはわからないからだ。自分が何かやりたいと思ったら、ぼくはそれをやるというのは知っているし、ほとんどの場合はそれだけで十分なようだ。雑貨店に行きたければ、雑貨店に行く。誰かに牢屋に閉じこめられたら行けない。でも、今のぼくは行ける。だからぼくは自由だ。

さてこう言うとだれかがこう反論するわけだ。「おっと、でもきみがそうしたいということ、きみが雑貨店に行きたいという事実は、それはずっと前から決定されていたので、よってきみは自由じゃない」。そして確かに、ぼくが本当にそれを認めそうになるときもあるんだ。「おやおやそれは困ったぞ。自分のほしいものが選べない、だってそれはすでに決まってるんだから」。でもそうするとすぐに考えるんだ。「でも、そうなる以外にやりようがないだろう？」って。自分のほしいモノを選びたがるってことのはだれだ？　それはぼくがぼくであるってことの一部でしかない。だからこれはさらに自由意志の一部であって、自分がどんな人物になるかを選べて、自分が何をほしがるようになるかというのを非決定論的に選べるってことなんだけど、でもそれも幻想の欲望でしかなく、そして最終的にはそんなものはまったく無意味で、なぜかっていうとぼくはこういう存在でしかないからだ。

――意識について長年考えてきて、人生が変わったと思う？

デイブ　「イエス」と答えられたらすてきだなとは思うよ。たぶん、細かいところには影響するんだろうね。たとえば一時、ぼくは菜食主義者になろうかという考えにかなり魅力を感じてたんだよ、意識のあるものを食べたくないと思ったから。でもその後、意識についての見方が進んで、意識があるのはウシとかブタとかだけじゃないと思うようになってきた。さて、それでも原則を守ろうとしたら、何も食えなくなっちゃう。そこで「わかった、これが示唆しているのは、問題が意識そのものじゃないってことだ。道徳的、倫理的に問題になるのは、複雑な意識なんだ」と考えた。だから結果として、ぼくは魚は食べても平気だし、ニワトリや単純な生命体も大丈夫だ。多少は思案もあるけど、でも肉を食べてもまるっきり嫌だというわけじゃない。それはありがたいことだ。だって人間であるぼくは、肉の味がかなり好きだからね。

――そもそもなんでこんな分野に入り込んだんだっけ？　子供の頃からずっと意識について考えてたの？　それとも意識について考えるきっかけになったできごとが何かあったの？

デイブ　一〇歳のときに、自分が近視なのを発見したのは覚えてるな。実は片目はとても視力がよかったのにもう片方がぼんやりしていたんだ。そしてある日、眼鏡をもらって、両眼でものが見えるようになったんだよ。すると世界が鮮明に見えるだけでなく、奥行きができたんだ。だからぼくは思ったんだよ。「なんで眼鏡をかけただけで、いきなり世界に深みが感じられるんだろう？」三人称的にはそれが理解できるんだけど、でも一人称的な見方では理解できなかった。

　後に数学と物理を学ぶ大学生になって、何かにつけて友だちと意識についてしょっちゅう話すようになってた。それがおもしろすぎたんで、これが本気で仕事になるとは思わなかった。それが仕事になるのは、ちょっといけないように思えたんだよ、なぜか。

今でもときどき思うんだけど、五〇〇年前、まだだれも何も知らないニュートンの時代に数学者か物理学者だったらよかったな。実にエキサイティングだったと思うよ！

未踏の領域が山ほどある！　今の数学や物理もまだずいぶんおもしろいけど、でも感じとしてはもう基本的な大枠はわかっちゃって、あとは隙間を埋めてるだけだという雰囲気。ぼくは未踏の地にいたかった。その頃にぼくは意識の問題で頭がいっぱいだったので、思い切って跳んでみたんだ。数学や物理を捨てて、意識についての思いつきを、多少なりとも地知科学者になるという文脈の中で、哲学者や認に足のついたものにしようとし始めたわけ。そして今にして見れば、なんとかうまくいったみたいだけれど、でもだからって別に、だれが哲学をやるのが上手だってことじゃない。とにかくむずかしすぎるんだ。

――そうする勇気があったことを、今ではありがたいと思ってるでしょう。

デイブ　そりゃそうだ。いやね、今だから言うけど、それだけの勇気をかき集めるには、しばらくかかったよ。こういうことをやろうかと話してた最初の一、二年は、みんなに頭がおかしいんじゃないかと言われたよ。家族も、頭がおかしいって。「おまえ、数学はかなり優秀なんだろ。哲学がどうしたって、何のたわごとだい。哲学なんかでモノになったヤツなんかだれもいないぞ」だって。でもふたを開けてみたら、数学者でいるよりもこのほうがずっとおもしろい人生だったよ。

――死んだら意識はどうなると思う？

デイブ　はっきりとはわからない。でも、ぼくの意識は存在しなくなるという考えに傾いている。意識が脳に還元できるかどうかにかかわらず、ぼくの意識は脳に依存している。脳に障害を与えると、意識にも障害が出る。死んだら、脳は分解するから、ぼくの意識も分解すると思う。汎心的な考え方が正しければ、脳の分解に伴って、それに対応した意識の分解した断片ができるはずだ。でもそういう断片が、まともに認識できる形ではぼくの意識とは言えないと思う。たぶんぼくは存在しなくなるだろう。でもそれを言うなら、だれも意識がわかってないんだから、ぼくがまるっきりまちがってるのかも。そうだったらいいな！

赤さという視覚は
特定の活性パターンなんだ。（ポール）
脳は因果律の機械なのよ。（パトリシア）

パトリシア＆ポール・チャーチランド

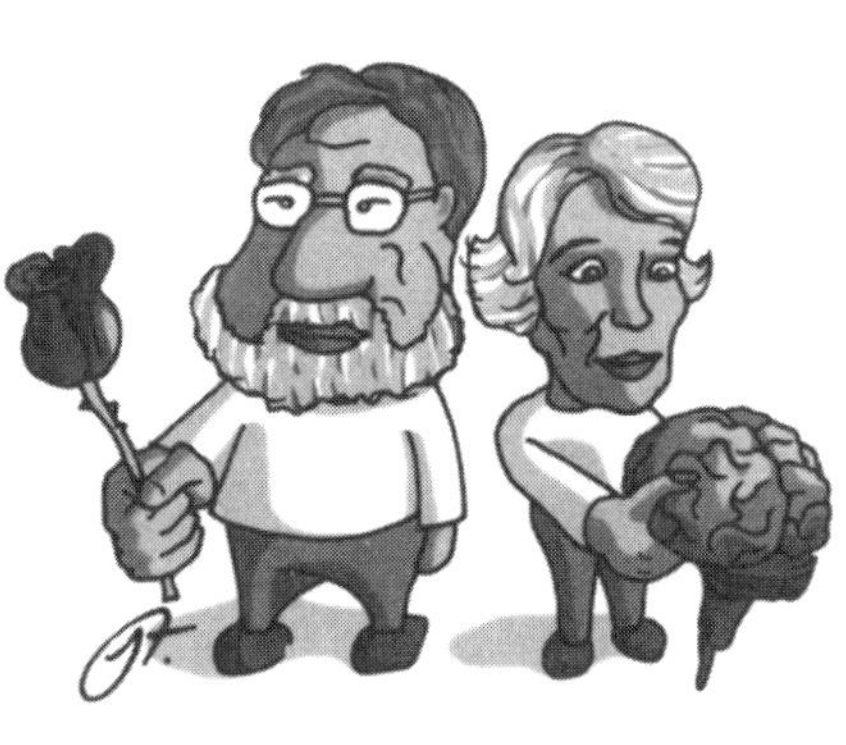

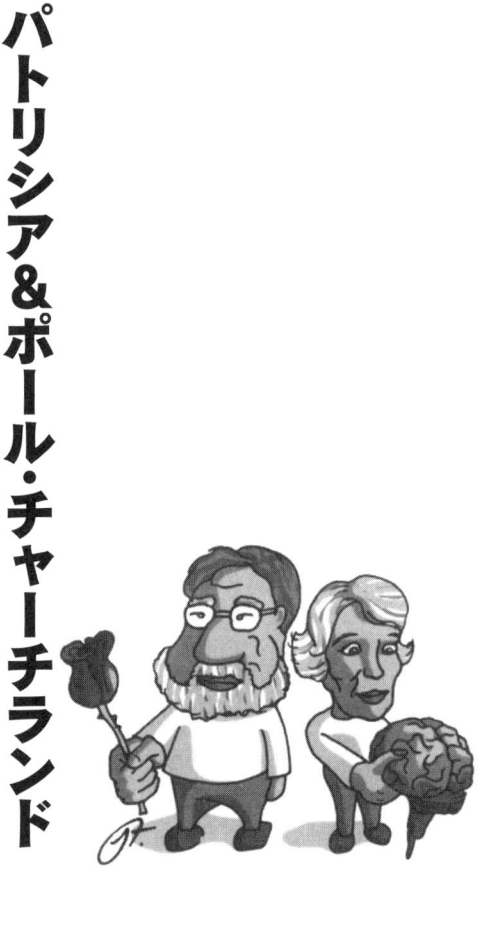

パトリシア（Patricia Churchland、1943～）はカナダ生まれ。ピッツバーグ大学、オックスフォード大学で学び、哲学者仲間のポール・チャーチランド（Paul Churchland、1942～）と結婚。ともにマニトバ大学、プリンストン高等研究所を経て、1984年からカリフォルニア大学サンディエゴ校の哲学教授を務め、心の哲学と認知神経科学の境界を研究している。

パットは意識に関する辛辣な見解で有名で、ハード・プロブレムなんて「イカサマポンチ問題」でしかなくてフロギストン説、熱素話と同じ道をたどると評し、哲学者のゾンビを思考実験として最低のくだらないものであると退け、微小管の量子コヒーレンスをシナプス版インチキ玉手箱に例えている。著書に『神経哲学——心脳総合科学に向けて』（1986）、『ブレインワイズ——脳に映る哲学』（2002、村松太郎訳、新樹会創造出版、2005）。

ポールは消去的唯物論者であり、信条や欲求といったありふれた素朴心理学的概念を否定していることでもっとも有名。著書に『物質と意識』（1984）、『認知哲学——脳科学から心の哲学へ』（1996、信原幸弘他訳、産業図書、1997）。

――問題は何ですか？　どうして意識はそんなに問題なんですか。

パット　さぁね、脳にまつわる他のいろんなことより深遠でむずかしい問題かどうかわかんないわよ。実際わたしたちは脳について基本的理解さえろくにできていないんだから。わかっていないことを言わせて。ニューロンが情報を符号化する仕組みもわかっていない。これは無知の中でもかなりのものよ。

――ニューロンは発火の頻度、シナプス結合の緊密さで情報の符号化をおこなうとわかったんじゃなかったっけ……

パット　符号化の仕組みはわかっていない。たとえばある期間内の発火頻度だとしたら、どんな期間かわかっていない。頻度による符号化だろうと想定してその期間を短くしていくと、ニューロンは一度に一つのものに反応して、次のものはわずかに後になることがわかる。つまり反応性は時間によって変わってくるのよ。

――間隔によっては多重化もあり得る？

パット　そのとおり。情報を伝達しているのが最初のスパイクの遅延時間の場合と思われる例もあれば、その絶対時間と思われる例もある。でもここまでは軸索の符号化についての話にすぎないことに注意して。樹状突起の符号化についてわかっていることを話してみて。樹状突起の符号化について知っていることを何でもいいから話してちょうだい。

――でも「意識のどこがそんなに特別か？」というわたしの質問からずれて、脳について何がわかってないかという話に移られましたね。わたしや多くの人たちには、意識の問題は何か特別であるらしいと思えるんです。外に深紅のブーゲンビリアがありますが、わたしはその深紅を体験していると感じています。これを理解するのは、符号化がどうおこなわれるかという解決できそうな問題とはまったく別物のように思われるのですが。

パット　問題を眺めるだけで、どうしてそのむずかしさを判断できるのかしら？　わたしにはわからないわね。多くの人はひたすら考えれば問題がむずかしいか簡単かわかると思っている。それは自己欺瞞だし、たいていはたちの悪いことに自己拡大的な自己欺瞞だわ。

みんなある問題は解けないと思いこんでいて、別の問題はつまらない問題だと思っていたのに、実はどっちもまちがっていたという例がごまんとあるでしょう。考えてみてよ、たとえば水星の近日点の変動。いずれすぐに片がつくような何てことのない問題だと思われていたわ。でももちろん解決するにはアインシュタイン革命が必要だった。

タンパク質の折りたたみ問題は簡単な問題だと思われていた一方で、親から子への情報転写はものすごくむずかしい問題だと思われていた。ところが、転写問題は一九五三年から一九六〇年までにおおむね解決したのに、タンパク質の折りたたみについてはいまだにわかっていないじゃない。

「ぼくはえらくむずかしいよ。ぼくを解くなら革命が必要だね」なんて名乗りをあげてくれるような問題はないわ。脳で意識が作られる仕組みがわからないから、これは何かとても深くて興味深いことを言っているに違いないと思ってしまうだけ。

――では違うとお考えだと。デイブ・チャーマーズの簡単な問題（イージー・プロブレム）とハード・プロブレムの区別を指しておられるんですね。

パット ああ、かれの仮説はばかばかしいわ。脳で情報が符号化される仕組みはずいぶんとむずかしい問題（ハード・プロブレム）なのよ。それが意識の問題よりむずかしいかって？ 見てるだけじゃだれにもわからない。

――でもあなたは「意識の問題とは？」というわたしの質問に答えていませんね。ポールはいかが？

ポール 言うまでもなく、起きているのと眠っているのとの違いを知りたいというところから話を始めるべきだね。眠っているときや起きているときの脳の様子はさまざまな方法で観察できるし、相当な違いがみとめられる。でもこういった違いが、意識などなしにフェルマーの最終定理について考え込んでいるのと、ブーゲンビリアのクオリアを味わっているのとの主観的な違いになるか、というのはこの話からひょっこり現れたりしない。だから頭をかきかき「うん、そうだね。この話はまたあとで」と言うことになってしまう。

何かに注意しているのと、注意していないのとの対比はどうだろう。進行中の行動に大切だからと短期記憶に何かを四～五秒とどめておくのは？　これで意識の要素を三つ並べたけれど、もっと思いつくだろう。これらの組み合わさり方ははっきりしていない。脳がこれらを作り出す仕組みもよくわかっていないんだ。

――今「ブーゲンビリアのクオリア」と言われましたね。どういう意味か話してもらえますか？　あなたは「クオリア」という言葉を平気で使われるようですが、そうでない人たちもいますね。

ポール　さまざまな視覚刺激に著しい違いがあるという説明やしるしに、わたしは平気でクオリアという言葉を使っているよ。緑の視覚対赤の視覚、黄色の視覚対白の視覚など。嗅覚、味覚、触覚にも違いはある。このすべてが人生を生きがいのあるものにしてくれる。わたしはこれらが存在すると思っているし、味わっているし追い求めている。

――でも赤という――あなたにとって赤とは何かという――感覚が、脳の中で起きていることとどう関わっているかという問題を考えると頭が痛くなりませんか？

ポール　昔はね。昔はそうだった。何年も前に考えてみたときは開いた口がふさがらなかった。でもこの仕事を四〇年やって科学の歴史をたっぷり学んだんだ。天文学、物理学、化学、生物学の歴史を学んで、意識やクオリアに目をやってみて今感じている知的混乱は決して新しいものではないとわかった。多くの人々はそれが新しいものだと思っている。これが全宇宙でもっともめずらしい問題だと思っている。大まちがいだね！

数百年前の光の問題を例に挙げよう。ジョン・ミルトンは『失楽園』で光の創造について、「この天国の妙なる真髄」（第三巻、七一三～一六頁）「純粋」（第四巻、一五〇〜五四頁）とうやうやしく評している。創世記の——ミルトンの信条の大半の源になった——冒頭三章で、神がいちばん最初に創造したものは光だったことも思い出してほしい。ならば神がその後に創造したものでこれを説明しようとするのは無駄だ。

この観点からすると、太陽や月に目をやると見える光は、方位磁石の針をふらふらさせたり、鉄くずを磁石にくっつけたり、帯電した櫛に小さな紙切れをくっつけたりするあいまいな現象——電磁気——以外の何物でもないだろうという現代科学の示唆は、はなからばかげているように思えるだろうね。光ほど壮大ではっきりしたものが、こんなに難解で傍目に見えないあいまいなものと同じだなんてあり得るか？

あるいは——もう一つ例を挙げよう——有名な哲学者のバークレー司教は、音とは大気の中で起こる縦波（たて）の列だという概念を笑いとばしている。かれが音の質的特性に訴えて縦波の波理論を鼻で笑うのは、縦波なんてあちこちへ動く粒子にすぎないからだ。

——それがハード・プロブレムとほぼ同じだという意味ですか？　明らかにそれはほとんど完全に光や音の体験についての話でしょう。

ポール　そう、人が何らかの形で直接アクセスできるものだ。光には目で、音には耳で直接アクセスできるし、痛みという内的性質には内観（自己観察）で直接アクセスできる。

——では正確に言い換えるとこんな具合でしょうか……歴史的にたくさんの問題が解決されてきた。たとえば熱素説の排除、エラン・ヴィタル、つまり生気の排除、光や音の理解。これらは当時とても似ていました。みな主観と客観が備わっていた。それがすべて解決されて姿を消したのだから、ハード・プロブレムにも同じことが起こるだろうと？

ポール　ほとんど正解だが、主観と客観の対比はたいしたものじゃなかった。光については『視観（visjective）』対客観だったと言っていい。特別な認識論の窓、視覚だけが光、存在論的に明らかなものへのアクセスであるというのが、混乱を招いた発想だったんだ。つまり一部の人は次のように考えたわけだ。電磁場の振動について語るのは勝手だが、そんなのは話のすりかえでしかない、それは光の話じゃない、われわれに見えるものの話ではない、とね。

でも残念なことにこれもまた逆だった。『視観』的に考えた光は、実際は電磁波だった。そして内的クオリアに話を戻すと、赤さの『主観』視覚はきみの外側膝状帯（LGN）や第四次視覚野（V4）の反対色細胞の特定の活性パターンらしい。何なら和音がニューロンの集団に響いたと考えればいい。V4には主音があり、赤の特定パターンの和音があり、緑の特定パターンの和音が……という具合。それが主観的クオリアだ。

――これが相関、原因、アイデンティティにどう関係するかはっきりさせておきたいのですが。現在のところ意識のニューロン相関については膨大な研究がおこなわれていて、相関、原因、アイデンティティについてはかなり混乱が起きています。これについてはどんな立場ですか？

ポール　簡単にすべて済ませるには、やはり科学の歴史から教訓を得ることだね。電磁波が光を起こすのではない。光と相関するのでもない。それが光。それこそ光なんだ。音についても同じ――基本のドの音が二六三ヘルツの縦波と相関しているのではない。この周波数の縦波そのものなんだ。また、コーヒーカップに感じる温かみは平均分子運動エネルギーに相関している何かではない。カップの分子の平均分子運動エネルギーと同一なんだ。

――でも色についてはそう言えないでしょう！　ブーゲンビリアに話を戻すなら、あの色は多数のナノメートルに等しいとか何とか言うことはできません。特定の波長の取り合わせと特定のやり方で相互作用する特別な視覚システムが必要です。これで議論は変わりますか？

ポール　いいや。客観色については問題がある。条件等色の問題だ。まったく同じ感覚を生み出す強度スペクトルのパターンがたくさんありすぎる。どれも赤に見えるのに、おもしろいことに違いがある。でも、この問題もやはり解決できるんだ。ここでわれわれが話しているのは物体の客観的な色じゃない。赤という感覚について話しているんだ。そして敢えて言わせてもらうが、これも結局は他のあらゆる事例と似たようなものだ。視野のど真ん中の小さな円、中心窩のところに知覚つまり視覚を得るためには、三種の反対色細胞（opponent processing cells）がどれも適切な刺激パターンを示す必要がある。青対黄、赤対緑、黒対白があって、すべてに感度の高低がある。赤の活性パターンでは三種の細胞およそ五〇%、九〇%、五〇%を示すんだ。

パット　要するに、科学の初期段階では可能性のある事象どうしを相関づけようとするのだと思うの。ある現象について検討するときは、さまざまな計測器を使って追究する。Single cell recording（単一細胞電位導出）もそうだし、fMRIも、だれかの報告もその一つ。アプローチの方法はいろいろ。意識についてだけじゃなくあらゆる面で脳についての理解が充分に深まれば、かみ合うことがあるかもしれない。光や温度の場合と同じように「ああこれだ。脳幹がこれこれをしている状況におけるこの活性パターン、これこそが赤という感覚だ」と言うこともできるでしょう。

――じゃあこの件について教えてください。光が電磁気力そのものだとか熱とは平均運動エネルギーそのものだと言われることに関して、個人的に問題はありません。それについては感情的な問題も精神的な問題もまったくありませんよ。でもあそこのプールの景色というわたしの主観経験がニューロンの活性パターンそのものだと言われると、受け入れにくいです。二〇〇〇年前も科学者たちは同じような問題を抱えていたと思われますか？

そしてこの問題について考える当人の観点からこういう思いを取り除くものは何だと思われますか？

パット　でも光が電磁波だという発想にだって人々は本当に『感情的困難』を感じたのよ。感情的な落ち着きや問題というのは、実はあなたがその理論を

学んだときどれくらい若かったかにかかっていると
わたしは思うわ！

　現にうちの学部生たちで見てきているの。かれらはもっと多くのことが解明された時代に育ってきているから。かれらにとって脳とは、依存症や鬱や学習の中で変化するものなの。わたしが「実はね、ほぼ確実にこういうことなのよ……」と言ってこのアイデンティティ論を話したってそんなにかれらは驚かない。でもどんな科学理論でも、最初は多くの人たちが非常に驚くということを覚えておかないとだめ。地動説を聞かされたとき、人々はひどくおかしいと思った。ばかげている、信じられないとね。これはパラダイム的に動かないものなんだと。

――それはいささか絶望的な話ですね――人々が死んでしまうまで散々待たないといけないわけですか。

パット　そうでもないかも。どれくらい待つはめになるかはわからない。

ポール　死ぬ必要がないことは歴史からわかっているよ。主観的クオリアの話に比べれば、特定の強度スペクトルがあるからパットの声はパットの声、という考えはおそらく簡単に受け入れられるよ。わたしがピアノで弾いてきみに聞かせるある和音がとてもいい音だというのにも賛成してくれるだろう。たぶんそれが四つの違う音だということには気づいてくれないだろうが――C７の和音はド、ミ、ソ、シのフラットを同時に弾いたものなんだ。この美しい音がばらばらの要素でできていることを知ったら最初は驚くかもしれない。C７は四音一組、Aマイナーも別の四音一組といった具合。これらの識別は言葉にならない形で最初はとらえられるものなんだ。パットの声は認識できるようになっても、なぜ認識できるかきみにはわからない。二つの和音が聞き分けられても、なぜ区別がつくのかわからない。そしてこれらに内部構造があって、その内部構造に敏感な部分が脳にあると知る。これがきみが区別をつける仕組みだ。

パット　……それは色についても当てはまるはず。

あなたには三つの錐体と反対色細胞が備わっているから。だから黄色を見てもわたしは「黄色はただの黄色」と思う。でも実際は一種の合成物なの。本当に。

ポール　三種の細胞にまたがる活性化ベクトルなんだ。

——では痛みは？

パット　最初は痛みの感覚と痛みの不愉快さは切り離すことはできないと言われていた。痛みは不愉快であるのが必然真理で、痛みはあらゆる世界において不愉快なものだと哲学者たちが言っていたのを知っているわ。今では痛みはそうやって切り離せるものであると当然のように受け入れられている。普通はそう思えなくてもね。

ポール　コデインのことだ。

——ヘロインとか。

ポール　これでもうどうだってよくなる。

——ええ、でもなぜこういった例の一部にはあまり問題を感じないんでしょう。実は、いえ、なぜ聴覚の例にはまったく問題を感じないのに、色の例にはちょっとむずむずする煩わしい問題を感じ、ニューロンが前帯状皮質で発火するのが痛みの不愉快さになるというのにはきわめて大きな問題を感じるんでしょうか。

ポール　きみが知識勾配を登っているからだよ。

パット　そしてまだまだ勾配のずっと下の方にいるからよ。

ポール　脳について充分に知り、符号化の仕組み、可能な符号化ベクトルの空間が可能な色空間にマッピングされる仕組み、きみの痛み受容システムで可能な符号化ベクトル空間が、可能な侵害受容刺激空間にマッピングされる仕組みがわかれば、こういった脳のさまざまな部分の活動が、実は外部特性空間のきわめて高度な対応マップであることがわかってくるよ。それが表現であるとわかってきたら、もうそれほど神秘的に思えなくなる。もちろんその前にきみは宙をかきむしろうとするしかないわけだが。

——こうやって知識勾配を上がると、二元論を排除する方向へ向かうんでしょうか？　またしても内的と外的、あるいは主観と客観、このわたしと外の世界といった何らかの二元論に落ち込んでいる気がしてならないんですが。

パット　ここにはまさしく二元論があるけれど、気味の悪いものは関わってないわ。あなたの脳がすることの一つにモデル作りがあって、そのモデルにおいて何が内部で何が外部かという区別が示されるの。わたしの脳の内部・外部の区別の中にはつねに行動命令の遠心性コピーがある。だからわたしにはいつもその行動が自分のものだとわかっているし、だから自分をくすぐることはできない。でも統合失調症患者にはできる。かれらの遠心コピーのシステムの何かがまちがっているの。

ポール　かれらにはどこで自己が終わってどこから独立した世界が始まるかわからないんだ。

――話はまったく変わります。お一人ずつにうかがいますが、哲学者のゾンビは可能だと思いますか？

パット　そうね、もしそれが……

ポール　ノーと言えよ。

――ちょっとちょっと、お二人は……意見が近いとしても互いに何を言うか指図はしないでください。

パット　可能という意味によるわ。論理的には可能だけどそれではおもしろくない。ゾンビのだれそれについての話を書けるかどうかには興味がない。それが経験的に可能かどうか知ることに興味があるの。今のところ可能ではないようね。昏睡状態、熟睡中、小発作の人たちには自覚がない。この三つの状況にある人の行動は起きているときとまったく異なるの。これでゾンビがいるとわかってもおかしくないと言えるけれど、それは「動物には数々の種がいるけれど、そのどれか一つでもDNAがないとわかる可能性はないでしょうか？」と尋ねるようなもの。論理的には可能だけれど自然選択についてわたしたちが知る限り、とてもありそうもない。

　そうは言っても、運動系の一部は無意識的視覚情報を用いることができると示したメル・グッデイルとデイヴィッド・ミルナーの研究には大いに感服しているわ。クリストフとフランシスは（わたしとしては残念なことに）グッデイルとミルナーが研究している運動系を「ゾンビ・システム」と呼んだの。

――でもグッデイル自身はゾンビ・システムとは呼んでいません。わたしにはそれがかれらのつけようとした区別の要点であるように思えます。行動対知覚であり、意識対無意識ではないというもので、これは大きな一歩であるように感じます。

パット　そのとおり。だからクリストフとフランシスは残念なことにそう呼んだと言ったの。あの研究は見事だし、意識についてのもっとも興味深い研究の一つに数えられると思う。

――ポール、アメリカでよく使われる言い方に直すと「ノーと言え」と言われましたね。説明していただけますか？

ポール　もちろん。やはりここにも類似点がある。「ほら、光は電磁波と同一だなんてあり得ない。電磁波がそこら中をはね回っているのに端から端まで真っ暗な宇宙は想像できるから」と言うこともできる。言うなればゾンビ宇宙だね。ここで欠けているのは光だが。

　それに対しては「想像するのは勝手だけど、ここで問題なのは光っていったい何かってことだろ？」と言いたい人もいる。実際のところ光や電磁波といったものが植物を育ててヒマワリに太陽の方を向けさせる仕組みについて学べば、光を欠くその宇宙もわれわれのいる宇宙とまったく同じように動くことがわかる。星々がすごい勢いで輝いているかのようにその宇宙の万物は動くんだよ。お世話さま。だから光と電磁波について知れば知るほど、電磁波でごったがえしているのに暗い宇宙を論理的に想像するのはむずかしくなる。

　同じように低次の脳のはたらきを理解し、高次の心理学を理解していくほどに、これらがすばらしい取り合わせで組み合わさって、二つの物を抱き合わせたのではなく実質的に一つになっているのが二つの別視点から見るとわかっていく。だから脳について学ぶほど、チャーマーズの思考実験はおもしろく思えなくなるんだ。

――では脳の研究が急速に進んでいるから、まもなく人々はゾンビ的直感にひっかからなくなると？

パット　もちろん。

ポール　そのとおり。この議論は不正な魅力を持っているが、その不正な魅力は人々の無知からくる。だから無知がだんだんなくなっていくにつれてこの議論の魅力も消えていくよ。

パット　チャーマーズの見解でもう一つわたしが個人的にいやだなと思っていることがあって、科学にはできないことがあると哲学者たちが言うのはちょっとがっかりなのよ。コリン・マッギン、ジェリー・フォーダーなどたくさんの人たちが、科学にはできないはずのことを述べたてて生計を立てているし、デイヴィッド・チャーマーズは神経生物学的には意識を説明できないと言って有名になった。それは負け犬的やり方だと思うけれど、神経科学に仕事を乗っ取られるんじゃないかとおそれる哲学者たちには魅力的なんでしょう。何かについて建設的な理論をひねりだす方がずっとおもしろいけど、チャーマーズからはクオリアについての記述理論が何一つ出されていない。ご当人はそれが質量・電荷と並ぶ宇宙の基本的特徴だと口走ることもあるけど、そう思っているのなら追究して科学をやりましょうよ。

――またクオリアが出ましたが、どうもあなたとダン・デネットに違いがあるようです。あなた方三人はみなある種の唯物論者で共通した考えの持ち主だから、見解も同じだろうと多くの人が思いこんでいます。あなたとデネットの見解の違いを簡単に説明していただけますか？

パット　じゃあわたしが少しだけ話して、それからポールに詳しく話してもらいましょう。ダンは実のところまったく違う見解の持ち主。かれの見解、つまり行動主義の見解にクオリアは要らないの。必要なのは報告可能性だけ。だから意識現象があるのは報告できる時かつその時に限られる。わたしはもっと生物学的な見地から見ているのだけれど、こういった質的体験は実在して、その多くは実際に内的に作り出されているように思われるの。飢えと渇き、欲と好奇心などの感情は刺激駆動なんかじゃないし、こういうことの説明もできて然るべき。だからわたしはさまざまな質的体験があり、何らかの脳の状態があって、それらが一致しているのだと考えている。問題はというと、充分に豊かな神経科学理論を備えて欲の状態がどの神経生物学活動と同一であるか、あるいは疲労がどの活動と同一か特定できるようにすること。

――でもわたしにはあなたとデネットの違いがまだわかりません。必要なのが行動の報告だけだという点では、デネットは行動主義者ではないでしょうから。脳科学をやって脳で何が起きているか研究するのも理にかなったことだとかれは言うでしょう。それだけで充分で、済んでしまえばクオリアなど――赤さという独立した「言葉にできない本質」みたいなものという意味で――なかったとわかるだろうとかれは言うと思います。どこがあなたと違うのかわかりません。

ポール　いや、それについてはかれに賛成するよ。哲学者たちはクオリアの特徴づけのやり方をまちがった――クオリアは「どうにもならない既知のもの」「実在論的単体」なんだ。ダンがそんなものないと言うのには同意したい気もするが、かれが否定しているのは哲学者が創りだしたものでしかないんだ。われわれが見ている赤を見るきみやわたしやすべての人に実在するのは視覚系の活性状態みたいなもの。それはまったくの現実だ。はいお世話さま。

パット　もしクオリアを非物質的な言葉にできない本質と定義するなら、ダンはこれについてはまったく正しいわ。でもやれやれ、えらく謎めいてるわ。でもかれは他のときは本当に行動主義者みたいに聞こえるの。だから実のところ、かれが言わんとしていることをいつもはっきり理解できるわけではないと言うしかないでしょうね。

――意識は肉体が死を迎えても残ると思いますか？

パット　多くのニューロンが死ぬとアルツハイマー病のように記憶欠損が起こり、認知力が低下して、性格が変わり、時と場所についての認識がそこなわれてしまうことはわかっている。自己と自己の能力がさまざまな面で消えていくようなものだとわたしはとらえているわ。自分の知るかつて愛した人がもういないと感じずにはいられない。意識に関わる機能に脳が欠かせないことはあらゆる証拠が示しているの。意識を保つのにニューロンが必要なら、脳死をどうくぐり抜けられるのかわからない。

　わたし個人としては、死とか死ぬことについてそれが終わりであると理解した方が、天国みたいなものに非現実的な望みをかけようとするより落ちつくわね。子供の頃にネイティブインディアンの友達がわたしにこう言ったの。天国という妄想を抱いて苦しむキリスト教信者をかわいそうに思う。それに引きかえ、かれは最期に備えて自分の生涯の物語を他の人に伝え、かれらが心安らかに死ねるようにしてやって最期のときをありのまま受け止められると。これは理にかなった考えだとわたしは思ったし、今もそう。

ポール　まったくだ。意識とは生物学的生命のきわめて高度な側面の一つにすぎない。わたしの生物学的生命が終われば、わたしの意識も終わる。これできわめて満足だ。意識が永劫果てしなくあるなんて見方は正直ぞっとする。

　わたしの寿命が終わったらもう眠らせてくれよ。

――あなたには自由意志があると思いますか？

パット　「わたしの決定は何かに引き起こされたものではないのか？」という意味なら、まずノー。わたしが知る限り、脳は因果律の機械。先立つ状況の結果として状態から状態へと移るもので、先立つ状況が違っていたとしたら状態も違ったでしょう。そうは言いながらも人間として、わたしたちはいわゆる管理された行動とそうでない行動の違いにまだとても関心がある。そして少なくとも大雑把な見当づけとして、この違いに神経生物学的な位置づけをすることができるとわたしは信じているの。関連パラメータの特定にとりかかり、この問題をパラメータ空間の観点から考えることができる。三次元的パラメータ空間として視覚的に考えることができるのだけど、これは n 次元的パラメータ空間になるでしょうね。

ポール　その n はかなり大きい。

パット　そこに一定の容積があって、その中で人間が主導権を持っている。その境界はあいまいで、妙な形をしていて動的特性があるでしょうし、管理のしかたにもさまざまあるでしょう。だからたとえば思春期にホルモンが出現することも、その人の管理空間の形を変えるでしょうね。

――でもあなたの生き方においては？　つまりそれが「脳が因果的に閉鎖されているのなら、ぼくが何を決めようが関係ないや」と人々を悩ませようとかまいません。これは生き方や道徳的選択や決定を難しくするらしいのです。あなたの生き方において、その哲学はあなたの決定や行動や感じ方にどう関わっていますか？

パット　あなたは心に同時に二つのものを抱えているのだと思う。つまり、脳の働きはこう。何よりまずこういうユーザーイリュージョンがある――あなたの決定は、言うなれば標準モデルに従って下されているというもの――あなたが意識的に選択肢を割り出し、見込まれる実用性を意識的に計算して意識的に選び、その後のどこかの時点で行動が実行される。それが有効なユーザーイリュージョン。

――ではこれは錯覚だと踏まえたうえで、現実であるかのように振る舞うことは歓迎、ということですか？

パット　道徳の錯覚に似ているわ。道徳律は神に定められたものではないとわたしたちは知っている。道徳律は第一に神経生物学あるいは進化に根ざし、第二に文化に根ざしているのだけど、これらが本物だと人々が錯覚するのはとても有効なことでもある。これは少し違う問題だけれど、わたし自身は生きていく中で決定を下してその責任を持つことに何の困難も感じていない。それがわたしを幸せにしてくれるかどうかは大切ではないの。真実かどうかが大切。

——ポールはどうです？　どう折り合いをつけて生きていますか？

ポール　わたしはまったく葛藤を感じていないよ。パットへの質問からすると、まるで行動しているのは体で、本人の決断は起こることに何の違いも及ぼさないようだった。でもわたしの人生の送りかたはそうではない。わたしの両手が上がるかどうかはわたしの会話の働きの一つだ。わたしの行動は意志の産物であることがほとんど。問題は「意志の裏側にあるのは何か？　体系的に起こされているのか？」。「イエス」と言いそうになるけれど、次に挙げる考え方は関連のあるお話で、ある程度慰めになるんだ。

　脳が非線形動的システムだということはわかっている。連続体数学で制御されるシステムで、その行動はごくごく小さな違いにもすばらしく敏感だから、ほぼ同じ状態にある二つの脳も、すぐにまるで別の状態になる。つまり人間の脳、いやマウスの脳でさえこの宇宙で組み立てられる機械では予測できないシステムなんだ。重要なのは、大まかな傾向とパターンを除いてわれわれには予測不可能だということ。夜は眠り、朝起きて、少なくとも一日に三、四回は妻を抱きしめる傾向がわれわれにはあるけれど、いつどんな言葉が口をついて出るかは予測できない。だからわれわれがただのロボットだなんて科学が語っているらしいお話を恐れてはいけないんだ。

——でも慰めになると言われましたね。少しばかり居心地悪く感じられるものがあって慰めが必要でなければ、そうは言わなかったでしょう？

ポール　もちろん。わたしもみんなと同じだ。たとえば自分がすっかりプログラムされたロボットだと知ったならわたしも動揺するだろう。考えられることだ。これについて書いた話にはフィリップ・ディックの『アンドロイドは電気羊の夢を見るか？』があるが、これは一九五〇年代の作品で映画『ブレードランナー』の原作になった。登場人物は実はロボットで、いくらかそのことに悩んでいるんだ。

——あなたも悩まされる？

ポール　もしわたしが予測できるプログラムの機械だと知らされたなら、そうだね。

――ではあなたにとって予測不可能性は、それが決定論的であったとしても慰めになるのですね？

ポール　ああ、あるおぞましい可能性が払拭されるからね。わたしがだれかの操り人形だってこと。

――パット、ずっと意識を研究してきたことはあなたを人間として変えたと思いますか？

パット　ご存じのとおりわたし自身はずっと意識を研究しているとは考えていないの。わたしの関心は本当に多岐にわたっているし、その多くはしっかり神経生物学の範疇にあるから。

――ではもっと大きな質問にしましょう――こういったことすべてを研究することは人間としてのあなたを変え、人生に影響を与えましたか？

パット　内省的に述べるのはむずかしいけれど、わたしもほかの人たちと同じように、神経科学の発展はわたしたちのあらゆることの考え方、特に病理学の症例に大きな影響を与えたと思っているわ。わたしが子供の頃は、自閉症とは母親が冷たく当たった結果だと考えられていたし、神経衰弱について論じていたし、学生の頃になっても鬱はフロイト的分析で治せるものだと考えられていた。つまりものすごい変化が起こっていて、ありふれた人々――ほら、床屋さんやドッグビーチで会う人たち――と接してみても、みんな脳に興味を持っている。だれにだって脳はあるし、何らかの病気を抱えた人が家族にいるものでしょう。わたしには神経生物学のどの側面もただ果てしなく興味深く思えるの。それが医療用ヒルであろうとアカゲザルであろうと、ヒトであろうと。

だからある意味ではもちろんわたしの人生を大きく変えたけれど、他の点ではそうでもないの。だって今もわたしは家族を愛しているし、孫が生まれることにとてつもなく興奮している。今も犬は好き。美術館に行くよりはカヌーに行く方が好きだし、未開の地で生活するのも、今でもわたしにとっては何より最高だわ。

――ああ、あなたもやはり人間だったんですね！

パット　もう一つ自由意志に関することでわたしが関心を持っているのは、理不尽な暴力の遺伝的・神経生物学的要因についての知識を発展させることがいかに刑法に影響するかということ。たとえばMAOA遺伝子変異体を持つ人々は虐待を受けて育つとほとんど確実に非理性的、自己破壊的になる。だから、われわれに干渉する術があるとわかったら特にかれらの最適な扱い方には非常にむずかしい問題が出てくる。干渉が必ずしもすてきなものとは限らないけれど、刑務所に入るのもすてきじゃないわね、特にアメリカでは。依存症向けの薬物もお目見え間近だし、そうなれば現行の医薬品法の改正にまったく違う可能性が出てくるかもしれない。

――医薬品法がどうなることをお望みですか？

パット　医薬品法は現時点ではまさに自滅的。巨大な犯罪の闇社会を作り出しておいて、薬物利用を防いでいない。だから本当にやるべきは薬物の売り上げから税金を徴収し、どうしても必要な人たちには純粋なものが手に入るように基準を設け、教育して危険についてもできる限り教えることね。今ではトイレに行くと「妊娠中は飲酒を控えましょう」という注意書きがいやでも目に入るのを知っているでしょう。あれはすばらしいけど「妊娠中はコカインの摂取と覚醒剤の注射はやめましょう」という注意書きをつけたっていい。そうでしょう？　だから医薬品法にはぜひ変わってほしい。きっと囚人数が半分になるわ。

とても実質的なことなのだけど、医薬品法の実質的な変化は科学の変化の結果として起こるの。少し違う例を挙げると、同性愛に対する見方は大いに変わった。かつて言われていた「ライフスタイルの選択」ではないという理解を踏まえてね。ほんとにくだらない。人間の脳はそのままなの。つまり人々の、特に若い世代の態度がわたしたちの世代とまったく違う。わたしは似たようなことが薬物でも起こるだろうと思っているし、カナダではすでに法律にそういう変化が起きているわ。

――ではポール、まずどういうわけで意識に関心を持ったのですか？

ポール　学生時代に物理と数学を学んでいて、言ってみればその途中で哲学を発見したというところかな。ゆっくりとりつかれて、科学と認識論の哲学の問題に夢中になってしまった――時代の流れとともに人類はどう学び、この知識はいかにして統合されたのか？　論理的実証主義者たちは、表現のパラダイムは言葉だという――かれらはわたしたちがこの星で唯一言葉を使う生き物であることも、人間でさえ最初の二年間は言語なしに世界を表現することも忘れてしまっているんだ。

そしてわたしは自然主義者だから、突き詰めればこれをすべてやっているのは脳だとだんだんと認めるようになった。互いに話をして、後に残す文化を築きあげる脳がわたしに興味を抱かせた。パットはずいぶん昔、一九七五年頃から脳に関心を持っていて、しばらくはわたしのはるか先を走っていたんだが、それから二人ともますます実験データと理論に注目するようになった。やがてこれらが増えるにつれて、わたしの哲学的観点に著しい影響を与えた。わたしが今擁護している認識論は若かりし頃に擁護しただろうものとはまったく違っているよ。

――でもあなた自身、あなたの人生についてはどうですか？

ポール　もちろん。まず道徳知識についての見方が著しく変わった。今やわたしは強い道徳的現実主義者だし、脳が学ぶこと、おそらくあらゆる脳が学ぶことすべての中でもっとも重要なのは、他者の心や他人を見抜く方法だと考えている。

人は社会的空間と物理的空間の渡り方を学ぶ。物理的空間に住みかを見つけるのと同じように社会的空間に住みかを見つけることを学ぶ。道徳的感覚と社会的感覚という技能を身につける。他の人たちは異なる職場や地位や道徳空間における義務を持っているし、それらがあなたのものと同じこともあれば違うこともある。だからどうしようもなく抑えのきかない悪党もいれば、急場に頼りになって、価値あるコミュニティを一緒に築けるきちんと統制のとれた人たちもいる。それを全部把握しておかなければならないんだ。こういうのは脳が学んで身につける技能だ。脳の働きを理解するとは、起こることすべてを理解するということ。

——そして、それはあなたの人生や生き方をどう変えているのですか？

ポール たまに争いになったときに別の見方をもたらしてくれる。わたしが出会うさまざまな人の人格について別の見方を与えてくれる。妻や子供や友人たちなど、わたしのまわりの成功をはるかにすばらしいものにしてくれる。脳がこういう多くの試みの中で成功するのがどんなにむずかしいか、人の成功がどれほど運にかかっているかが、脳の理解のおかげでよくわかるようになったからね。

わからないことは知りたいし、死ぬまでにもっと多くを学びたいと思うよ——長いときがたてば夫婦はどうなるのか？ そこに生まれたとても特殊なコミュニティの性質とは？ わたしはときどきこのことについて空想的になるんだ。何についても多少空想的になるくせはあるけれど、どんな言葉においてももっと空想的になる用意がある。簡潔だと言われる新しい神経科学の言葉においてもね。わたしは簡潔だとはさらさら思わない。ほかでは手に入らない道徳的洞察力をわれわれに与えてくれる可能性がそこには秘められているんだ。

——あなたが結婚に関心を持たれるのはわかります。あなた方はどちらかといえば個性的な夫婦ですよね、結婚しているだけでなく哲学的にも近いでしょう？

ポール われわれの世代にしてはたぶんね。実のところ最初に職を得たトロント大学では学者同士の結婚はご法度だったんだ。親族規定がなければ今もトロントにいたよ！ でも今では夫婦がとても密に仕事をしたり、いろいろと補完的なやり方で働いたりするのが普通になっている。実は一石二鳥のとてもいい機会なんだ。

パット 本当に楽しかったわ。すごく楽しかった。

――今もそのようにお見受けします！　その過去形は良くないわ！

ポール　神経科学は発展するにつれて、その他の愛してきたものに対するわたしの見方にも影響を与えた。わたしも若い頃は音楽を嗜んだから、だれも家にいなければ今も腰を落ちつけてギターを弾き、音楽や音楽鑑賞や作曲、あるいは単に楽器を弾く能力について認知神経生物学の理論をたて、脳がこういうことをする仕組みを気にかけているんだ。

――では脳について知ることで、音楽は損なわれるのではなく豊かになると？

ポール　ああ、そうだよ。損なわれるに違いないと思いがちだが、ここで登っているのもやはり知識勾配なんだ。人は愛するもの、たとえばオペラをもともと何の知識もない脳理論なんかで思い描くように言われると、たちまち「それじゃ骨抜きになるに違いない」と思ってしまう。でも違う。その真逆なんだ。

――ではリチャード・ドーキンスの『虹の解体』（一九九八、早川書房、二〇〇一）に賛成だと？

パット　もちろん。人は霊感（非宗教的な意味で）をさまざまな方法で得ている。わたしたちはその一部――一部だけ――を、科学を通じて手に入れているの。

ポール　そう。世界はわたしたちが思うよりずっと豊かな場所で、その豊かさを見つけられる唯一の方法はその仕組みについてもっと学ぶことなんだ。

人はニューロンの束でしかないよ。

フランシス・クリック

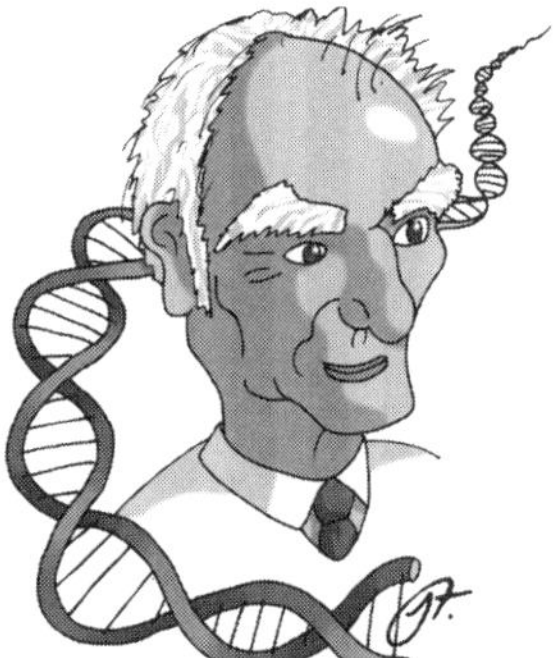

フランシス・クリック卿（Sir Francis Crick、1916～2004）はジェームズ・D・ワトソンとの共同研究でDNA構造——二重らせん——を発見したことでもっともよく知られている。世界を変えるこの発見に対して1962年にノーベル生理学・医学賞を受賞。最初はロンドンで物理学を研究していたが、戦時中は海軍本部に勤務。生命や、生きているものと生きていないものの境界の謎を追究したいという思いから1947年に海軍を離れて生物学を学び、1954年にケンブリッジ大学においてX線回折の研究で博士号を取得。長年ののちにふたたび方向転換して視覚、夢の機能、意識の性質についての理論的研究に着手する。2004年に没するまでカリフォルニア州ラホヤのソーク研究所で教授を務め、クリストフ・コッホと密に協力して視覚意識における神経相関の研究に携わる。著書に『DNAに魂はあるか——驚異の仮説』（1994、中原英臣・佐川峻訳、講談社、1995）。

――意識はなぜこんな大問題なのですか？

フランシス　既知の科学の観点から意識を説明する簡単な方法はない。この問題をもっとも簡単に語るにはクオリアを使うことだ。たとえば――きみは物理学と化学で赤さの赤をどうやって説明する？

――クオリアから入られたのは興味深いです。ダン・デネットのように、この問題はとても重大だからクオリアはすっかり排除しなければならないと言う人たちもいれば、ハード・プロブレムを解決してクオリアが脳で作られる仕組みを説明しなければならないと主張する人もいるからです。あなたご自身はクオリアの問題についてどうお考えですか？

フランシス　クリストフとわたしはハード・プロブレムに正面切って取り組むべきではないという方針をとっている。意識しているものに対応した神経相関の発見に努めるべきだ。まず言わせてもらうが、脳で起こっていることのほとんどが無意識だからこそ、意識があるときの脳の活動と意識がないときの活動との違いを知りたい。哲学者たちは説明できる気でいるのかもしれないが、かれらは何が起こっているか実際に突き止めているわけでもなく、議論しているだけだ。

――でもそこには本当にむずかしい問題があるように思いませんか？　今あなたは意識のあるプロセスと無意識のプロセスの違いについて語られました。ではこのあなたのお宅の中で腰を下ろしているときの、わたしたちの脳について想像してみましょう。わたしたちの脳内では複数の並行プロセスが進行中で、その一部は外のプールの青を見ているという体験を生じさせたり相関したりしていますが、それ以外はそうではない。この違いはまったく不思議で、解決できない問題であるように思えませんか？

フランシス　ああもちろん人はそう言うね。生命についてもそう言われていた。物理学や科学の観点では説明できない生気があると言われていたし、人々がそう言ったからそれがほぼ標準的な考え方になったんだ。

――では意識も同じような問題だと思いますか？

フランシス　これは例えだよ。生気またはエラン・ヴィタルの歴史を見る限り、慎重さが必要なんだ。

――ではむずかしい話の一部は脇において、前進する一番の方法は意識の相関をはかることだと言われるのですね。

フランシス　そう。でも「相関」という言葉についてははっきりさせておかなければならない。もしAとBに相関があるとしたらBはAに相関がある。つまり相互関係だ。問題はそれが原因によるかどうか――ニワトリの鳴き声は太陽が昇る原因かどうか、それとも日の出に相関しているかどうか、それともその逆でもっと常識的に、日の出が雄鳥の鳴く原因なのかどうか。

つまり厳密に言うと、興味があるのは原因段階だ。でも人はまず相関を探し、それから原因を探す。標準的なことだし、それこそ科学者のやり方だ。科学者たちはこれを対照実験と呼んでいる。

――ではこれまでにおこなわれた神経相関についての実験例をお願いします。

フランシス　両眼視野闘争が一般的だね。

――そうですね。両眼視野闘争の実験では、一方の知覚が優勢であれば特定の細胞集団が発火していて、もう一方の知覚が優勢であれば別の細胞集団が発火していることがわかっています。この相関についてで何かご意見は？　それから相関から原因へはどうやって移るおつもりですか？

フランシス　まずその細胞たちが発火するかどうか、なにか特別なやり方で発火するのか、あるいはこの両者の組み合わせなのか、何かまったく別のものかどうかを知る必要がある。つまり作業仮説がなければならない。

いわゆるフレームワーク、もしくは作業仮説の集合があると、何が起きているかの大枠がわかると思えてくる。そうでないとどこから手をつけるべきかもわからない。きみが触れた件を取りあげるには、こう尋ねてもいいだろう――そこが重要なところか？　特定の頻度で発火しているか？　それとももっと複雑な何かか？

――ではそのフレームワークを使って、どうやって相関の研究から原因理解へ移られるのですか？

フランシス　まさにそれをしたいと思っているんだよ。そのために何が必要かを言おう。そのヒエラルキーのあらゆる領域に電極をたくさん取りつけて、時間とともに相互作用がどう移り変わるかを見る。それからある領域の何かと別領域の何かの間に因果関係のある相互作用を見つけようとすればいい。原因が最初になければならないから。視覚ヒエラルキーのどこか高次のレベルに至るのはわかっていても、それがまず脳の前方と後方どちらに行くかは明らかではない。それはきみが何を見ているかによる。何

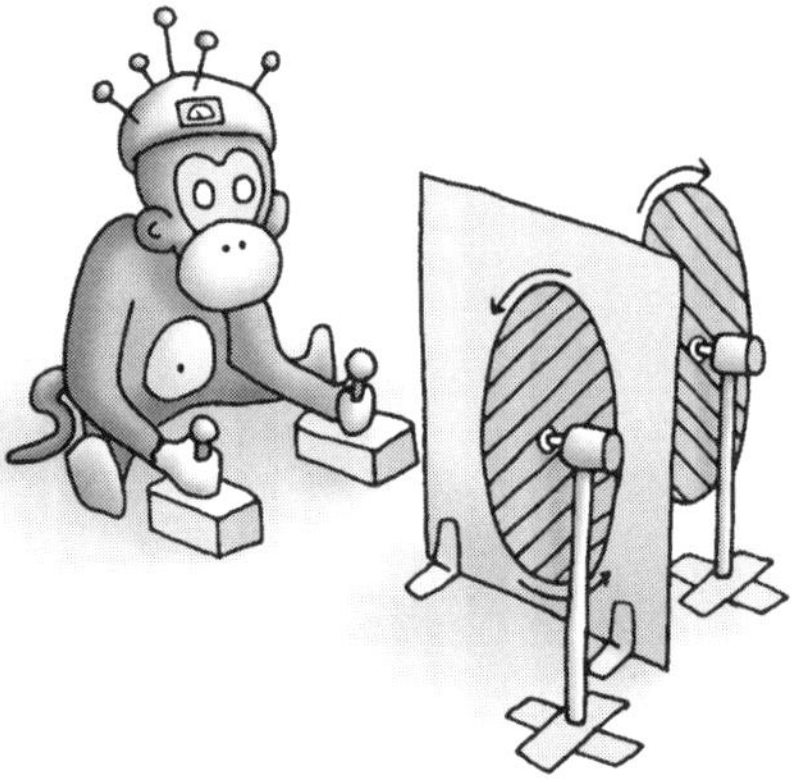

図3　両眼視野闘争――両目にそれぞれ違った画像を見せると、通常はその二つが一つにとけあうことはなく、どちらが意識されるかについて争いが起きます。この図の場合だと、見えるのは縦縞か横縞のどちらかになります。一九八〇年代にニコス・ロゴテティスらは、どっちの映像を見ているかサルにレバーを押させるという実験をおこないました。そして脳内の個別の細胞から記録をとって、視覚系の最初の部分では、体験が変わっても何も変化しないけれど、でも視覚ヒエラルキーをもっと上流に上がると、どっちの画像を見ているとサルが報告するかに応じて、活性化する細胞が違うことがわかりました。その後、脳の画像処理を使うことで、人でも似たような結果が見られることがわかりました。でも、これはどういう意味なのでしょうか？　こうした部位は意識の座、あるいは意識が起こったり生成したりする場所なのでしょうか？　それとも意識についてこういう発想をするのは、暗にデカルト劇場を示唆するものなのでしょうか？

に集中しているか、興味があるか――それが最初に見えるものなんだ。

例を挙げると、この部屋を一瞥した人たちは「部屋にピアノと椅子が二脚ある」と言うだろう。全体の印象は口にできても、テーブルの大きさなどの詳細は伝えられない。つまり発想としては、最初に意識にのぼるものはどこか高次のレベルにあって、それが信号を返してくると、だんだんさらなる詳細を意識していく。

言い換えるなら、ヒエラルキーを無意識に登っていって、それから意識して降りてくるわけだ。

――これはどんな時間軸のお話ですか？

フランシス　一〇〇ミリ秒。

――これはリベットの〇・五秒など他のタイミングに関係がありますか？

フランシス　おそらくはね。

――ではあなたの仮説のフレームワークと、意識はどのニューロンが発火しているかに依存するか否か、特別な方法で発火するか、それとも何かまったく別物なのかという問題に戻ってよろしいでしょうか。その証拠が質問にどう近づいているとお考えなのか、簡単に概説していただけますか？

フランシス　それは一部の連携したニューロンの相関によるということで合意が形成されていると思う。ニューロンの連携を築く必要があるんだ。これはさまざまな呼び方をされている。（ジェラルド）エデルマンはこれをダイナミック・コアと呼んでいて、他の人たちも同じ基本概念を持っている。

われわれはおもに視覚システムを研究しているが、視覚にはたいてい多くの選択的解釈がある。その選択的解釈の中でどれが一番もっともらしいのか脳が決めなければならない。それを見ることになる――実際おそらくそれに基づいて脳は行動している。それを見ていようといなかろうと。

――でもここで意識において非常にむずかしい問題らしきものの核心にたどりつきます。連携が生じる仕組みと、あるモデルが別のモデルよりすぐれているという決定が行動や世界との交流につながる仕組みを理解するのは簡単そうです。でも直感的には、主観体験は何かまったく違うものだと思われるんですが。

フランシス　ああ、おそらくそうだろうが、まずは何が起こっているか理解する必要がある。それがきみの質問だった。

――ではあなたは強いて言うなら主観体験を脇に置いて、問題がいつか解決されるのを期待しつつ脳の働きを解明する仕事にとりかかるのですか？　本当のところ主観体験のハード・プロブレムについてはどう感じているのですか？

フランシス　連携して一緒に発火しているニューロン群が常にあるとわれわれは信じている。そのニューロン群はほぼ同時に、たぶん何らかの閾値を超えて発火しているんだ。エデルマンとトノーニがよく指摘したがることだが、きみが見ている光景は、見える可能性のある莫大な数の光景のうちの一つにすぎない。

　たとえば今わたしは自動車のことを考えているかもしれないが、口に出す一瞬前はそうではなかった。つまりだな、起こっていない活動もいろいろある。したがってNCCはどんな時もニューロンの一部に依存している。つまり小集団――比較的少数のニューロンだ。何パーセントとは言い切りたくないが一パーセントか一〇パーセントといったところだね。

――それでもかなりたくさんのニューロンですね。

フランシス　ああ、だがもっと少ないかもしれない。要はある特定の時点に発火してNCCに対応している少数のニューロンがほしいんだよ。だがそれは、他にどれだけのニューロンにつながっているだろうか？

――見方によってはおそらく脳全体ですね。

フランシス　そうだな、少なくとも一〇〇〇倍といっておこう。いや、同じ理由からわたしは脳全体だとは思わない――いずれにせよ直接的ではないよ、関連が多いから。たとえばさっき述べた自動車は、ここにすわってきみと話していることに関連している。つまりこれがいわゆる周辺部（penumbra）で、定義上はこれが無意識だ。つまり言い換えるなら、これらのモデルからきみが到達することの一つはこれだ。脳の性質、そして一つのニューロンが他の多数のニューロンとつながっているという事実から、関連しているニューロンは大多数あるはずだということ。これらはNCCが変化すれば意識にのぼる。だから周辺部とは現代のコンピュータと比較しても脳独自の特徴だと言える。

したがってハード・プロブレムに挑もうとするのなら周辺部の性質を考えてみなければいけない。そうすれば一歩めざす方向に進めるし、その一歩はかつてなかったものだということがわかるよ。

――この周辺部がグローバル・ワークスペース理論、つまり心の劇場のステージに明るい場所があってそのまわりに影になった縁があるという説にどう関係しているか教えていただけますか？

フランシス それはかなり漠然とした話だと思うな。現在のアイデアの方がはるかに正確だと思う。われわれの考えのフレームワークを見れば背後にグローバル・ワークスペース説があるのはわかるだろうが、われわれのはもっと踏み込んでいる。

つまりグローバル・ワークスペース理論は相互作用しているさまざまなものについて人々に考えさせたと思うが、今やわれわれは質問できる段階にたどりついたんだ――いかにして、どんな方法で相互作用するのか？ 実験をおこなえば相互作用の力学を示すことができる。

たとえば両眼視野闘争において、刺激が外見上変わりつつあれば、その変化に応じて活動の波が皮質を伝わっていることはわかっている。何もかもがあらゆるものと高速で同時に接触するように脳を調整してやることはできない。だから遅延があるに違いない。五〇～一〇〇ミリ秒――そんな単位の話だよ。ここにきて尋ねることができる――そういう変化は見えるか？ つまりこの性質の前提条件が得られれば、実験をおこなって実際に何が起こっているのか示すことができる。この質問のやり方は哲学者が問題にアプローチするときの通常のやり方ではないよ。

――この一件の運びの速さやここまでの発見に勇気づけられましたか？

フランシス　昨年やここ二年間に起こったことは励みになったと思っているよ。わたしたちはあまりに長い間控えていたから言いたくはないが、よかったと思うね。

――哲学者の役割に触れられましたが、哲学者はこの件についてどんな役割を果たしている、あるいは果たしてきたと思いますか？

フランシス　哲学者についての立派なジョークはわたしが言わなくてもすでにたくさんあるだろう！　基本的に哲学者たちはいい質問をするけれども、答を手にする技術を持っていない。したがってかれらの議論にあまり注意をはらっちゃいけないんだ。かれらがどんな進歩を遂げたか訊いてみればいい。たとえば原子の正体など、かつて哲学的だとみなされていたたくさんの問題が、今では物理学の一部とみなされている。哲学者のおもな目的は未解決の問題に取り組むことだと主張している人もいるが、問題はやがて解決される。それも科学的方法でね。これまで哲学者が解決に成功した例がいくつある？　われわれの知るかぎりそんなものはない。

　基本的にかれらのおもな技術といえば思考実験だし、これについてはいくらでも議論できる。一つ例を挙げよう――ジョン・サールの中国語の部屋だ。わたしはあれもまさに同じ不都合を示していると思う。あの問題が言ってるのは、構文しか扱えないシステムでは意味は扱えないということだ。そう言ってしまえば話は尽きるし、どのみちそれはまるっきり証明されていないだろう。

　例外なのは普通は哲学者とは思われていないある男による二つの例だ。かれは哲学者の言葉では考えずに方程式と視覚映像で考えた……アインシュタインだよ。

――光の波に乗っかっていたらどうなるかというアインシュタインの思考実験は、数学を通じて世界についてのまったく新たな展望を開いたわけですが、あなたの考えではそういうのと、たとえば哲学者のゾンビみたいな思考実験には大きな違いがあるのですね。哲学者のゾンビは可能だと思いますか？

フランシス　いや、思わない。今やわれわれは、意識があるためにどんなものが必要か、はっきりわかっているからだ。ある限られた期間だけ、なにかを知覚していなければならないし、充分に複雑な状況下でまったく違ったたくさんの方法でそれに反応、対処、思考する機会がなければならない。さて、われわれの用語においてゾンビシステムとは、何かもっと紋切り型で機械的なものを指している。ヒトの脳にそんなモードがあるとは考えられている。夢遊病がその一例だし、ちょうど今きみがうなずいたのもゾンビ応答だ。われわれはそういう意味でその言葉を使っている。

　だがもし意識を撤廃して人間がどんな風になるかと訊いたなら――夢遊病みたいになるだろうね。

――では普通に振る舞っていて、脳ではあなたのおっしゃるようなことが起きているのに、なぜか意識がないという人間はあり得ないのですね。

フランシス　ない。用語の矛盾だ。そんな話に時間を費やしたりはしないよ。

――ではもっと個人的な質問に移ってもいいですか？　まずどういうわけで意識の問題に関心を持ったのですか？

フランシス　ああ、それは長くて込み入った話だよ。イギリス海軍本部で戦時労働をしていたせいで職歴が途切れ、それから何をするか決めなければならなかった。そのまま海軍本部で働き続けて武器の類を作るのはいやだと心を決めた。だが戦後は生涯公務員の職を引き受けた。だから職はあったんだが、やりたかったことではなかった。そこで心を決めなければならなかった――何をやりたかったか？

　問題はいくつかあると確信していたが、科学的に解明するのは不可能ではないにせよたいていの人たちが特にむずかしいと思った問題が二つあった。一つが生きているものと生きていないものの境界、もう一つが脳の働きの仕組み――意識という側面もその中に含まれた。もし何かおもしろいことをするのなら、このどちらかを選ぼうとわたしは決めたんだ。

――生きているものと生きていないものの間、そして意識と無意識の間という二つのすばらしい変わり目を見つめて人生をおくるのは素敵ですね。

フランシス それが実は簡単な決断ではなかったんだ。もっとおかしなものだった。数週間考えてこの二つに煮詰めたものの、一方を選ばなければならなかった。自分の経歴は脳ではなく生きているものと生きていないものの方にずっと関連があるし、これについて真に何かを探すべきだと心に決めた。そして一週間かそこら経った頃に眼に関する研究職を提示されたんだが、すでに決めていたから辞退した。振り返ってみると、これで良かったと思う。そして医学研究審議会に応募してからはご存じのとおりだよ。

――では、生命の問題についてあれだけすばらしい研究をされながら、どの時点で意識に転向しようという決断をされたのですか？

フランシス 詳しいことは省くが、複雑な理由があって、ソーク研究所に戻ってきたいと思ったんだ。そして分野を変えるのなら、今しかないと心に決めた。そのときすでにわたしは六〇歳になっていたんだ。

退職やら身辺整理やらに二、三年かけて、それから本当に何も知らずに視覚システムを選んだ。でも視覚システムを使うには充分な理由があった。われわれは非常に視覚的な動物だ。ネコやマカクも非常に視覚的な動物だし、視覚については神経解剖学的にも行動面でもたくさんの研究がおこなわれている。必要な量に比べればごくわずかにすぎないが、それでも充分な理由になる。

だんだんと意識に引き込まれていったのは後になってからだ。ほら、ヒューベルとウィーゼルやセミール・ゼキによる実験は動物を使っていたが、麻酔がかかっていたから実は動物は何も見ていなかったんだ。

――何か重要なことが抜けていると感じた、ということですか？

フランシス　そうだ。

――あなたは以前「驚異の仮説」について書かれて「人はニューロンの束でしかない」という考えを述べられました。ほとんどの人にとってこの考えは今も驚異的だと思われますか？

フランシス　『DNAに魂はあるか――驚異の仮説』を驚くべきものととらえた人たちのほとんど――世界の人々のほとんどであり、アメリカの人々の大多数――は、いまだにそれが驚異的だと思うだろう。でも大きな変化は、今やますます多くの科学者たちがわれわれと同じように、これがまともな科学的問題だと考えていることなんだ。

――あなたは自分に自由意志があると信じていますか？

フランシス　ダニエル・ウェグナーは、起こっていることのほとんどは意識されていないとうまい説明をしている――ある意味で自由意志は付帯現象だと。そのとおりで、かれの説明は正しいとわたしは思う。有効な現象だ。毎回何が起こっているか正確に教えてはくれないが、物事の起こり方の記録みたいなものは与えてくれる。ダン・デネットは長々とした本を書いて延々と述べ立てたが、ウェグナーの方がはるかに的を射ていると思う。

――そう思われるのであれば、それはあなたの人生や決定にどう影響していますか？　たとえば今話してくださった科学的選択などに関するすべての決定を振り返ってみるうえで。ウェグナーの主張を受け入れるなら、これらは隠れた機械的な決定論的プロセスによるもので、意志という感覚は錯覚だと言わねばなりません。人生をそんな具合にとらえることに満足していますか？

フランシス　そのとおりだ。決定論的に違いないと思うよ。これに取り組んだ人たちがまちがった説明――脳とは別に何らかの魂みたいなものがある――を選んだだけのこと。かれらは本質的には二元論者だ。

――そしてあなたは完全な一元論者なんですね？

フランシス　うん。

――死後、意識はどうなると思いますか？

フランシス　個人的には死後に意識があるというのはまずあり得そうにないと思うけれども、結局のところそれこそわれわれの証明しようとしているものなんだ。何でも科学的に証明できるという意味では。

――過去数十年間に脳を理解することにかけては多くの進歩がみられました。脳についてのご自身の解釈の進展があなたの生き方にどう影響しているか話してもらえますか？

フランシス　いや、正直なところたいした違いはないと思うんだが、なぜきみがこういう質問をするかはわかる。仏教に関心があるからだ。

――いいえ、そうではないと思います――いや、そうかもしれないけれど。どういう意味か教えてもらえますか？

フランシス　きみは本当のところこれらの線に沿って一般的な説明をもとめようとしていて、仏教がきみのめざす方向なのだと思う。きみはあまり神経科学の観点から考えていないね。何はなくともまず仏教に対する熱意ありき、なんだ。

――仏教をわたしが好きなのは、われわれが脳について学びつつあることと、その中心教義が実によくなじむからです。そしてそれだけでなく、それを実践する方法も与えてくれます――それが意識の性質をもっとよく理解する役に立つんです。瞑想だとか、そういう類の実践をしてみようと思ったことはありますか？

フランシス　あまりないね。ない。だが本当に知りたいのは、きみなら（仏教の知見を使って）どんな実験を勧めるね？

――わたしが実験についてめぐらせている考えの一つは次のようなものです。もしダン・ダネットの多元的草稿理論が正しいとしたら、脳で起こっているさまざまなことのどれが意識でどれがそうでないかについて、事実は存在しないわけで……

フランシス　なぜそれがまったくナンセンスだと思うかちょっと言っておこうか。基本的にまったく心理学ばかりで、ニューロンについて語っていないからだよ。われわれの見解では、ニューロンに取り組むような実験でなくてはならない。

――では前に進む唯一確かな実験方法はニューロンに関するもので、心理学では有効な実験を提供できないと思われるのですか？

フランシス　いや、だがこの二つを併用していないデネットはまちがえている。したがって、きみがデネットの思想に基づいて研究をするのなら批判は免れない。デネットはニューロンに何の注意も払っていないから。

ちなみにこの点にはかれも同意しているよ――ニューロンは守備範囲じゃないと言っていたから。で、われわれの見方は、ニューロンを使って説明しないというのは、進化に興味はあるけど遺伝子は自分の守備範囲じゃないというようなものだ。

心理学的要素もいいが、それはまた違ったレベルの説明だし、どちらのレベルの説明も正しくなければならない。

――あなたはもっとも根本的なレベルの説明をお求めですか？　それがあなたをもっとも満足させる類の説明ですか？

フランシス　ああ、そうだよ。やがては神経伝達物質などに行き着くはめになる。意識とはある特定の種類の細胞におけるカルシウム濃度によるものなのかというのはいい質問だ。それですべての説明がつくわけではないけれど説明の一部ではあるし、それも決定的な部分かもしれない。

――もし五〇年間ここにいるとしたら、何が達成されるところを見たいと思われますか？

フランシス　この分野の行く末を見たいものだが、それは先読みできない。その質問を一九一八年にしてくれたとしよう。当時のイギリスの一流遺伝学者の一人は、化学では遺伝子を説明することなんてできないと言ったんだ。

――ええ、でもそうおっしゃることで、あなたは遺伝子が化学で説明されるのをその人や他のだれかは望んだだろうと示唆していますね。では今その発言に相当するのは何ですか?

フランシス 意識の原因とは何かをただ単に知りたい。科学的な説明が欲しいところだが、その説明内容を前もって知ることはできない。ある人が就任講演でこんな質問を受けていたよ——重要な次の一歩は何ですか? かれはこう言った。「いやそれがわかっていれば、わたしがその一歩を記してるよ」。

意識についての直感は捨てなきゃいかんよ。

ダニエル・デネット

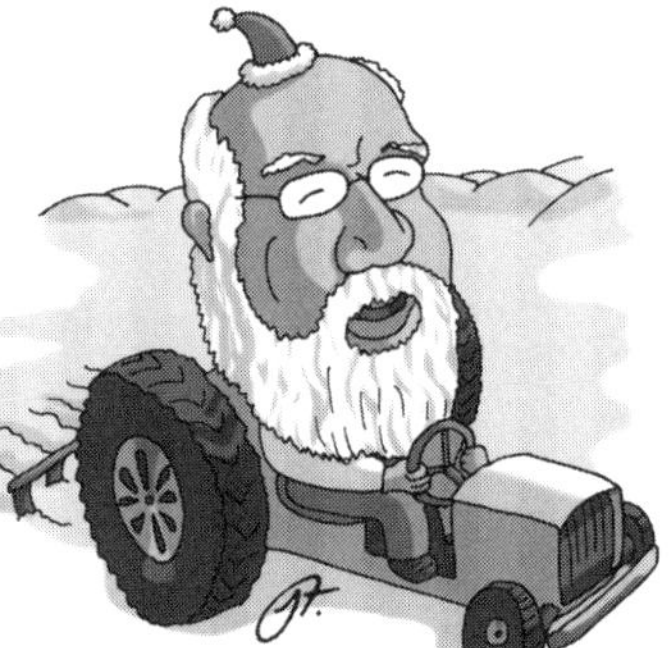

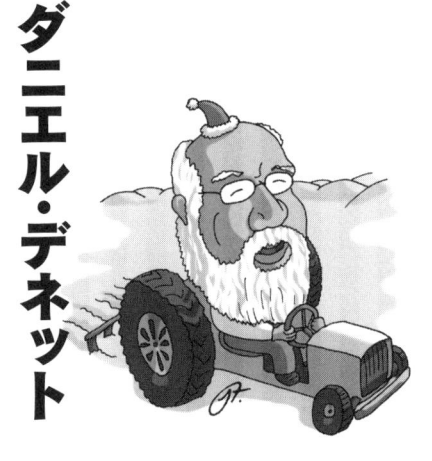

ダニエル・デネット（Daniel Dennett、1942～）はボストンに生まれ、ハーバードで学び、オックスフォード大学でギルバート・ライルに師事して1965年に哲学博士号を取得。1971年以来、マサチューセッツ州のタフツ大学で、認知研究センター所長を務める。意識研究の分野では、デカルト劇場を否定して、独自の多数草稿理論とヘテロ現象学を支持しているが、人工知能やロボット、進化理論やミーム学、自由意志の問題への関心も昔から抱いている。夏はメイン州の農場で、ヨットに乗ったりわらを刈ったりサイダーを作ったりしつつ、意識について考えている。著書は『志向姿勢の哲学――人は人の行動を読めるのか？』（1987、若島正他訳、白揚社、1996）、『解明される意識』（1991、山口泰司訳、青土社、1997）、『ダーウィンの危険な思想――生命の意味と進化』（1996、山口泰司監訳、青土社、2000）、『自由は進化する』（2003、山形浩生訳、NTT出版、2005）など多数。

――なぜ意識は、科学の他の多くの問題よりもむずかしい問題に思えるんでしょう？　あなたにとって、意識の問題で何が特別なの？

ダン　人間の脳は、これまで進化してきたものの中でとにかくいちばん複雑なもので、しかもわれわれはそれを解明するのに自分の脳を使おうとしている。中には、そんなことは不可能だろうと述べた人もいる。これはひたすらナンセンスだが、でも意識がこれほどむずかしく思えるのは、人が自分についての知識の能力をある程度進化させて、自分自身にある形でアクセスできるようになったために主観的体験が生じたからだ――これにより、自分の居場所から世界を眺める手段ができた。そしてこれは、とにかくとても理解しにくいことだったんだ。

どうして何かがそういう視点を持てるのか？　ただの物体かもしれんが、その物体は視点を持っていて、しかもその視点について考察してそれについて語る能力を持つ。われわれみんな、ある視点の中にとらわれている。わたしは決してあんたの頭には入れんし、あんたもわたしの頭には入れん。われわれがこうした視点を持つという否定できない事実は、その他どんなものについて知られているどんなことにも、近い類似性はまるでない。原子にそんなものがあるということもないし、分子だって、火山だって大陸だって木だって氷河だってそんなことはできない。宇宙の中でその特徴を持つのはわれわれだけで、しかもみんなお互いのことについてすら確信が持てない――それが他人の心の問題だ。

さて、われわれはある意味で作られた物だ（そしてこれはいい意味で言っている）。われわれは進化プロセスで作られた。遺伝的な進化と文化的進化の両方でね。そして今や自分自身をリバースエンジニアリングして、進化の結果として成立したこの機械とはどういうものかを理解しようとしているんだ。

――そこで言ってる視点を持つというのは、主観的体験と同じですか？

ダン　うん、だが、視点を持つというのは単純な話じゃない。ロブスターが視点を持つとか、蚊が視点を持つという意味での簡単な視点を持つという話がある。それをちょっと引き延ばしてやると、松の木でさえ視点があると言えるかもしれない。つまり松の木が選択的に世界に応答するということだ。松の木の周辺環境で、松の木が反応する特徴はごく少数で、世界のその他の部分は松の木にとって、いわばないも同然なわけだな。

だがそれは、ないも「同然」ってことだ。人の場合だと、「本当の区別」がある。そして「本当の区別」というのは、これについて考えてみた人の目から見ると、松の木や蚊の持つ識別能力とはかけ離れたものであるはずなんだ。

これは、悪い意味での人工物を生み出す。ほとんどの人から見れば、われわれの「本当の区別」と人の「本当の視点」と、ただのロボットや、識別はするけれど知覚力のないモノとの間には、想像上の断絶がある。わたしは、わたしと松の木や蚊との溝はでかいとは思うが、いくつかのステップを踏めば越えられる溝だと思ってるんだ。だが、そのステップのいくつかはかなり直感に反するものだし、人々が嫌でも直感を捨てるしかないくらいのガッチリした「これで納得しないならもう何も言わない」的な説明はまだできとらんね。

今現在では、意識について研究している人に、直感をそもそも捨てることを考えさせるのさえ一苦労だ。そういう人は、意識ってのがどうでなきゃいかんのか、どうであり得ないのか、という強力で魅力的な直感を持ってるんだが、それはとにかくまちがってるんだよ。まあ目新しい話じゃない！　世界のありかたについては、みんないつだってまちがった直感を抱いていたし、直感に反する科学がやってきて、それを変えていったんだ。でもこの場合、どの直感をなぜ廃するべきなのか、まだわかっとらん。だから問題は、他人を説得し、自分を説得し、自分自身の想像力を自分自身で操作することになるんだが、これは多くの人にはおっかないことなんだ。だからかわりにそういう人たちは、自分の直感をまったくいじらずにすむような理論を作ろうとする。そして、あれやこれやの袋小路に入り込んでしまうんだよ。だって直感に反しない理論はとにかくまちがってるからだ。

――それは思うに、ゾンビ的直感のことを念頭においてますか？

ダン　うん。ゾンビ的直感は、あんたやわたしとあらゆる点でまったく同じように振る舞う――悲しい映画で泣き、すばらしい日の出を見てぞくぞくし、アイスクリームを味わってその他なんでもやる。でも意識は持っていない、というような存在があるはずだという発想だ。それはただのゾンビだ、というわけ。

　さて、多くの人はその直感が正しいと思っているし、なぜそれがそんなに確信できるのかかれらもわかっとらん。ゾンビを本気で考えようとする議論はまちがっていることを示しても、かれらは相変わらずその直感にしがみつき続ける。それを手放すのがこわいんだな。なにか深く重要なものを捨ててしまうことになるんじゃないかと思って。というわけで理論家たちは、ゾンビ的直感を本気にする連中と、わたしのようにそれを言わば乗り越えた連中とで二分されるんだ。わたしはそういう直感がわかるけれど、でももう自分ではそれを感じない。

――そのこわさはどういう性質のものなんだと思いますか？　そしてもっと個人的なこととして、かつてはあなたも同じようにこわがっていて、それをがんばって乗り越えたんでしょうか？　それとも、ゾンビ的直感に落ち込みたいという軽い欲望にしがみつくべきじゃないと思うのは、かなり簡単にできたんでしょうか？

ダン　うん、まずはそっから入ろうか。学部生のとき、ある日特にわけもなく思い当たったんだよ。「あ、そうか、なぜ思考が存在できるのかというカントの問題を、工学的な問題で置き換えるという基本的な動きをアラン・チューリングがやったんだな――どうやったら思考を存在させられるか。そうだ、ロボットを作ればいい。そしてロボットが思考を持つというのはどういうことなんだろう？」そう思ったのが、何か雷に打たれたような気がしたってわけでもないなあ。

だから決然と、三人称的な視点から、意識には外側から忍び寄るのであって、内面からではない。内面については絶えず、側面から中を見て、それを検討中ずっと続けて、その違いが消え失せないかどうか調べる。もちろん違いを消え失せさせることは可能だと考えるべき強力な理由はある。だって、消えるしかないんだもの。だってわれわれは物理世界の一部だ。謎の代物なんてない。二元論は絶望的だよ。そして二元論が絶望的なら、その何かが存在するに十分な条件を純粋に物質的につきとめられないか調べてみよう。内面を持つ何か。主観的視点を持つ何かが存在するには何が必要だろう。そしてそのプロジェクトをはっきり頭の中に抱いたら、すぐにすべてがきれいにおさまった。残る問題はその細部を詰めることだけだった。

——でも今、ときどきゾンビ的直感が魅力的に思えることもあると匂わせましたね……

ダン　いやいや魅力的どころじゃないよ。わたしはときどき、意図的に本来の自分を離れて、ゾンビ的直感の好例を体験しようとしてみるんだ。自分にこう語りかける。「なあダン、強情張らずにこういうふうに考えてみろよ。ほら、感じないか？」そして、うん確かに感じられはするんだよ。なんというか、晴れた夜に目を上げると、ちゃんと考えて、空を見上げて頭をなんかこんな具合に傾けてやると、地球が太陽のまわりをまわってるのが本当に感じられるんだけど、そんな感じに似てる。自分がどんな位置にいるかわかるし、地球の自転もわかるし、それが公転してるのもわかるし、すべてがなんとなくしっくりはまるんだ。そして「これって実に不思議だよなあ」と思うんだよ。

これはすばらしい視点の転換なんだけれど、でもそういう見方に入り込むには、知識と非常にはっきりした関心の方向性が必要になる。それで、ゾンビ的直感を持っていてその捨て方がわからない人も、そういうののやり方を学ぶ必要があると思うんだ。

でも連中はそれをやろうとしないし、やる気もないんだな。

――なぜやる気がないんでしょう？　ゾンビ的直感を放棄するのがこわいのはなぜなんでしょう。それを始末するのがなぜいいかという議論を合理的に理解できる人でも、そういうのがありますよね？

ダン　わたしが思うに、かれらはゾンビに道徳的重要性がないんじゃないかというのを恐れてるんだろう。ゾンビはただのモノで、モノなら切り刻んでもぶっ壊しても捨てても燃やしても、何をしてもかまわん。でもわれわれに不滅の魂があるなら、あるいはその道徳的な相当品があるなら、道徳的な視点を維持することになる。たぶん魂という発想は、自分たちを絶対的なものとして扱いたいという欲望の奇妙な遺物なんだろうなあ。

――道徳と、意味があるかどうかの問題なんですかね。自分たちのやることが、何かやだれかにとって意味があるかどうかという？　それとも継続性のこともあるのか――わたしたちが生き残りたいということとか？

ダン　うん、その二つは絡み合ってると思うね。ダーウィンは、創造のボトムアップ理論が可能だと気がついたときに、理由づけの偉大な逆転をやってみせた。つまり生命圏でわれわれが目にする各種のすばらしいデザインはすべて、意志も目的もないプロセスの産物かもしれないという発想を出した。これは、たぶん人類そのものと同じくらい古い発想をあっさりひっくり返したものだと思う。創造はもともと、いわばトップダウン型理論だと考えられていた。壺が壺作りを作ったり、蹄鉄が鍛冶屋を作ったりするのには決してお目にかからない。でかい華々しい賢いすばらしいモノが、もっとつまらないモノを作るというのが通例だ。さてここにわれわれがいる。なかなかすばらしいモノだから、たぶんもっとすばらしいモノに作られたんだろう、というわけだ。たぶんその発想を捨てるのは、みんなおっかないんだろうし、自分たちの重要性が、何かもっと重要なものの重要性に依存しないと考えるようになるのもこわいんだろうね。
つまりね、幸福のお手軽なレシピというのは、自分自身より重要なものを見つけてそのことを考えるようにしろってことなんだが、でも多くの人が必須だと思ってるたった一つのでかくて重要なもの、つまり神様以外にも、自分より重要なものはたくさんあるんだよ。

——たぶん神様は信じてないんでしょうね。肉体的に死んだら、その人で何か残るものはあると思いますか？

ダン　まあその人の言葉や行動の多くの影響は、死んでからしばらく人間文化の中で反響し続けるだろうね。そしてそれはごくまれに、驚くほど強力で一貫性を持つこともある。エイブラハム・リンカーンは、今日存命中のほとんどの人よりも有名で認知度も高く、人々の念頭にのぼりやすくて、今日のほうがずっとおなじみの存在だろう。たぶん多くの人はその種の実質的な「不死」を獲得したくてしょうがないし、それを実現するためなら、もっと伝統的な「天国」での霊魂の永遠なんか喜んで差し出すだろう——ちなみに天国も人気がある概念だが、人気の高さに匹敵するくらいまるで筋が通ってないと思うね。
でもその殿堂入りをめぐる競争のおかげで、実際にそこに入れるのは人類のごく少数なのはまちがいない。人間文化の関心範囲ははっきりと限られているからだ。pを「認知された不滅の存在」の個数としたとき、pの最大値はどのくらいだろうか。千？　万？　そこにエルビス・プレスリーが入ったら、ディートリッヒ・ブクステフーデは押し出されてしまうだろうか？　死後の生命で唯一あるのはそれだけで、しかもそんなに豊富にあるわけじゃない。

——意識研究であなた自身の最大の貢献はなんだと思いますか？　この分野はあなたが一九九一年に『解明される意識』（邦訳一九九八）を出してからすさまじく成長しましたし、意識研究も大流行になっています。ご自分の貢献はどこにはまるとお考えですか？

ダン　えらく変な話ではあるんだが、わたしのもっとも重要というか影響の大きかった貢献は、唯物論がみんなの思ってるよりむずかしいものだってことを示したことだな――みんなが思ってる以上に直感に反するものだってことを。あの本に対する反応は実におもしろかったよ。たとえばわたしのところに来て「自分では立派な唯物論者のつもりだったのに、あなたの本を読んだらずいぶん居心地の悪い思いをして、というのも思ったよりも意識についてはるかに多くの直感をあきらめなきゃならないことに気がついたからですよ」と言うんだ。

だから答えたよ。「まさにそのとおり！　ああいう発想の直感に反する部分を受け入れなきゃいけないんだ。常識はとにかくあてにならない。意識についてのまともな唯物理論には、すべてきわめて不穏な部分があるんだ。だから作業を続けてそういうのを明らかにしていこうよ」

あの本の後日談として一番好きなのは、その後の多くの研究でわたしが正しかったことが確認されていることだ。今や確立した現象となっているものの多く、たとえばチェンジブラインドネスなんかは、わたしが予測して最初に提起したものだと思うよ。当時、これにはかなり怒ったり、はっきり不信を表明する人も多かった。みんな「あれはちょっと常軌を逸してるよ」とね。でもわたしは「まあ待ってろ、いずれわかる」と言って、ほらそのとおり、そういう効果は本物だった。それどころか、わたしが敢えて主張したよりずっと強力だったんだ。ちょっと思うんだが、あのときに戻って発言のいくつかをもう少し強気にしときたいな、今にして思えば、慎重すぎた面が多々あるから。

――じゃあチェンジブラインドネスを例にしていいですか？　あの発見をまじめに受け取ると、自分が見るという行為をすべて疑問視せざるを得ないと思うんです。日常生活でいつもあたりを見回して、自分が無から何かをひねり出してるんだということを認めざるを得ないでしょう。頭の中には、思ったよりもずっと少ない情報しかないんだって。それは世界の中での自分の役割についての考え方を変えるものだし、わたしにとってはある程度実際に変えています。

あなたにも個人的にそういう効果はありましたか？　チェンジブラインドネスを予測して、それが思ったよりもっと強力な現象だというのを知って――それはダン・デネットとして生きて世界を見回すという体験を変えましたか？

ダン　イエスと答えられたらいいんだがね、でも実は答はノーだと思う。学部生の頃からそういうことは考えていたんだ。わたしの貢献を見る別の方法を挙げようか。意識というものが何かについて、肥大した見方をしていると、意識は解決不可能な謎に思えるんだ。そして内省的な生活は、その肥大した見方を招きやすい。人は、自分が実際よりはるかに意識的だと思っている。そして、意識が実際には持っていないような性質さえ持っていると思いがちだ。もしそういう性質を意識が持っているなら、ありゃりゃ困ったぞ、意識を説明するのはずっとむずかしくなっちゃうんだ。だからまずやるべきことは、この現象をしぼませて、それが思ったほどとんでもなくすごいもんじゃない――とてつもなく謎めいたもんじゃない――というのを理解することだ。そうなれば、なんというか手なずけられる。そうなったら説明できる。

もちろん、このしぼませる方向にはすさまじい抵抗がある。あんたは自分で思ってるほど意識的じゃないんだよ、とわたしが言うと、人はいやがるし、意識にはかれらの言うような性質がないと言われるのもいやがる。だからそれに対する反応としては「おやおやダンは意識の存在を否定しているよ」となる。そうじゃないんだよ。単に、みんなが思っているようなものじゃないってことを言ってるだけなんだ。さて科学史を振り返ってみるとおもしろい。理論ができる以前に説明されるべき性質の一覧について述べるときに使われる用語は「現象学／現象性」だったんだ。だからたとえば一六世紀のギルバートは「磁石の現象性」をまとめた。かくかくの現象があるので、これらを説明しなければいけない、という具合。さて「意識の現象性」となると、自動現象学者なら、内省主義者なら、一人称的な観点を採用したら、まちがえることになる。意識が絶対に持っていないような性質をいろいろ持っているんだと自分をごまかすことになるんだ。だからだいじなのは、意識の現象性を中立的に分類するような手法を特徴づけて、それから作業にかかることだ。説明するんだよ！　そして現象性を全部説明したら、それでおしまい。意識が説明できたことになる。

――そしてそれがあなたのいう異種（ヘテロ）現象学ですか？

ダン　それが異種（ヘテロ）現象学だ。異種（ヘテロ）現象学とは、説明されるべきことの科学的な一覧だ。

――今のお話で一人称的な視点にずいぶん手厳しいんですが、でも規律ある自己観察には何ら役割がないとお考えですか？　具体的には、瞑想のことを考えているんですが。充分に長いこと実践すれば、そうしたことのいくつかは自明となると言われているんです。視覚世界は分解し始めます。自己の連続性、知覚世界の連続性、事象の同時性、すべてはばらばらになって、もっと物事がはっきり見えるようになる、と。そういうのに真実はあると思いますか、それともまったくの戯言だと思いますか？

ダン　いや真実は含まれているとは思うけれど、でもそれは発見の文脈での話であって、それをどう正当化するかという文脈の話じゃない。あらゆる実験者はもちろん、自分をその装置にかけて、中からどんな感じかを調べるべきだ。絶対に自分自身を被験者として非公式にその実験をやってみて、何か見落としていないかを調べるんだよ。でもそれを一度やったら、こんどはちゃんと実験をする。何も知らない被験者を使って、一人称の視点から発見したものが、中立的な観察者に対してあらわれるのを三人称の視点から見るんだ。そしてそれができないなら、自分が得たと思った洞察についてはちょっと怪しいと思わなきゃいけない。

ある意味でこれは当然のことだ。意識の研究をしている科学者はだれだって、「えーと、かくかくしかじかの状況で内省してみて、こんなことを考えました」なんていう論文を発表しようとは思わない。何か現象を見つけたと思ったら、科学的な手法を使ってそれを試すんだし、それはつまり三人称の視点ということだね。

これは単に哲学者特有の、形式と厳密さに対するありがちな過敏ぶりかもしれないけれど、でもあまりに多くの人々が、自分自身の内省結果についてはひたすらまちがっているからね。人々は、自分では観察しているつもりのときに、ついつい勝手に理屈付けをしてしまいがちなんだ。

——今までずっとわたしが驚かされるのは、あなたが多くの人から実に系統的かつ根深く誤解されてるってことです。念頭においてるのは、異種現象学とか第三者の視点とか、ゾンビ直感とか、デカルト劇場とかのこと。なぜみんながあんなに苦労しているのか、あなたにはわかりますか？　書いてるものは明晰だし、説明はうまいし、少なくともわたしはそう思うんですけど。それなのになぜいつも誤解されているのかしら？

ダン　それがわかればねえ。でも見当はあるんだ。たぶんこういうことが起こるんだと思うよ。他人相手で自分がやっているのに気がついたこともあるから、ほかの人もわたし相手でやってるんだと思う。つまり、だれかが最初はとても直感に反することを説明しようとすると、こちらはがんばってそれを理解しようとして、自分自身の言葉に翻訳するんだ。だからだまって聞いているのではなく、能動的に聞いている内容を自分なりの方言に直しているってことだね。でももちろん、これがとんでもなく逆効果になることもある。相手の言っていることがものすごく直感に反することなら、絶対にまちがえてしまう。いちばん大事なところを捨てて、それをなにやらナンセンスに仕立ててしまう。そしてそれに注意してないと「ほら、がんばってこいつを理解しようとしたけど、こんなことになったよ。こんなのおかしいよ、だからこいつもおかしいよ」ということになるわけだ。だれだって、自分がベストをつくしたのにそれが不十分だなんて言われたくないしね。

それとある意味で、わたしの文章のスタイルもときに落とし穴なんじゃないかな。少なくとも一読すると、わたしのやろうとしていることがわかったような気分になるからね。ヘーゲルやハイデッガーを読むのとは違って、するする入ってくるだろう。だからみんな、実際より中身が簡単なんだと思ってしまう。いえいえ、実はかなりむずかしいのに。なるべく簡単にしようとはするけれど、それでもむずかしいし、それが実はかなり単純なアイデアなんだと思い込んでしまったら、それはまちがいのもとでしかない。でもなぜみんながそう思ってしまうかはわかるよ。

――特に興味があるのが、デカルト劇場は存在しないというあなたの中心的な議論です。なぜ心や脳にデカルト劇場があり得ないのか、なぜ頭の中でショーが上演されていないのか、なぜそれを見ているだれかなんていないのか、ということを説明してますね。そして唯物論者を辞任しつつもデカルト劇場を想像してしまう人々を指して、デカルト的唯物論者と表しています。デカルト的唯物論者のしるしだとあなたが思うものについて一言、それと、それはどのくらい普及してると思いますか?

ダン デカルト的唯物論者のまちがいないしるしは、意識の話をしつつ「それで何が起こるの?」という質問に移らない人だ。だからみんながんばってこんな芝居をやって女王様にお見せして、それで何が起こるの? 観客ボックスの中に入ったとして、なぜそれで意識ができるの? お芝居が上演される場所を持つ理論はすべて、まだ仕事を終えていないんだ。

このおもしろい特徴は、そのまま続けて「それで何が起こるの?」という質問に答えたら、多くの理論家たちはそれが絶対に何かを取りこぼしているはずだと断言するんだ。というのも今やわれわれは戻ってきて、行動やら反応やら、発生と記憶への影響やらを説明しているので、かれらとしては「ちょっと待った、意識はどこにいった?」と言いたいんだな。

意識の理論で一人称を扱わないものは絶望的な理論だと思う人と、意識の理論で一人称を扱うような理論は絶望的だと思う人とは、真っ二つに分かれるね。最終理論からは一人称を絶対にはずさなきゃいかん。一人称を残してたら意識の理論は持てないよ。だってそれがどういうものかを説明するのが本来の作業だったんだから。一人称がないと意味がないようなあれこれは、すべて何か別物に変換する必要がある。それをなんとか分解して、その力や機会を何か別の形でシステムの中に分散させなきゃいけない。だからデカルト的唯物論者は、機会の大きな部分は説明するけれど、それでもまだそこにだれかいると思っている人だ。

——わたしがその兆候を見るのは、「するとそれが表示されて」とか「それが意識に入ってきて」というような表現なんですよ。こういうのはデカルト的唯物論者のしるしだと思いますか？

ダン　確かに危険信号ではあるけれど、その人がそれを慎重に説明して疑いを晴らすなら別だがね。

あるいは「すると脳がわれわれに何のかんのと告げて」というような理論があるかもしれない。その「われわれ」ってだれのことだ？

——さっきおっしゃった、意図的にゾンビ的直感に自分を投げ込んでみるというのはいいですね。わたしもときどき、今の自分よりも喜んでデカルト劇場に自分を投げ込んでみるべきかもしれない。

ときどきわたしもデカルト劇場にはまるんです。たとえば、そうだな、この机の茶色性について考えたりすると、かなり頭にくるんですよ。「わたしにどう感じられるか」という話を考えるとね。自分がこの中にいて、この分解不能のユニークで私的な茶色性の感覚を体験しているという強力な思い込みがあるんです。助けてもらえますか？　あなたの理論はかなりわかってるんですが、そういう感情に本当にどっぷり浸かってしまったとき、どうやったら抜け出せるでしょう？

ダン　おすすめの方法は、自分にこう尋ねてみることだ。「自分が指してるのは何だろう？　『これ』というとき自分が直示しているのは何だ？」たぶんそうすると、今自分にこの瞬間に重要な事実のカタログみたいなものをまとめられるようになるのがわかると思うんだ。それは口の中のある特定のおいしさかもしれない。するとそのおいしさって何だ？　えーと、もっとほしいとか、それを思い出せる能力とか、その体験について楽しく思い出せるだろうという可能性もあるかもしれない。「今のこのウマーな感じ」というときには、巨大なものすごく多様な反応形の山を指しているわけだ。そしてそこで認識しなきゃいけないのは、そのすべてがいかに分解不能で、いかに分析不能で、いかに根源的に現存していようとも、説明されるべきなのはそれがどう思えるかということであって、それが実際にどんなものであるかってことじゃないということだ。

——でも今そこで、それがどう思えるかっておっしゃいましたよね。おそらくあなたなら、なぜそう思えるかということを説明すればすむ、と言うだけでなく、なぜそういうことを思う自分というのがいるかというのも説明すべきだ、と言うんでしょう？

ダン　そう、そのとおり。それが説明すべき半分のそれぞれだ。

　そして人々は——かれらにとってはすばらしく便利で、真理のためには不都合きわまることだが——ゾンビにだってそう思えるんだということを忘れちゃうんだ。

——自分に自由意志はあると思いますか？

ダン　うん。

——して、それはどういう意味なんですか？

ダン　つまり、自分に意味があることすべてにおいて、何がいちばん重要でなぜそうなのかという検討に基づいた決断ができるってことだよ。偏執症だったり中毒患者だったり、理詰めで考えられないほどひどく頭がおかしかったり、あるいは一分ごとにやっていたことを忘れるような記憶障害があれば、自由意志はないだろう。そうなったら自由意志には意味がない。

自由意志についてわれわれがほしいモデルは、自律的なエージェントだ。それも何か形而上学的な意味でじゃなくて、そのエージェントにとって意味ある形で理性的に動けるという意味でね。そして適切なタイミングで行動するのに必要な情報を得ている。これを理解するには、脳が何のためにあるのか認識する必要がある。脳は将来についての期待を生成するためのものだ。脳の目的としてもっとも簡単に想像できるのは、レンガが飛んできたときにそれをよけることだ。レンガが向かってくるのが見える。自分めがけてくるのがわかる。そこでちょっとエネルギーを支出して、それが当たらないようにする。人生には避けるべきものがたくさんある。そして実現しようとするものもたくさんある。でもここで「避ける」という動詞を考えよう。これはある特定の意味で鍵となるもので「不可避」という言葉の語源だ。不可避というのは避けられないということだ。そしてそれは避ける行為がない文脈では意味がない。避ける行為があるところでは、不可避なものがあって、そしてお望み次第では「可避」なものもある。何かを避けられるようにするには、何が起こるかについて事前の知識がいる。つまり脳はそのためにある。

そうした設備があってそれが利用されれば、何か行動をするのにまともな理由、自分なりの理由があるはずだ。それは無から作られたわけじゃない。それまで考えて検討して決断に使ったあらゆる情報や価値観からその理由ができたわけだ。そしてよかれ悪しかれ、何か特定の価値観ができていて、そして行動の準備ができる。

チェスプレーヤーが動きを考えているという単純な例を考えよう。なぜそのプレーヤーは今その動きをしたのか？「そうだな、時計が動いていたし、どのみちいつか決めなきゃならない。よし、もう考えるのは充分、動くときだ。これがおれの手だ。最高の手じゃないかもしれない。いずれ後悔するかもしれない。数秒もしないうちに、もっといい手を思いつくかもしれない。王手をかけられるかもしれない。でも盤の駒の位置についてだまされてはいない。

ルールについてもだまされていない。試合の状況についてもだまされていない。おれに思いつくのはこれが最高の手だった。だからそれがおれの自由意志で、だからそれがおれの手だ」と言うだろう。

――延々と自由意志の説明をなさいましたが、その中でいつも「わたし、わたし、おれの、おれの」と言い続けましたね。それと、デカルト劇場に観客はいないとか、自己は優しいユーザーイリュージョンでしかないというあなたの説とでどう折り合いをつけるのか知りたいですね。その自由意志を持ってるのは、だれなんでしょうか？

ダン　エージェントだよ。

――その「エージェント」というのは、身体全体のことですか？

ダン　そうとも。

――だったら、多くの人が自由意志について抱いている考え、つまり「かれら」、デカルト劇場の観客、わたしの内部にいる特別な意識ある自分が、そういう自由意志を持ってるんだという発想と、その見方とを区別するのが重要じゃないんですか？

ダン　わたしにとって一番おもしろい皮肉は、この件に関する初期の著作で、著書『エルボールーム』（一九八四）で一番重要な文章は、カッコに入れたのでだれも注意を払ってくれなかったんだよ。わたしはこう書いたんだ――皮肉としてだよ――自分をとことん小さくすれば、ほとんどどんなものでも外部化できる、とね。

　自分をとても小さい者として考えろという想像の圧力は、かなりはっきり存在している。腕を持ち上げるね。すると何が起きてるんだろう？　脳の一部が信号を送って、そして腕はわたしに従っているはずだ。そして何かの理由を考えるときには、どこかに理由の貯蔵庫があって、そして自分は理性に何かいい理由を送ってくれと頼むんだと考えるのはごく自然なことだ。だからこうしたイメージは絶えず縮小してある一点になってしまう。その点は、一種のデカルト的な点で、二つの線の交点でそこにこそ自分がいるんだと考えるわけだ。それが致命的なまちがいで、自分を縮こまらせて点にしちゃいけない。自分をでかくしないと。ホントにでかく。

この一側面は最近、アンディ・クラークが著書『そこにいること』（一九九七）でうまく表現してる。人間は心のかなりの部分を世界に肩代わりさせて、そしてそうした周辺機器を自分の装備として使うことで人は思考するようになるんだとね。何もかも自分の頭でやる必要はなくて、計算尺や電卓やラップトップや、あるいはちょっとした友人の助けを使って考えられるんだ。

実はわれわれ道徳的な人生を送れる人、恥ずかしくない人生を送れる人のほとんどは、実際に認めるよりかなり大幅に友人たちの支援を受けていると思うんだな。

――ご自分の発想の多くは学部時代から持っていて、それ以来やっているのはそれに肉付けして説明することだとおっしゃいましたね。でもこれを教えてください。意識の哲学者として自分を変えるようなことが何か起こりましたか、あるいは自分についてどう考えるか変わったとかいうことはありますか？

ダン これといった転向体験は思いつかないよ！　でも哲学以外の人々とのやりとりは大きな影響があったと思うよ。たぶんこの仕事で最初の五年間、旧石器時代の六〇年代後半だけど、まだほとんどの時間は哲学者とつるんでいて、時間的にはごくわずかだが、非常に重要でおもしろい期間だけは、それ以外の分野の人と話をしていたんだ。やがて、人工知能や生物学や神経科学や心理学の人たちと話しているほうが、仲間の哲学者と話すよりも学ぶことが多く哲学的にもおもしろいことがわかってきた。だから時間がたつにつれて、自分にとっておもしろいもののほうに流されて、そしてそれがだんだん加速していったというわけ。もっともっと、哲学以外の場や会議に招かれるようになり、他分野の本や論文をどんどん読んで、やがて哲学は義務的にしか読まなくなっていったんだ。おもしろい生物学や心理学や人工知能を読むのに比べて、ほとんどの哲学を読むのがどんなにつまらんか、考えてみればぞっとするよ。そしてそれがわたしには大きな違いを生んだ。

もちろんこれはつまり、哲学分野の人たちに言わせれば「まあそれはつまり、デネットはもう哲学者じゃなくて、昔は哲学者だったかもしれんが、もうやめちゃったんだよ」という人も多い。まあそれについて議論する気はないんだが、でももしそうなら、おそらく哲学者はみんな哲学者であることをやめて、わたしのやってるようなことをやるべきだと思うね。だってわたしは哲学的な結果を出していると思うし、哲学的な進歩を実現してると思うから。昔みんながやっていたような、空っぽの哲学なんかよりそのほうがはるかにいいと思うよ。

——で、その哲学というのはずばり何なんでしょう?

ダン 哲学は、どんな質問を尋ねるべきかまだわからないときにやることだよ。

本当に大きな問題が
見過ごしになってると、
いらいらするんです。

スーザン・グリーンフィールド

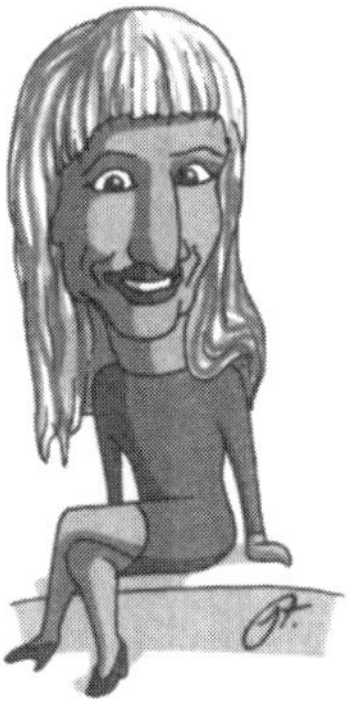

グリーンフィールド男爵（Susan Greenfield、1950～）は、学校で古典を学んだが、オックスフォードで心理学と生理学に専門を変えた。そしてオックスフォードで薬学の博士号を取り、同校で薬学の講師、のちに教授となる。1998年には英国王室協会の長官となり、その後終身会員となる。彼女の研究は、アルツハイマー病やパーキンソン病における神経機構やその劣化、および意識の基盤としての脳で、神経技術企業を2つ創設している。著書は『心の中心への旅』（1995）、『脳の私的生活』（2000）、『未来の私たち―― 21世紀の科学技術が人の思考と感覚に及ぼす影響』（2003、伊藤泰男訳、科学技術社会研究所、2008）など。

──あなたは意識を「科学最後の大きな謎の一つ」と呼んでいますね。意識のどこがそんなに謎なんでしょうか？

スーザン　それが主観的な現象できちんと定義できないという事実ね。みんなそれが何か知っているけれど、でもそれを定義するのに通常の操作的な定義は使えない。したがって、主観的な内部状態が何か物理的なものとどんなふうに関連しているのかという問題を、きちんとフレーミングする方法さえはっきりしないでしょう。

──そうだとすると、それはあっさり行動主義者になって、そもそもそんな質問をしようとすべきでさえないと言いたくなりませんか？　──つまり、もしそれが定義できず、きちんと決められないなら……

スーザン　いいえ、それどころか、可能だと思うのは、そして自分でもやろうとしてきたことは、相関を明確にすることよ──そして相関という言葉は慎重に使っているわ。つまり、あるものと別のものの因果関係を確立できなくても、その二つの共変動ぶりを見るのが出発点だってことね。そしてたとえば、ドラッグは、その二つがどう共変動するかを見るのにとてもいい方法だと思うのよ。ドラッグは意識を変化させられるし、意識を奪うことさえできるし、そして同時にドラッグが物理的な脳にどう作用するかを実際に記録して定量化できるから。

──じゃあ、一つでもいいから、具体的なドラッグとそれが意識に与える具体的な影響の例を挙げてもらえますか？

スーザン　たとえば麻酔薬は意識を奪うわね。実はこれ、今わたしが取り組んでいるものなんです。それは脳の一領域に局所化できるものじゃないし、もちろん遺伝子や化学物質にも還元できない。だから意識の研究方法としてなかなかいいと思うのよ、無理にでも、いわばメタ空間に入らないとダメだから。でも同じ意味で、自分自身にとっての大きな洞察は麻酔薬についてもっと調べて、麻酔薬にレベルがあることを知ったことよ──それで思ったのが、無意識に程度があるなら、意識だって程度があるはずだということです。だから意識を定量化してアプローチできるわけで、定性的な話だけではなく、もっと科学で扱いやすくなる――というのもご存じのとおり、科学は定性的ではなく定量的な話をするものだから。したがって、意識の程度を見て、それから脳の中をのぞいてそれぞれの瞬間ごとに脳の中で何が変わるかを見ればいい。

――でも計測の話をするのであれば、麻酔薬の場合は麻酔の深さをはかる標準的な尺度を使えばいいかもしれない――でもそれはあなたが説明したような形で、つまり主観的な意識には触れていないでしょう。なら意識と麻酔との間でどうやって本当の相関が得られるんです？

スーザン それは、現時点では画像化が不十分だけれど、でも検討すべきなのは、意識の本当の指標になっているものを見つけることで、必要ではあるけれど不十分なものを探しても仕方ない。

――ほほう、でも意識の真の指標なんてものがあり得るのかしら？ というのもあなたが最初におっしゃったように、意識が謎なのはそれが主観的だからと言うのであれば――つまり内面からどう感じられるかということだから――それの真の指標なんてあり得ないのでは？

スーザン いや、何かの指標を得るのに、その指標がそれ自体である必要なんかないと思いますけど。だからわたしが提案したのは、たとえば脳細胞の固まりがあって、その固まりの大きさが意識の大きさと相関する、というようなことよ、そうでしょう？ これは別に、脳細胞をでたらめに固めてティーポットに入れたらそこに意識ができるってことじゃない――そりゃそうよ。指標なんですから。アイロンについてる日盛りランプみたいなものね――ランプがついていたらアイロンがついているという指標だけれど、でもランプがアイロンそのものじゃないわ。アイロンの指標なのよ、ね？

今のところ麻酔だと、脈拍とか心拍数とか瞳孔の拡大とか山ほどの指標を見ると、その人がおそらく麻酔されたかどうかわかるけれど、でもそれはそれ自体としては、見たい最終的なパラメーターじゃないの。そしておそらくはその固まりの形成を見るのが最終的なパラメーターじゃないかと思う。でも今のところ臨床的な映像化は、実際に何が起きているかをとらえるにはあまりに遅すぎるわ。

わたしとしては、現代の脳画像化は、ちょっと昔のビクトリア朝の写真みたいなものだと思いたいわね。ある程度の露出時間を超えて起こるとても価値あることは見えるけれど、でもその露出時間内で素早く起こることはとらえられないのよ。だから脳腫瘍は見えるし、安定した状態も見えるけれど、でもその固まりの移行期の形成は見えない。実際、何十、何百、何百万という脳細胞が四分の一秒ほどで結集しては散会するのがわかっているわ。

——意識は固まりの大きさとともに大きくなる——あるいは深くなるでも広くなるでも、適切な言葉がなんであれ——と論じましたね。どうしてそう思うようになったんですか、そしてそれを裏付けるもの、あるいは反証する証拠としては何がありますか？

スーザン よろしい、他の候補を見てみましょうか。あなたもわたしも、脳が意識を生成するという仮定は認めると思うんだけど——そしてこれは仮定よ。わたしたちは汎心論者じゃない、少なくともわたしは違うし、あなたも違うと思うんだけど。だから意識が脳で生成されると仮定しましょう。そしてそうであるなら、物理的な脳の中の候補を見てみましょう。

さて、まず遺伝子はいかが？　もちろん違うわ。遺伝子には意識遺伝子なんかないし、遺伝子は単にタンパク質を作るだけだから、どう見ても真剣な候補とは考えないでしょう。「意識の化学物質」はあるかしら？　そういうことを言いたがる人もいるわ。かれらが言っているのは、「意識を変化させる化学物質がある」というのを手短に言っているだけよ——それはその化学物質の中に意識があるというのとは違う。反対の極として、意識を司る脳領域があるのかしら？　いいえ、意識中枢なんてものはない。あらゆる議論をここでおさらいしてもいいけれど、でもデネットがすでにやっているはずだし、みんなそれは知ってるから、既知のこととみなすわね。ほら、だんだん選択肢がなくなってきたじゃない、ね？　すると脳の組織の階層構造を見れば、残っているのは、化学物質やシナプスやタンパク質と、マクロな脳領域との中間レベルしかないわ。そしてそのレベルこそが実際にいちばん活発なのよ。ニューロンネットワークのレベルがね。

――じゃあニューロンネットワークが意識を生成するとおっしゃる？

スーザン　いえそんなことは言いませんって。それが意識の敏感な指標だとは言うけれど。さっきも言ったけど、脳細胞の固まりをティーポットに入れても、意識はできないでしょう。だから脳の切片の研究をしている人たちが、四〇ヘルツの振動を発見してえらく得意げなのを見ると、ちょっといらいらするの。もちろんその固まりの必要条件として四〇ヘルツの振動は必要かもしれないけれど――でもジョン・サールにも言ったことだけれど、必要条件と十分条件は違うのよ。そしたらサールは、いや他のものだってあるんだ、と言って――それでわたしは「そりゃそうでしょう、重要なのはその他のものなのよね」って言ったの。

――わたしが本当に訊きたいのは、意識を「生成する」とおっしゃったのはどういう意味かということなんですけど。

スーザン　意識との相関性よ。

――でもそれってかなり違うでしょう、それにあなたは確かに「生成する」という言葉を使ったし。

スーザン　いいえ、相関性だけ。だって最初に言ったと思うんだけど、もしあなたに、脳が意識を生成するやり方がわかったと言われたら、たぶんどんな答を期待していいものやらわからないもの。それは方程式なのか、実験なのか、それとも主観的体験なのか、モデルなのか――脳が意識を生成する方法を見つけたというとき、どういうものなら納得してもらえるかしら？　反重力装置を作ったと言われたら、どんなものを期待していいかわかるんだけど。

それってかなりむずかしいと思う——それにもしそれがわかったとしたら、今わたしたちがやったり知ったりしていないことで、何がわかったりやったりできるようになるのかしら？　だから「脳はどうやって意識を生成するのか」という質問それ自体が、具体性の不十分な質問で、目下各種の科学者たちがズタズタにしている質問よ——コッホとかクリックとかに。

——かれらは確かに、脳が意識を生成すると考えていますが、一部の哲学者はそれが発想としてまったくまちがっていると論じるでしょう。多くの機能主義者は、脳がぜんぜん意識を生成したりしなくて、それは知性や視覚や各種のプロセスは生成するけれど、それだけなんだと論じます。その他に意識と呼ばれるものがあるわけじゃない、と。だからわたしが知りたいのは、あなたがその意味で機能主義者かどうか、それとも意識というのがそういう各種プロセスとは別に存在すると思っているかどうかということなんです。

スーザン　思ってません。これは昔オックスフォードで教えていたときに出てきた問題の一つなんです。ある日視覚を教えていて、脳の部位をあちこちつついてヒューベルとウィーゼルの研究とか検討して、そしてわたしが「で、人はどうやってものを見るのかしら」と言ったら、生徒たちは「え、それって意識なんじゃないですか。そんなの講義内容に入ってましたっけ？」と言うんです。

いいえ、わたしの見方は、脳の研究をしているのに意識には興味ないなんて言えないというもの。胃の研究をしているのに消化に興味ないと言うようなものよ。

——意識って、どんなものからであれ、切り離すことなんか可能なんでしょうか？　たぶんこの問題を尋ねるいちばんいい方法として、あなたは哲学者のゾンビの可能性を信じていますか？　スーザン・グリーンフィールドとまったく同じに見え、まったく同じように話すし、まったく同じ議論をこうしてやるけれど、でもその内面は真っ暗で主観的体験がないという存在はあり得るでしょうか？

スーザン　いいえ、わたしは意識は感じること、見ることの一部だと思っています。だから視覚や感情を意識から分離できるとは思いません、ええ。

　でも、昔からこの手の哲学者の思考実験はどうもしっくりこなくて。極端まで突き詰めると、無価値になってしまうし。でもあんまり極端までいかないようにしましょうか。たとえば、ソニーがすばらしい動物を作ったわ。クリオっていうヒトで、メカ犬のアイボよりすごいし、本当に会話もできるのよ。なかなかおもしろい、シュールな、ピンターちっくな会話がね。夢こそがいちばん大事なんだって言うの……ホントにかわいいのよ。わたし自身の見方としては、もちろん巧みなことができる巧みなモノを作ることはできるけれど、でも何もしないとき、浮遊タンクに浮かんでいるだけのときだって意識は持てるというもの。クリオみたいに動いて話せるものは意識まがいの様子は示すし、一部の人間はまるっきり脳死同然に思えるけれど、でもそういう人間だって意識はもちろんある――単にすわってじっとしてるだけの多くの知り合い同様。だから行動と意識とを分けることはできると思います。

――行動とはまったく別に意識があったら、どうやってそれがわかるんでしょう。

スーザン　いや、そりゃもちろんわからないわよ。だってだれかが目を閉じて横になっていたら、その人が寝ているか起きているかわかんないでしょう。

――でも究極的には、お求めの指標さえ手に入れば、違いはわかるわけですよね？

スーザン　はいはいはい。

――他の動物はどうでしょう？　神経の固まりの大きさについておっしゃいましたよね。するとそれは、どの動物に意識があるかにも影響するんでしょうか？

スーザン　ええ、この点でもわたしは同僚科学者たちの多くと意見が違うのよ。たとえばジェラルド・

エデルマンは、ロブスターあたりで境界線を引いて、ロブスターは意識を持たないということにするけれど、それはひょっとしたらかれがロブスターをゆでて食べたりなんかするせいかもしれない。でもわたし自身の見方は、どんな生物でも、どんな形であれ脳があれば、それがいかに原始的なものでも、それに比例した程度の意識を持つというものです。これはつまり、胎児だって脳が何らかの形で育ち始めたら意識があるということですね、でしょ？　だからいわば調光機みたいなものですね。意識は脳が成長すると育つ、と思いますよ。

――育つというのは、その動物の一生を通じてだけということですか？

スーザン　個体発生的および系統発生的に。

――その両方だと。つまり脳が大きければ意識も増えるということ？

スーザン　文字通りの大小じゃありません――複雑な脳はその分だけ意識が多いということ。というのもわたしたち自身の脳だって、必ずしもこの世で最大の脳じゃないけれど、でももっとも複雑な皮質とかを持っているし。

――じゃあ要するに何が重要なんですか？　脳の大きさ、複雑さ、神経の固まり……何なんでしょう？

スーザン　脳の生理的、解剖学的な特徴の各種組み合わせよ。大きさ、皮質の複雑さ、したがって皮質の表面積、そしてそれぞれの脳部位が行う相対的な仕事も。それは定量化できるものだわ。

――すると究極的には、もう少し理解が進めば、ロブスターだろうとネコだろうと魚だろうと鳥だろうと、人だろうと、脳さえ見ればそれにどれだけ意識があるかわかるということですか？

スーザン　まあそうかもしれないわ、究極まで行けばそれが可能になって、意識の程度を言えるようになるでしょう。

――今動物の話が出て、クリオにも触れましたね。その見方からすると、人工的な意識を構築するには何が必要でしょうか？

スーザン　おやおや、それはひっかけ問題だわね。そこには意識が人工的に作れるという事実が忍び込ませてあるわ。

――作れないとお考えならそうおっしゃってくださいよ。

スーザン　思いません。いや、こういう言い方をしましょうか。レイ・カーツワイルとか、それこそデネットでもそうだけど、作れると断言する人を見ると腹が立つのよ。そして、できないというわたしの見方をバカにしたり戯画化したりする人もいるわ。さてそれはどっちにしても非常に非科学的なやり方よ、現実よりも信念に依存した発言だから。

　もっとわたしから見れば、オープンマインドな態度というのは、そういう人たちに向かって、そういう代物を作るのも大きな問題ではあるけれど、でも意識があるかどうか判断がつかない以上、どうやってあなたたちはそれを証明する気なんだ、と尋ねることだと思う。そのエージェントが意識があるということをどう証明するの――クリオモデルをわたしは否定したけど、ね？　だからわたしの見方はあんまり役に立たないわ、自分が作りたいモノや証明したいモノがわかっているなら、その問題はどのみち解決されたことになるんだから。

　というわけで問題は二つあるわ。(a)そもそも何をモデル化したいかわかってない。(b)モデル化したいものがわかっていたら、それ自体が問題を解決してしまう。したがって、わたしから見れば考えるまでもないこと――なぜみんながそんなことで悩むのかわからないんですよ。

――でも道徳的な面があるんじゃないですか。苦しむことができるモノを作ったら、苦しむというのは意識の本質的な一部だと多くの人が感じてることですけど、それが意識を持ち得ないとわかっていたら生じないような責任が出てくるんじゃないですか？　だからこれは重要な問題だってことになりませんか？

スーザン　まあ確かに、そういう発想はそれ以前にまず別の質問があるべきよね、そいつは苦しむかどうか？　でもわたし自身の見方としては、まず絶対にあり得ないというもの――あまりに現実主義じみていてもうしわけないけれど、でもそんなのピンの頭に乗れる天使の数を論じるみたいなものよ。正直言って、こう言われたらどうします？「よし、どっちを選ぶのがいいだろうか、クリオみたいなロボットを作れば――そしてだれもクリオに意識があるとは思ってないわ――爆撃された建物に入っていって、死にかけたり病気だったりする人たちを救出できる。でもそんなことはしない、だってこの機械が、確率百万分の一かもしれないけれど、苦しむかもしれないから」。わたしなら選択の余地なんかまったくないと思う。自分がどう決断するか、何の迷いもない。

――一瞬たりとも苦悩しないんですか、あなたは。

スーザン　しませんとも、ナノ秒たりとも。哲学的な問題としてはおもしろいかもしれないけれど、現実的な問題としては無意味よ。危険で不快で退屈で人間なら行かないようなところに行くようなものを作るなら、人工知能のアプローチはとても有益だけれど、でも人間の脳の仕組みを理解する方法として、あるいは人間の脳か、あるいはどんな脳でも、どうやって意識を生成するのか理解するには、どこまで有効かよくわからないと思う。

――あなたに自由意志はありますか？

スーザン　それはいちばんおもしろい問題の一つで、しょっちゅう戻ってきて考える問題ね。わたしはサールがそんなに好きじゃないけれど、でもしょっちゅうかれを引用するわ。サールは、レストランに行ってハンバーガーを注文するとき「おれは決定論者だから、遺伝子が何か注文してくれるまで待とう」とは言わない、と言っているの。

――わたしはしますけど。サールがそうしないというのはおっしゃるとおりだけれど、でもわたしはレストランに行くと「これはおもしろいわ。メニューがあるけど、自分はいったい何を注文するのかしら」と思うんです。だからそういうことは可能です。でもあなたはどうするんですか？

スーザン　わたしなら、確かに自分はイリュージョとの下にある——確かにそれはイリュージョンなのかもしれないけれど、でもみんな知っているように、そのイリュージョンを信じているならそれはイリュージョンではない。で、みんな他に選択のしようがないと思う。そうしないといろいろ波及するでしょう。もしそれをしなければ、刑事犯罪制度はどうなってしまうかしら？　たとえばだれも自由意志を持たないなら、誰も牢屋に入れるべきじゃないということになってしまうでしょう。

——いいえ、そんなことにはならないわ。だって報復をなくしたとしても、他人に対する抑止を提供することもあるし、本当に危険な犯罪者を外に出さないことも必要よ——だから制度の一部は残るはず。

スーザン　でも自由意志がなければ抑止なんかにならないでしょう。その人たちは自分で決められないんだから。

——決定論的なシステムの一部は、罰や罰の脅しの決定論的な影響も含まれるから。

スーザン　うーん、それを抑止と呼べるのかわからない。たとえば——ああ、これ大好きなのよね、犯罪遺伝子を持ってるとか、あるいは脳に犯罪傾向をもたらす部位がやたらに過敏だったり、あるいは——駄菓子弁護論法に出てくるように、だれかがお菓子を作ってくれると高血糖になってそのために殺人を犯すようになるとか言う人がいるとしましょう。こうした既知の理由で何がなんでも殺人が抑えられなくなると知っていたら、他のだれかが殺人で投獄されたからといって、定義上からその人はやっぱり人を殺すことになる。だからもし人に自由意志がないと言うなら、ある人物と別の人物との間のどこに一線を引くべきなの？　オサマ・ビンラディンの遺伝子だったの、その人がそういう性向だったの、ヒットラーだったの？「自由意志がないなら、あれはオサマ・ビンラディンのせいじゃないんだ」と言ったらどう思います？

——でもあなただって科学者として、「そんなことを信じたらひどい影響が出るから、そんなことは信じるべきじゃないわ」と主張するなんて正しいことは言えないんじゃないんですか？　真理のほうが高い目標じゃないんですか？

スーザン　いえいえ違いますって。二番目の点はわたしの言ったことをきちんと引用してないわ。ひどい影響が出るかもしれないとは言いました。でも「神様、そんなことは信じるべきじゃないわ」なんて言ってない。

――でも、自由意志に対する人の態度が、個人として人生をどう生きるかにも影響すると暗におっしゃってましたよね。そこのところをお聞きしたいんです。

スーザン　ええ、だからこそ自由意志についてはいろいろ考えるんですよ。社会の向かっている方向にとても興味があるし。人々がいろんなものについて、人に責任を割り当てるやり方や、人間の脳を決然と分解して、遺伝子がタンパク質を作るのや、それがオンになったりオフになったりするのや。そして脳の画像化がうまくなって、脳のあちこちが点灯するのが見えるようになると――まあわたしの見方としては、そういうものの意味合いはひどく大げさに言われていて、それも悪質なくらいひどいでしょ？　それでもそれは確かに一部の人に、そんな具合に脳を分解できるなら、何かの理由もわかるはずだという幻想を与えて、そしてそのために、その何かの理由はその人物の責任じゃないということを思わせてしまうの。で、それこそがこの社会でわたしのとても心配なところなのよ。科学者たちが今後の方向性についてますます性急な主張をおこなうようになってるし。そうなったら、人々の個人に対する見方は、自分の責任についての見方はどうなってしまうかしら？　そしてそれは人生すべてについてのもので、犯罪者だけじゃない――学校の子供がどれだけ自分に責任があると信じ、運命を自分の手で左右できると感じるのか、そしてそのどれくらいがこうした科学の影響によるものなのか。でもわたしが気にする唯一のことは、みんなが同じに扱われるということだけ。一部の人だけ囲いに入れてもらって、責任はないといって甘やかされて、他の人たちは責任があってお裁きが全力で下る、なんてことがなければいいわ。

――でもあなたは、「わたしはそれがホントは幻想だと知っているけれど、でもみんなに今までどおり信じさせておかないと、さもないと……」と言う寸前まできていたように思うんですが。

スーザン いいえ、わたしはそれが正しいと思っているの。ずいぶん誇張に聞こえるかもしれないけれど、現実のすべては幻想かもしれない。だからある意味で、すべては幻想よ、確かに。でも一方で、わたしは自分の自由意志を充分に信じている。だからあなたが、そのスー・ブラックモア流のやり方で「自分はいったい何を注文するのかしら」と言っているかもしれないというのもわかるし、それはそれでなかなか楽しいのかもしれないわね。でも、そのあなたでさえ人生のあらゆる瞬間に「自分はこれから何をやるのかしら」と言っているとは思わない。まああなたが精神分裂症なら別かもしれないけど、でもほとんどの人はほとんどの場合、他人が自由意志に基づいて行動していると想定せざるを得ないし、自分自身が一貫性を持った存在だとも想定せざるを得ないと思う。

みんなリベットの実験は知っているわね。わたし自身も、その一つで被験者になって、何かをしたいと思う以前に脳波はすでに変わっているのを見たわ。でも別にそれで怖いとはまるで思わないし、一部の人が面妖なことに思いこんでいるような、なにやらいたいけなわたしが脳に操られているということにはならない。単にわたしの体の仕組みが活動を続けているなというだけのことよ。

――「わたしの体」とおっしゃるときには、そこに「わたし」と「体」が別物だという含意があるのではありませんか。

スーザン あらそう、それなら「わたしである体」と言ってもいいし、「スーザン・グリーンフィールドと呼ばれる体」とか、なんでもお気に召す表現を使ってちょうだいな。

――じゃあご自分が脳と別物だとは思ってらっし

ゃらないんですね。ではおそらく死後の生なんていうのも一切信じていらっしゃらない？

スーザン　信じていないけれど、でも信念や信仰、宗教の要素があるものを何か信じている人に対して、糾弾したりするほどの熱意はないわ。個人的に言えば、科学者は明確に否定されるまであらゆる発想にオープンであるべきだと思う。

——じゃあそれについて腹を決めるのは自分が死ぬまで待つってことなんでしょうね？

スーザン　いえ必ずしもそうじゃないわ。今現在で手元にある事実を前提にすれば、どうやって死後の生があり得るかわからないのよ。それが成り立つためには新種の物理学が必要だわ。わたしにとって、脳と個人、心等々は実に密接に脳で影響されているから、それが脳なしでどうやって存在できるか理解できない。

でも、わたしにそれが理解できないからといって、それがまちがっていることにはならないし、死後の生があるというとても強い信念を持っている人々が、

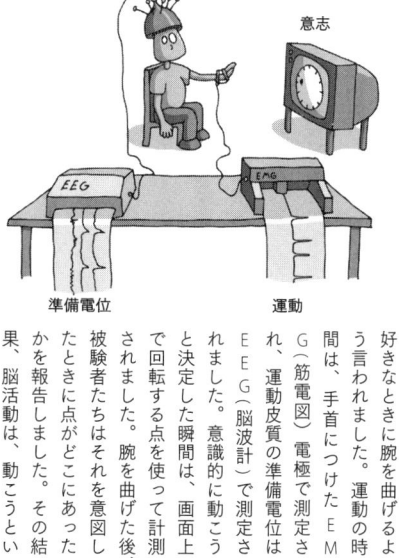

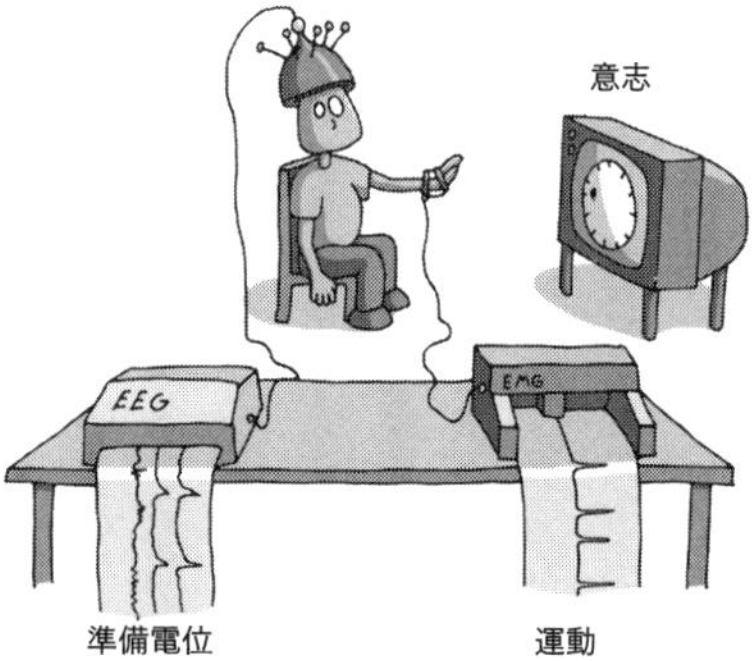

図４　ベンジャミン・リベットが一九八五年に行った実験では、被験者たちは突発的かつ意図的に、自分の好きなときに腕を曲げるよう言われました。運動の時間は、手首につけたＥＭＧ（筋電図）電極で測定され、運動皮質の準備電位はＥＥＧ（脳波計）で測定されました。意識的に動こうと決定した瞬間は、画面上で回転する点を使って計測されました。腕を曲げた後、被験者たちはそれを意図したときに点がどこにあったかを報告しました。その結果、脳活動は、動こうという意志よりおよそ〇・五秒早く生じていました。リベットの実験は多くの議論を呼び、中にはそれが自由意志の存在について何かを示唆すると述べる人もいます。

わたしよりいささかも知力で劣るってことにもならない。だからわたしは一部の人ほどは傲慢じゃないし、なんのかの言っても最終的にはオープンな態度を保ちたいと思う。今現在のわたしは、そんなことが可能とは思わないけれど、でもそれを信じている他の人たちみんながまちがっていると情熱的に主張したりはしないの。

——あなたは薬学でも神経科学でも、長いことといろいろな研究をしつつ、そのすべてと関連して何らかの形で折に触れて意識を研究してきましたね。意識研究がご自分の人生をどう変えたと思いますか？

スーザン　おもしろい話ね。というのもある意味で、大学で古典を勉強していた頃からずっと意識の研究をしていたとも言えるからなの。たぶん昔から、人を人たらしめるものは何かに興味があったのね。自由意思の問題はアイスキュロスからソフォクレスを通じてエウリピデスまで、一種の決定論から、一種の意思決定個別内部化までいろいろ変化したのよ。だからその意味ではそうした発想に、とても啓蒙的な先生を通じてかなり初期からなじんでいたわけね。別に科学者になってからこの問題にたどりついたとは思わない。むしろ逆ね。わたしはすでに哲学やそうした大問題に魅了されていて、その後でそれに対するアプローチの方法として科学を見いだしたのよ。

——でもそうやっていろいろ学んできた結果として、意識について違う理論を開拓なさいましたよね。それが人生の生き様を変えましたか？

スーザン　ええ、変えました。科学への態度は確実に変わりましたね。科学的な帳尻あわせとわたしが呼んでいるものや、科学をやるにあたっての細かいお作法やら手続きやら、一部ほとんど潔癖症すぎるような態度については、前よりずっと我慢ならなくなってきました。人生は短すぎるんです。タイタニック号の甲板で、本当に重要な問題が脇をすべり落ちているときにデッキチェアをひたすら並べ替えているみたいな——例えがごちゃまぜでごめんなさいね——レセプターの亜種についてあれこれあげつらったりして。

だからその意味では、それがわたしと他の科学者との違いですね。わたしはそうしたものにイライラするし、脳についてどれだけわかっているかについて、他の人たちよりがっかりしているという点で。みんな、お互いに小話をやりとりしてるだけだという感じがします。物理学でやったようなことを、だれもやろうとしていない。法則やら規則や原理をそなえた、みんなが認めるきちんとした枠組みを作って、脳のいろんな働きのレベルをまとめあげる作業がない。だからその意味でわたしは、落ち着き払って自己満足して、脳についてのでかい会議にでかけて、みんなよくやったと言ってお互いに肩をたたき合っているような人を見ると、苛立ちを感じます。わたしから見れば、われわれはほんとにごくごく入り口にいるにすぎないのに。

——そしてこの大きな船が進むにつれて、あなたにとっての真に大きな問題とは何でしょう？

スーザン　まあ、脳がどうやって意識を生成するかってことでしょう。

科学なんざギャップだらけですよ。

リチャード・グレゴリー

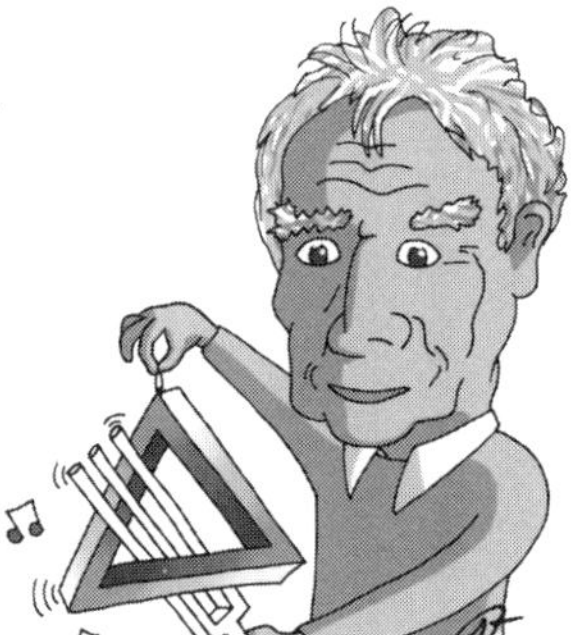

リチャード・グレゴリー（Richard Gregory、1923〜）は第二次世界大戦中イギリス空軍に所属。その後ケンブリッジ大学に進んで哲学と実験心理学を学び、長年にわたって特殊感覚研究所の長として全盲の人の回復について調査をおこない、知覚を仮説とみなす考え方や錯視について研究を始める。1967年にエディンバラ大学に人工知能・知覚学部を設置して初期のロボットを研究。1970年からブリストル大学で神経心理学の教授、脳知覚研究所所長を務める。科学への愛とあらゆることに対する疑問から同大学で体験型科学館『探求館（the Exploratory)』を創立。『脳と視覚――グレゴリーの視覚心理学』（1966、近藤倫明他訳、ブレーン出版、2001）、『科学の中の心』（1981）、『奇妙な知覚』（1986）など多くの著書がある。『オックスフォード版・心の手引き』（2004）では編集を手がけている。

——意識の問題についてどうお考えか聞かせてください……意識はなぜそれほど問題なのでしょうか。

リチャード　真の問題は、実に月並みだがクオリアの感じと、脳の物理的システムの仕組みとの大きなギャップにあります。要するに、いったいどうしたら物理的な存在がこんなに非物理的きわまるものを作り出せるんでしょうかね？

　でもここで自分を否定するようだが、全然そんなの問題じゃないとも言えますな。科学なんざギャップだらけですから。たとえば、一八三一年にファラデーが発見した、磁石を電線コイルにくぐらせたとき発生する電気を例にとってみよう。この磁石を揺り動かすと、おっとびっくり、まったく別のものが起こる——電気！　だからこの問題は、電気と同じでただの創発なのかもしれませんな。

——二つの見解の間で揺れておられるようですね。本当にひどいギャップがあってどう考えればいいかわからないと思うこともあれば、「他のギャップと同じただのギャップでしょ」と言われることもある。もう少しこの感覚について一緒に掘り下げてもらえませんか？

リチャード　はいはい、かつては創発の出現ってやつは、こっちの無知の表れだと思っていたんですよ。適切なモデルがあればギャップを埋められる、モデルから概念のはしごをのぼって、現象がなぜ生じるかわかる。そして創発は消える。たぶんいまだに自分ではそう考えているつもりなんですが、どうも確信が持てませんや。

——それはフランシス・クリックと同じ見解、最終的には成功するんだから、とりあえずは脳科学をどんどん進めて、ギャップがふさがるのを待つのがわたしたちにできる関の山という見解につながりますか？

リチャード　はいはい。ただしそれは、脳科学について現在のような考え方をしていたら実現できないかもしれませんよ。

——おや、では他の何から？

リチャード　そりゃいろいろありますわな。だって科学史を見れば、そういうギャップは信じられないほどもってまわった方法で埋められてることもしょっちゅうじゃありませんか、必ずしもだれもが考える方向でたどりつくわけじゃない。一九〇〇年頃のX線の発見はいかがですか。最初はまったくの謎だと思われたのに、スペクトルの波長の一つでしかないという説明がついた。つまり大したギャップじゃなかったんですなあ。それと似ているかもしれない。

——それはかなり心躍る考えです。まったく予想外の発見があるかもしれない一方で、みんな何を探すべきかもわからずにこの無知の泥の中でもがいているだけというのは。

リチャード　そうそう、わたしゃそんな感じで見とるんですよ。従うべき大原則があるとは思いませんな。大きなギャップとは、実は答をどこで探せばいいかわからんというしるしなんですよ。

——最初に意識の問題に関心を持ったのはいつだったか覚えていますか？

リチャード　知覚には一〇〇〇万年前から関心がございましたが、でも意識についてはあまり考えませんでしたよ。それは単に、どう考えていいかわからなかったからですな。そして二五年ばかり前に『無知百科事典』で論説を一つ書きました。

笑っちゃいますがね、出版者たちは題名にビビっとるという手紙をよこしたんですよ。だもんでわたしは「ふん、意識についての論文を、それ以外の題名で出してもらっちゃ困る。自分が無知なのは知っているし、無知という見出しの下で出版するのが理想的だ」と言ってやりました。たぶんほかの人たちも同じことを言ったんでしょうなあ、結局そのまま通りましたんで。

——でもそれ以前は考えていませんでしたか？あなたはケンブリッジ大学でバートランド・ラッセルなど有名な人々と哲学を研究しておられます。当時は心身問題について考えませんでしたか？

リチャード　確かに「他我」問題についてはずいぶん考えまして、ジョン・ウィズダムがこのネタで延々と述べたててましたな。かれがたとえば「他我とは地平線のかなたの火みたいなものか？」と問うと、何週間もそれが続くんです。でも脳活動と意識の関係についてはあまり話さなかったと記憶してますよ。脳活動について、とんと考えなかったからというのが実際のところ。当時は心理学でさえそうでした――実は人工知能へ鞍替えしたのもそのせいなんですよ。脳生理学はえらくむずかしそうだったもんで。

そして意識はというと、たぶん困ったのは、言うだけの価値があることが何なのかさっぱりわからなかったことですな。まわりで物が動いていないと飢えて死んでしまうカエルにちょっと似てます。ごまんと食べ物があっても、それが動いていないと見えなくて、飢え死にしちゃうんですよ。あるいはゲームをやるようなものでしょうかねえ？　つまり、わたしは卓球がなかなかうまいから、どうすれば腕を上げられるか考えるのは楽しい――チェスもそうです。でも意識みたいな問題を抱えて、どう取り組んでいいか皆目検討もつかないなら、考えるだけ時間の無駄だからあまり考えたりしない。沈思黙考って柄じゃありませんでな。問題に取り組んで解決しようとするのが好きなんです。

――でも人名録には、あなたの趣味はしゃれと思索だと書かれていました。思索は嫌いだと今言われましたよね。

リチャード　今じゃもっと老いぼれてよぼよぼですんで、ビッグバンの前に宇宙にいったい何が起こったかとか、その手のこともあれこれ考えるようになりましたな。ちったあ思索的になったわけですな！

――人生の意味や、死ぬとどうなるかといったほかの大きな問題についても思索しておられますか？

リチャード　ああ、死んだらそれっきりだと思いますよ。そして人生の意味なんて、自分がそこにこめる以上のものなんかありゃしません。視覚みたいなもんです。つまり人は物体に色を投影するだけじゃなくて――もちろん物体自身に色があるわけじゃありませんのでね――意味を投影するでしょう。絵画を見るとき、芸術家が何を望んでいようと、見る人はその人なりの意味をその絵に投影している。オークの木だって同じこと。神やダーウィンが何を定めていようと、そこに意味を投影するのはあなただ。

——意識研究におけるご自分の貢献についてあまり語ろうとされないんですね。意識の機能について持論がおありだということは知っています。少しそれについて教えてください。

リチャード　はいはい。もう一つの大きな問題は、意識が何をするかということ。わたしは意識が人間に限ったものとは思っておりません。イヌのしっぽを踏むとキャンキャン言うじゃありませんか。イヌも感じる。とにかくわたしはそういう見解なんです。そこで、それが生存上の機能を持っていなければそんなものが進化したはずがない、というのを根拠にして、その機能とは何か考えなきゃいけませんな。そして意識について印象的なのは、それが現在の瞬間と非常に関係があるということなんです。

人が物事を知覚しているとき、脳では過去から膨大な量の処理が続いとります。たとえば目の前にあるそのカップを見るには、過去にカップを持ち上げたり、コーヒーを注いだり、落として割ってしまうなどいろんなことをした経験が必要ですな。それでやっと、わたしはそのカップを現実の物体だとみなす。それは網膜に像が写ってたくさんの信号が皮質に流れているからというだけでなく、そういったことのすべてが過去から呼び起こすものだからです。さて、思うに人は今の瞬間を生きなければならない。人は死なずに道を横切らにゃいかんわけです。だから信号が今この瞬間に赤か青かというのはほんとに大切なんですが、知覚の処理は時間軸に広がっている。ではあなたは今現在の瞬間をどう見つけましょうか？　それは意識によって標識づけまたはフラグ立てされとるんだ、というのがわたしの提案です。クオリアの驚くべき鮮やかな感覚が得られるのは、つねに今の瞬間に当てはまることなんです。

——では意識の機能は過去と未来を今と区別して、行動が必要なのは何かを選り分けることだとおっしゃるわけですか？

リチャード　まったくそのとおり。

——反論を二つ思いつきました。一つは今、過去について考えられるということ。つまり、わたしは前の夏の休暇に砂浜に寝ころんでいたときのイメージを意識することができます。現在の想像でありながら過去の出来事なのですが、これについてはどう折り合いをつけられますか？

リチャード　はいはい。でもそれは非常に弱いものだし、今を知らしめるのは鮮やかさだ。とはいえ、これには興味深い例外があるし、例外は見ておくべきでしょうな。その一つが情動記憶です。仮にあなたに恥の情動記憶があるとしよう。まったくひどい講義をやってしまい、それを思い出すと、いわば赤面して「ああ、まったく自分があんなことをやっちまうとは信じられん」と思ったりするじゃございませんか。

——よくわかります！　わたしだけじゃなくて嬉しい！

リチャード　もちろんですよ。ここで何が起きているかというと、赤面からジェームズ・ランゲ説でいう求心性入力を受けているんでしょうなあ。あなたは今現在の入力は認識しているし、もちろんこの現在の瞬間はつねに求心性入力によって知らされている。ということは、それは意識、クオリアによって特別なものになっているわけです。

それから入眠時心像がある。眠りかけているときのわたしの入眠時心像は、何にも負けないくらい実に鮮明なんですよ——超飽和色で、しかもある程度は自分で操作できるんです。半分意識があって、自分でかじ取りをしてそのすばらしく見事な熱帯雨林なんかを抜けていくことができるんです。

——飛んだりもしますか？

リチャード　ときには、はい。ですが音はないし、つねに視覚的だと思いますが、それがとにかくひたすらとても鮮明でしてね。これホント。

他の例外としては、明晰夢やＬＳＤの効果や統合失調症がございます。これらの場合、実際には直接的現実でなくても直接的現実の感覚を得られるんですが、これらの場合にはシステムに不具合が起こったと言うほかないんじゃありませんかね。

――もう一つの反論はこれです――こういうことが今起こっていると警告して、対処できるようにするのがクオリアの機能だと言われますが、膨大な量の即時行動がまったく意識的におこなわれず、腹側皮質視覚路の高速運動系でおこなわれていることがわかっています。

リチャード　おっしゃるとおりですな。だがそこに認知処理は関わっていないし、わたしの説は認知処理がある場合にしかあてはまらんのです。仮に単純な有機体があって、それが刺激に反射や向性で反応するとしたら、現在についての問題は存在しない。記憶や考えが関わっていないからです。何の問題もなく即時行動が起こる。ですが、知覚が増えるほど神経系が現在とその他を区別するにあたって問題が出てくるんです。

――では進化の過程を見ると、ある動物が、現在と、その動物にとって考え得るそのほかすべてを区別する問題に直面したときに意識が現れると言っておられるわけですか？　ではこの問題に直面した動物は、どれもわたしたちに似た意識を持つことになるのですか？

リチャード　左様。しかしながらわれわれは意識を選びましたし、おそらくほかの動物たちも同じことをしたでしょうが、ロボットを作るエンジニアなら別の解決方法を選んだかもしれませんな。

――じゃあひょっとしたら、これが冒頭に話しておられたちょっと風変わりなことかもしれない――みんなが脳科学を研究していると、ロボット技師が二つか三つか四つくらい解決策候補を出してくる――その一つが意識だろうと。

でも今わたしはあなたの説に夢中で我を忘れていましたが、実際にはわたし、その説はお先真っ暗だと思ってるんですね――少々言い過ぎですね。文字にするときは変えようかな……

リチャード　お先真っ暗でよろしいじゃありませんか。いい言葉だ。

――……なぜかというと、クオリアって何なのかわからないんですよ。

リチャード　おやわたしは知っていますがな。それが何か、十分に心得ておりますよ。クオリアの何たるかを知らないのは、ダン・デネットお一人くらいのもんでしょうな。痛いときには、みんな飛び上がるじゃございませんか。

――痛いときに飛び上がるのは知ってますよ。

リチャード　では何が問題で？

――問題はですね、なぜわたしたちに意識があるか説明する中で、あなたは意識があとから追加されたものであるかのように話しておられます――ここに機械があっていろいろやっている。そしてそれが問題解決のために「こんな具合に感じること」とか「うわあ本当に痛い」とかを足した、というわけですね。イヌの進化は違ったかもしれないとほのめかしておいでです。つまりイヌの足を踏めばキャンキャン言うけれど、本当は痛くないかもしれない。あなたの理論は一種の追加説ですね。クオリアとは何か追加されるものであると。

リチャード　まったくそのとおり。進化の途中で追加されたものです。初期のメカニズム、即時行動メカニズムは意識を持っておりません。

――でも機能主義者たちは追加されたものではないと言うでしょうね。キャンキャン言うことができる神経系なら、必ず痛みが伴うはずだと。

リチャード　それは神経系ではなく認識に伴うんだと思いますな。反射ほどは敏感ではないから。おそらく行動と知覚が知識に大きく依存する――つまり過去から現在を読みわける――ようになるときに、システムに潜り込むんじゃないですかねえ。

――それを分離することはできるんでしょうか。システムの他の部分から切り離せますか。つまり、ゾンビは作れるんでしょうか？　あなたは哲学者のゾンビの可能性を信じますか？

リチャード　もちろん。それは反射系か自動人形（オートマトン）みたいなものになるんでしょうな。反射で動いて迅速な行動をとるときには、まさにそんな感じですな。

意識を持たない自動人形（オートマトン）というわけで。

――でも従来の哲学者のゾンビとは、リチャード・グレゴリーにそっくりでそこにすわって思案して――おそらく内面的には思案していないけど、あなたらしいことを言い、あなたがされるように意識について話し、あなたのコーヒーを飲んで見かけ上は味わい――それでいて中身は闇。あなたの説では、これは可能ですか？

リチャード　いえいえ。あり得るのは単純行動についてだけですよ。単純で迅速な防衛・攻撃行動については、答はイエスでしょうねえ。ですが哲学について考えたりおしゃべりをしたりコーヒーを飲んだりといったことをやる人たちなら、そこで認知を使うから、脳内で現在を過去と切り離すという問題が発生する。しかしそうなるまでは意識の必要性はないと思いますな。

――あなたは生涯を通じて知覚を研究しておられますし、一九六六年の名著『脳と視覚――グレゴリーの視覚心理学』（邦訳二〇〇一年）では、知覚とは仮説である、つまり世界の性質についての推測だというアイデアをこの世にもたらして……

リチャード　そしてその仮説や推測は、推測や仮定の対象自体とはまったく別物なんですな。太陽系についての理論は太陽系そのものとはまったく違うものです。

――ではある意味では、さっきの説明のギャップを最初からずっと受け入れてきて、気にしていなかったのですね。

リチャード　大きなギャップがあると思いますな、ええ。意識はさておき、どんな知覚をしているかと、その知覚の対象――それが何を指しているか――の間に大きなギャップがあるのは確かですが、気にはなりませんよ。本とまったく同じです――本に書かれたサハラ砂漠の説明は、サハラ砂漠そのものとはまったく違う。

――知覚を仮説だとする考え方は今も有効だと思われますか？

リチャード　ええ。わたしがバカで反論が理解できないだけかもしれませんがね、でも反論はないと思いますな。実は本気で正しいと思ってるんです。

――あなたについて知って以来、わたしもずっとそれが正しいと思っていました。でも最近になって知覚を表現ではなく行為として扱う感覚運動説を見ると、その点を改める必要があるのではないかと考えるようになったのです。

それでも知覚を仮説とするアイデアは生き残るかもしれません。行動するためにはそのもとになる仮説がなくてはならないからですが、ここで拒絶されているのは外の世界という概念と、それが内部で壮大に表象されたり心的イメージになったりしているものとしての知覚です。

リチャード　わたしは仮説を心的イメージだと定義したわけではありませんなあ。もっと物理的な基盤のある記述のつもりでいたよ。仮説にイメージがあるかどうかはまた別の話――あるときもあれば、ないときもある。でもこれだけは言わせてくださいよ――知覚とは実は驚くほど行為から離れたものだ――あいまいな形のものを見たとき、知覚は一仮説からほかの可能性にいろいろ切り替わり、そのうち一つだけが知覚結果を伴う。ここで大切なのは、知覚は行動に結びついていないってことです。運動行為は一つだけだが、知覚はたくさんある。

――あなたの考え方は人工知能分野でのあなたの研究に関係がありますか？　史上初のロボットの一つに関わられたのでしょう？

リチャード　ええ、貢献はしましたがね。われわれは一九六七年にエジンバラ大学で人工知能に関する学部をヨーロッパで初めて開設して、フレディというロボットも確かに作りましたよ。認知ロボットの一種ですな。だがわたし自身の貢献は、かなりケチなものでしたよ。実際のところわたしの唯一の真の貢献といえば、ロボットに内的モデルを持たせようとしたことです。つまり他の人はみなこれを入出力モデルだと考えていたんですが、わたしは「冗談じゃねえよ。内的モデルがなきゃいかんぜ」と思ったんです。わたしが発明したわけじゃない。発明したのはケネス・クレイクだ。だから本来はクレイク・マシンでなきゃいかんのです。

――でも今は流れが逆の方向へ動いていて、人々は行動をもとにしたロボット工学をやっていますね。

リチャード　わたしに言わせりゃゴミクズですな。まったくいただけないしナンセンスだと思う。

――でもそうだとしたらいずれわかりますよね。意識の場合と違って、どちらがうまくいくか判別するのは簡単です。

リチャード　それが予測ってことですな。結構結構。

――ではいまだにわたしを悩ませている話題に戻りたいと思います――意識をつけ加えられたものだとする考え方です。わたしは同じ問題にぶつかってばかりいるのですが、それはあらゆる類の脳プロセスとこういう不可思議なクオリアの説明のギャップで、あなたはそれが何か完璧に知っていて、ダン・デネットだけが知らないのだと言われる。ここでわたしもデネット側について、それが何なのかさっぱりわからないと言いたいんです。ここにすわって「ああ、わたしたちが食べているチョコレートビスケットは褐色でおいしそうね」とやることはできる――でもこれをとらえることはできない。いつも変わり続けていてどうしていいかわからない。これが脳のことにどう関わるのかわからないんです。

リチャード　わたしは気になりませんなあ。なぜ気にならないかって？　わたしにはそれが問題だとは全然思えんのですよ。なんでそんなものをとらえなきゃいかんのですかな？　これらは人の脳が生み出す感覚で、それだけのことでしょうに。

――でもどうやってニューロン発火、電荷、膜流動を伴う脳という物理的でぐにゃぐにゃしたものがチョコレートっぽい感じを生み出せるんですか？

リチャード　そうだな、それはファラデーの磁石と電気に引き戻す話だね。基本的にその点は難しいようには思わない、というのが正直なところだ。ときにはこの明らかなギャップの存在は無知の表れで、ゆえにいい理論を見つける刺激でもある。だがその感覚を捨ててしまうべきではない。それは動かぬ事実なんだ――それはわたしも大いに体験しているよ！

――ではダンがクオリアを捨ててしまったのはやりすぎだと？

リチャード　おっしゃるとおり。うん、かれはやりすぎだと申し上げますな。あなたはどうお考えで？

――わたしはかれが徹頭徹尾正しいと思います。とはいえ、わたしは昔から極端な理論が好きなものですから。そして異なる二種類のものの相互作用というこれまでの問題から、前に進む唯一の方法は、あらゆる二元論を排除することにあると考えています。

リチャード　いやはやなぜそれが気になるんですかな？　よくあることじゃありませんか。

――世界のあらゆることが気になるように、気になるのです。この世で思いがけないことをするように見えるものが気にならなければ、そもそもわたしは科学者でなかったと思います。ジャンプやギャップは合いません。これらはわたしたちの考え方に何かまずいところがあるというしるしに思えるのです。二つの別個のものであるはずがないと思う――わたしたちがすわっている部屋と、この部屋の体験の二つがどうにかして統合されなければいけないのだけれど、方法がわからない……そこで大いなる知的混乱の中で堂々巡りをしながら生きているのですが、あなたは違うのですね。

リチャード　そんなこと、これっぽっちも気になりませんな。わたしはこの脳が外界について内部記述を作り出しているんだと思っとりますよ。本棚の本をごらんなさいな、そこにはいろんなものの記述が山ほどおさまってるじゃありませんか。

――その記述をおこなっているこの自己について考えるなら、それはだれですか？

リチャード　人の頭の中の認知プロセスの合計で、外界から分離されて求心性信号だけでつながっているものです。

――でもそれはただの理にかなった科学的説明ではありませんか？　本当にそう感じておられます

か？

リチャード　ええ、もちろん。それが別にいけないとは思わない。別に宇宙との合一を果たさなくてもよいじゃありませんかね！

――わたしよりずっと現実的ですね。ご存知のようにわたしは知的な意味で混じりっけなしの同一説論者でありたいと思っているんです――つまりこの体験はなぜかただの脳活動そのものであるという。でもそんなことがあり得るとは、どうがんばっても思えないんですよ。で、脳スキャン装置に入って、自分の考えが脳活動としてただちに起こるのをこの目で見られれば、説明のギャップは消えてしまうのかなと思うんです――わたしたちがもう生気を必要としなくなって、金星をただの宵の明星として見られるように。

リチャード　そいつぁ行きすぎだと思いますな。こういういろんなものを、できる限り抹消するのは結構ですが、全世界に二つ以上のものがあるからって、なぜそうむきになるのかわかりませんや。宇宙に二つ以上のものがなかったならびっくりでしょうに――それに一つのものしかなければ、えらく退屈じゃございませんか。

――でも今話してるのはもののことじゃなくて、むしろ別々の世界ということです。クオリアと物理的な物体からは、カップと受け皿では生まれない問題がもたらされるのです。わたしはずいぶん長い間カーペットを見つめてきました――なぜいつもカーペットなのかわかりませんが。ここの床には鮮やかな赤と青のカーペットが敷かれていますが、あなたはそこにクオリアがあると言われるし、わたしはクオリアがあるはずがないと思っています。結局、それって何なんでしょう？

リチャード　そうですねえ、目を閉じて開けば――これは大事な実験じゃありませんかね――クオリアは消えますがカーペットは残るでしょう。

――して、そこにカーペットがあるとなぜわかるのですか？

リチャード　まだ感じるから、というのが一つ。ですが、確かにその存在は赤のクオリアには依存しておりません。まったく別物です。

――ああ、核心をつかれましたね――なぜカーペットと脳の世界とは別の何かが必要なのですか？　わたしは気になるのですが、なぜあなたは気にならないのですか？

リチャード　ふむ、わたしは必要だと思うんですな、だってそれが起こるんですから。だからそれと折り合いをつけませんと。エベレストみたいなもんです

――そこにあるんだから登ったらいかが？

――あきらめます！

スチュワート・ハメロフ

意識は微小管の中の量子コヒーレンスなんです。

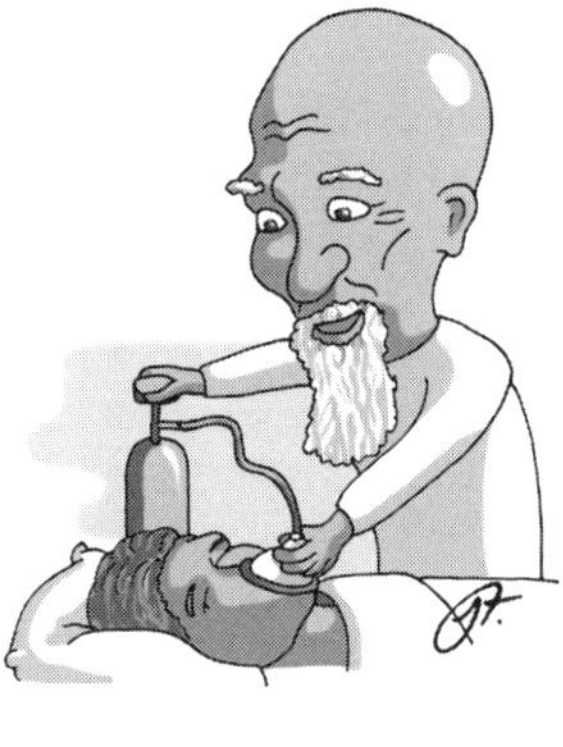

スチュワート・ハメロフ（Stuart Hameroff、1947 〜）はもともとピッツバーグ大学で化学を学び、フィラデルフィアで医師の資格をとって麻酔技術士としての訓練を受ける。1973 年にアリゾナに移り、医学でのキャリアと、昔からの意識への関心、麻酔時の意識喪失、量子物理学を組み合わせた。意識が微小管内の量子コヒーレンスに依存するというロジャー・ペンローズとの共同理論で有名。アリゾナ大学ツーソン校で、意識研究センター所長を務める。

――問題は何なんでしょう？　なぜ意識はこんなに特殊でむずかしいテーマなんでしょうか？

スチュワート　うん、それはハード・プロブレムですね。脳はみごとな情報処理系ですが、われわれがなぜ、どうやって主観的体験や感情や「内面生活」を持つのか、というのはまったく説明できない。

――なぜそう呼ばれるようになったか説明していただけますか？

スチュワート　一九九四年のツーソン会議――初のツーソン会議でのことでした。意識について、史上初の国際学際会議で、みんなそれはそれはしっかり計画していたんですよ。初日は哲学、二日目は神経科学、三日目は認知科学という具合。

　初日はとてもよく知られた有名な哲学者がまず壇上に上がって、ずいぶん退屈な話をしたんです。二人目の講演者もちょっとつまらなくて、だからだんだん心配になってきたんですよ――劇作家が公演初日に感じるみたいですね――こいつは大失敗だったんじゃないかってね。すると三人目の講演者は、無名の若いデイヴィッド・チャーマーズという哲学者で、腰まである長髪でTシャツにジーンズ姿で、意識についてそれまでに聞いた最高の講演をしたんですよ。かれは意識の簡単な問題（これは報告、知覚とかその手のことです）についてしゃべり、それから意識体験のむずかしい問題、つまり「存在するのがどんな感じか」あるいはクオリア、あるいは生々しい感覚についてしゃべったんです。

　その後でコーヒーブレイクがあって、会議主催者の一人として出て行って、舞台初日の劇作家みたいに人の話に聞き耳をたてたんです。そしたらみんな、デイブの講演と、かれの言うむずかしい問題の話でひたすら沸き返ってました。たぶんあの瞬間こそが、意識の国際的な運動をたきつけたんだと思いますよ、問題が同定されたから。その瞬間以降、この分野と認知科学や脳の仕組みを扱う他の分野との違いがはっきりしたんです。他の分野は、意識そのもののむずかしい問題を把握しようとしない。

――あそこで起こったことが驚異的だったのは知

っています。デイブは、一見すると実に単純な論文を発表して、二〇〇〇年前から哲学で議論されていた問題を話していたのに、かれの発言の何か、かれのつけたラベルのために、今やみんな「ハード・プロブレム」の話をするようになりました。そんなことが起きたのは、かれが問題を設定したどの部分のせいだったと思いますか？

スチュワート　うん、たぶん当のデイヴィッド自身が真っ先に、自分はウィリアム・ジェイムズの言ったこととか、トム・ネーゲルが「コウモリであるとはどのようなことか」で述べたことを言い直しただけだ、と認めるでしょう。でもね、ご存じのとおり意識は行動主義者たちのおかげで、二〇世紀の大半は石の下に追いやられていて、それが八〇年代になってやっと、クリックとペンローズのおかげでまた日の目を見るようになったんです。たぶんデイブは、タイミングがよかっただけだと思います。適切な時点で適切な場所にやってきて、とても明確なメッセージを持っていて、しかも明快な話し方だった。クオリアの問題を特徴付け、なぜ人が内面生活を持つのかを述べて、それを例示するのにゾンビの例を使った。

ゾンビというのは仮想的な存在です。人のように見えるけれど、でも意識体験がありません。人のように振る舞うし、会話もするし、会議にでかけますが、内的な体験や感覚は持っていない。ロボットやオートマトンや、SFに出てくるアンドロイドみたいなものです。このゾンビと意識ある人間との違いは、ハード・プロブレムを説明するよい方法だったんです。

——それであなたとしては、そういう哲学者のゾンビがあり得ると思いますか？　今おっしゃったような、まるっきりわたしたちと同じように振る舞って、人のように見え、「わたしには意識がある」というようなことを言いつつ、でも内面は真っ暗で、そのゾンビであることがどういうものかという感覚を一切持っていないようなものがあり得ますか？　そんなものが存在できるでしょうか？

スチュワート　一部の哲学者はゾンビなんじゃないか

と思いますよ！

　でもまじめに言うと、これは別にダン・デネットがゾンビだと言いたい訳じゃない。でもときどきそうじゃないかと思うことがありますよ。かれは意識の問題を、いろいろ小細工や仕掛けで存在しないものだと言おうとするからね。われわれは単に、ある種の計算の一形態でしかなくて、すべてはそこから説明できると主張しようとする。わたしはとにかく、そんなことはあり得ないと思うんです。

――じゃあデネットが、意識は解明されたと言うけれどあなたは同意しないんですね。

スチュワート　さっき冗談めかして、かれはゾンビかもしれないと言いました。つまりかれ自身は意識がなく、したがってそれを説明できたつもりなのかもしれない。でも本当にまじめに言うと、『解明される意識』（一九九一、邦訳一九九七）でかれはまさにそれを説明して、存在しないものにしようとする。人工知能連中の壮大な弁解ですな。人工知能コンピュータ業界は、意識に何も特別なところがないと思いたいでしょうし、したがって、コンピュータで再現できるものだと思いたいでしょうよ。

――でも質問に答えてませんね。ゾンビのようなものが存在することは可能でしょうか――論理的にですよ、別に実際に作れるかどうかではなく、論理的に可能だと思いますか？

スチュワート　ああ、そりゃ絶対もう。最高のコンピュータロボットはゾンビになりますよ。かれ、彼女、だかなんだかは、われわれの持つクオリアを欠いていますから。われわれの内面生活と経験を欠くものになります。何らかの視覚はあるかもしれないが、その視覚についての意識的な体験はありません。

――今あなたはずばり問題を突いていますね。この特別な何か――主観的な体験――というものを、持つ生物と持たない生物とが考えられるのだとおっしゃいましたが、われわれ意識ある人間がたまたま持っていて、ロボットは持てないというその何かは、魔法のようなものなんでしょうか？　この主観性はどこからくるのでしょうか？

スチュワート　まあ、それがハード・プロブレムですよ。

――結構！　オッケー、これでハード・プロブレムがフレーミングできました。でも、もう少し問い詰めたいんです。もしゾンビの可能性を信じているなら、この余計なものが何であるかについて、多少は説明を持っているはずでしょう。デネットなら、そこに余計なものなんかないと言うでしょう。人間にできるあらゆることをこなせるロボットみたいなものを作ったら、それでおしまいで、それ以上追加するものなんかない、と。あなたはそこに何か追加するものがあるとおっしゃっているので、それがなんだか知りたいんです。

スチュワート　ハード・プロブレムに対するわたしの回答を知りたいと？

――はい。

スチュワート　よろしい。基本的には、クオリアや意識体験の説明には二種類あると思います。一つは創発です。つまり、脳はいろいろ複雑な情報処理をするので、その複雑性の中から新しい性質がもっと高次で出現するというもの。ジェラルド・エデルマンはこの話をしていますし、アルウィン・スコットは脳のヒエラルキー配列を使って、ヒエラルキー系においては高次で新しい性質がよく生じるのだという話で、これについてとてもエレガントに書いていますす。その一例が木星の大赤斑です。あるいは水中の濡性とかね。こうした性質は高い秩序から生じるものです。でもそのいずれも意識ではありませんし、わたしは創発を疑問視しています。何か他のものが必要だ。

――でも意識がそうした複雑なプロセスから創発すると信じるなら、デネットに同意せざるを得ないでしょう。ロボットやゾンビがわれわれのやる複雑なことをすべてやっていたら、その創発が起こって、ゾンビやロボットもまさにわれわれと同じ体験を持つはずです。

スチュワート　まさにそのとおり。だからわたしは、その見方はまちがっていると思うんです。

もう一つの見方は、意識、または何か原意識のようなものが、宇宙にとって根本的な存在なんだというものです。それはスピンとか質量とか電荷と同じように、現実の一部なんです。つまり物理学にはいくつか還元不能なものがあって、それはとにかく「あれはそこにあるんです」と言うしかない。意識もそういうものなんです。これはデイブ・チャーマーズが、さっき述べた講演の後の著書で述べたことです。かれは、意識は何か根本的なものが関わっていなくてはならない、宇宙にとって本質的な何かが関係しているはずだ、と述べましたが、わたしはそれに賛成です。

さて、わたしとデイブで意見が分かれるのは、デイブはこの根本的な存在はなんであれ、各種のレベルで実現できると考えていますが、ロジャー・ペンローズとわたしは、クオリアというのが根本的ならば、宇宙の根本レベル、現実の存在する最低レベルで存在する必要があると考えていることです。現代物理では、これはプランク長のスケールでもっともよく記述されます。これは時空間幾何がもはやなめらかではなく、量子化されているレベルです。スケールをおよそ10^{-33}cmくらいまで下げると、粒子性のある時空間レベルに到達して、それが根本的なレベルです。クオリアはこのレベルにおいて、宇宙を構成する時空間幾何の根本的な粒子性のパターンとして埋め込まれるのだとわれわれは考えています。ロジャーはまた、数学におけるプラトン数や倫理や美学もそこに埋め込まれているのではないかと示唆しています。

――でもプランク長の話や物理学の他のレベルの話が、今話題にしていた問題といささかでも関係しているとは思えないんですが。つまり、ここにすわってわたしは世界を体験しています。身の回りに複雑な世界が現れていて、わたしもあなたもそこにいて、この空間にわたしの体やあなたの体もあります。それがそういう微視的な細部とどんな関係があるんですか？

スチュワート あなたの複雑な世界は、二つの法則で記述されています——マクロ的な部分ではニュートンの法則などですが、小さなスケールでは量子力学の異様な法則です。粒子は複数の場所に同時に存在することができる——重ね合わせです——遠隔的に結びついていますし、時間は逆転可能です。問題は、小さいというのがどのくらい小さいのかわからないということです。量子世界と日常世界の境界——量子状態の還元、あるいは波動関数の収縮——は物理学での大問題で、意識とどうも関係があるようです。

要するに、われわれの知覚する現実——日常の古典的な世界——は、あなたの言い方だと「微視的な細部」から、意識される一瞬ごとに派生しているんです。量子コンピュータはこれをやっています——複数の可能性が還元されるか収縮して解になるんです。だから無意識の中でわれわれは複数の可能な選択肢の重ね合わせを持っていて、それがある特定の選択肢である認知に収縮還元され、それが一秒に四〇回ほど起きるんです。その還元ごとに一群のクオリアが選ばれます。

だからわたしに言わせれば、今あなたが脳内に持っているわたしの映像、わたしの言おうとしていることを理解しようとしたり、その周辺の様子は（メタファーをお許しいただけるなら）絵のようなもので、クオリア、つまり今話題にしている原意識的クオリアは、パレット上の絵の具のようなものです。絵を描いている画家は、各種の違った単純な原色のパレットを持っていて、それを複雑な場面に統合するんです。だから同様に、われわれの脳もクオリアをこの根本的なレベルでアクセスできるんですが、それができるのはある特殊な量子プロセスだけなんだとわたしは論じます。

——じゃあおっしゃっているのがどんな量子プロセスなのか、簡単にご説明いただけますか。それとそのとき脳の中では何が起きているんでしょう？

スチュワート　ロジャー・ペンローズがこの発想を、一九八九年の著書『皇帝の新しい心』（邦訳一九九四）で展開したんですよ。かれはゲーデルの定理を使って、人の心は計算不能なことをやると論じました。アルゴリズム的でないことですね。それは伝統的な古典コンピュータとは本質的に違うんです。ロジャーはこの非計算要素を、シャーロック・ホームズが手がかりを使って殺人者を見つけるのと同じように、それもときには非常に小さくわかりにくい手がかりをもとに、この計算不能な影響の源として唯一存在するのは、量子重力からくる特別な波動関数の収縮だということを見つけたんです。これはクオリアに結びつくだけでなく、人の選択をコンピュータとは違うものにする、非アルゴリズム的な――計算できない――要素をもたらします。だからかれは、ある種の量子計算が脳の中で起きていると提案したんです。

　でもロジャーは脳の中で量子計算をおこなう適切な候補を持っていなかったので、発火した神経と発火していない神経の重ね合わせの可能性を示唆するにとどまりました。わたしは微小管と呼ばれるタンパク質構造の計算能力を研究していたんです。これは神経細胞内部の足場を構成するものです。微小管は量子計算の候補として最適でした。分離できますから。また、麻酔の研究から、麻酔ガス分子が意識を消す分子メカニズムが、脳の一部タンパク質と量子力学的な相互作用しか関わっていないものだということも知っていました。だから、意識に量子プロセスが関わっていて、微小管は実は量子コンピュータなのかもしれないと考える理由があったわけです。

　それはこういう仕組みかもしれません。あなたが、メキシコ料理屋で昼食時にメニューを眺めていたとしましょう。そしてトスタダにするかブリトーにするか、チミチャンガにするか考えているとします。無意識の中で、あなたが抱く重ね合わせは、この三つすべてを重ね合わせたものです。そしてそれが収縮して、あなたはチミチャンガを選びます。何か計算不能なプラトン値がその選択に影響したかもしれない。それが決断力の見方なんです。

――どうも自由意志を信じていらっしゃるような口ぶりですね。

スチュワート　自由意志は信じるしかないでしょう！

自由意志というのはもちろん、あのとてもむずかしい問題の一つではありますが、このアプローチを使うと、次のように説明できるんじゃないかと思います。ロジャーとわたしが開発したモデルでは、ニューロン内部の微小管の中で起こっている量子計算は、毎秒四〇回収縮の閾値に達し、これが脳に存在する四〇ヘルツのガンマ波と一致します。そしてそれぞれの還元の結果は量子重ね合わせのプロセス、量子計算の結果で、それはシュレーディンガー方程式に従いますが、これは基本的に決定論的です。しかしながら収縮の瞬間に、もう一つ影響が関わってきます。これはロジャーの非計算的な影響で、時空間幾何の微小な粒度により起こるものです。これは選択にちょっと影響を与えるので、選択は決定論的な量子計算と非計算的な影響の両方の結果となります。この経験が自由意志なんです。

さてわたしは次のように考えています。アナロジーを述べるなら、ゾンビロボットを訓練して、ヨットで湖を横切るように教えたとしましょう。そして対岸には三つの港、A、B、Cがあり、風向きは絶え間なく変わっています。つまりこの場合には風が非計算的影響の役割を果たすわけですね。そしてヨットの操船が、ロボットゾンビの受けた決定論的なアルゴリズムプロセスになります。でも、そのゾンビが操船するたびに、この計算できない影響を受けるので、結果――そのヨットがA、B、Cのどの港に着くか――は両方の結果になるんです。たぶん、この非決定的な影響の中で決定論的なプロセスを実施するという体験が、自由意志と呼ばれるものなんだと思います。したがって、われわれはときどき、自分でも驚くようなことをやったりするんです。

――あなたとペンローズは、単に謎めかしてるだけだと言って批判されていますね。量子力学の謎と意識の謎をもってきて、片方でもう片方を説明できると言っているだけだ、と。パット・チャーチランドはかつて、「微小管の中の量子コヒーレンスなんて、シナプスの中に魔法の砂があると言うのと説明力は大差ない」と述べました。そういう批判にはどう答えます？　あなたの主張を丸ごと足蹴にしているわけですが。

スチュワート　ふん、パットの場合には、かのご婦人はそんなこと言っちゃっていいんですかいな、というところでござえますよ。だって彼女自身、何一つまったく説明力がなく、それ以前にこっちの言っていることをまるで理解していないんですから。パットは単に、意識はシナプス計算だと言うだけで、それ以外の可能性をすべてバカにしてまわります。化学的シナプスが意識を運ぶという彼女の見方は、まさに彼女自身が言う、シナプスの中の魔法の砂でしかない。神経送信物質がなんで意識体験を生じさせるんですか？　実は精神活性的な神経送信物質、たとえばセロトニンや幻覚剤などは、非常に高いエネルギー量子状態を持っていて、それを神経細胞のレセプターや、微小管に伝えるんです。たぶんトランス状態は、量子無意識相にもっと入り込んだときに生じるんだと思いますよ。夢は量子情報なんです。

計算以外の何かが意識に関与しているというと、パットやダニエル・デネットなどはそれを魔法だと嘲笑して、生気論者呼ばわりします。ご存じのとおり、一九世紀には一部の科学者は、生命体には謎の生命力が関わっていると信じていました。でも分子生物学の理解が進み、エラン・ヴィタル、または生気の必要は一見すると消えたようで、生気論者はバカにされました。でも生きた細胞の統合性や内部コミュニケーションはいまだに説明がついていませんし、最近の証拠によれば、量子コヒーレンスと量子からみあいは生命の不可欠な要素かもしれないと示唆されています。だからわたしを生気論者と呼んでくださっても結構。

でもまじめな話、機能主義者たちの採用している立場は試験可能な予測を何一つ生み出さないんです。意識の創発に関する閾値も一切提案されていない。かれらの主張——意識は計算の特殊な性質なんだというもの——は反証不可能なので、したがって実はまったく理論でも何でもないんです。パットとダンたちは、自分の言っていることを立証もできなければ反証もできないので、こっちの言っていることを攻撃するしかないし、それも通常は頭から否定してかかるだけです。われわれは、明日にでも反証されるかもしれないから、少なくともこれは本物の理論です。お気に召すかは知りませんが、でも意識の理論ではあるんです。

パットはまた、われわれの理論が山ほどある水ギセルを持ったイモムシのインチキ仮説と似たり寄ったりで、何ら裏付けがないと言います。これに対してわれわれはこう答えましたよ――もしかするとわれわれが不思議の国にいるのではなく、かれらの方が頭を砂につっこんでいるだけではないか、とね。そして『意識研究ジャーナル』がこれについて「不思議の国のアリス」をパロディにした傑作なマンガを載せたのをご記憶かもしれません。

――今やあなたは意識理論で有名ですが、そもそもこういう面倒なテーマに首をつっこんだ発端は何だったんでしょう。

スチュワート　一九七〇年代初期に医学校におりまして、脳と心の問題に興味があって、精神医か神経学者になろうかと真剣に思ったんです。でも、夏の選択科目でガン研究所に入り、顕微鏡の下で微小管が分裂する細胞の中で染色糸を引っ張るのを見たんですね。それで夢中になって、こうした小さな装置がどこへ行くべきか、何をすべきかちゃんとわきまえていることに、ほとんど魅了されたんです――その知性は何で、このシトプラズマレベルでの上演を仕切っているのは何だろう、とね。すると電子顕微鏡が劇的に進歩して、脳のニューロンも、こうした魔法のような組織化と情報処理の力を持つ微小管だらけなのが見えたんです。そしてわたしは、それが小さなコンピュータで、意識は神経細胞の中をずっと、この微小管のレベルまで続くに違いないと思ったんですよ。

――ご自分の意識の理論によって、自分自身の意識が変わったと思いますか？　あなたの理論のために、生き様が変わったり人生の感じ方が変わったりしましたか？

スチュワート　わたしの仕事は世界の多くを見せてくれたし、すばらしい人々との出会いを可能にしてくれましたよ！　わたしはこの微小管の話を三〇年やってきましたから、もちろんこれはわたしの人生の大きな部分ではあるんですが、でもそれが人生すべてじゃない。わたしが生計を立てているのもこの研究じゃない。そうでなければ続けられなかったでしょうよ。いまだに人気のない理論だし、予算もなかなかつかなかったでしょうから。だから実際問題として、わたしに学問の自由があるのは、大学の医療センターで麻酔医として糊口をしのげるからなんですよ。

——でもその学問の自由に伴って、意識の問題で苦悩したりしないんですか？　だってわたしは人生であちこちうろついて、ひたすらハード・プロブレムを抱え込んでるんです。いつも考えるのは——これは何だろう？　なぜこんな具合なんだろう？　わたしが意識を理解しようとするのはそういうやり方で、そのプロセスすべてが、それについての感じ方を変えてしまいました。あなたにはそういうことは起きなかったんですか？

スチュワート　いやわたしは自分が宇宙と結びついているという事実を受け入れるし、物質世界と、量子世界の啓蒙的な不確実性との相互作用を楽しもうとしていますよ。わたしが興味を持つようになったものにカバラ神秘主義があって、そこでは物質的苦闘と混乱の世界と、別の知恵と叡智の世界について語られています。カバラによれば、意識はこの二つの世界の「縁で踊る」のです。起こっているのはまさにそういうことなんだと思います。意識は「量子世界と古典世界との縁で踊っている」んです。そして人は、叡智の量子無意識世界に影響されてそれに触れると、その分だけ幸せになるんです。

そして、これは手術を受ける患者たちで毎日見られることです。実は、わたしが麻酔学に惹かれた理由の一つもそれです。毎日わたしは患者を眠らせては起こしますが、いまだにそれは驚異的です。この人たちはどこへいくのか——不思議ですよ。そしてその後で、もともとかれらは意識があるときにどこにいたんだろう、と思うんです。

――では死後に意識はどうなると思いますか？

スチュワート　心臓停止、あるいは死などで微小管の量子コヒーレンスが失われると、頭の中のプランクスケールの量子情報も、宇宙のプランクスケール全体に放出され、漏れ出します。存命中に意識や無意識を構成していた量子情報は完全には放出されませんが、それが残るのは量子からみあいのためです。量子重ね合わせ状態にとどまり、量子的な状態還元や収縮を起こさないので、無意識のような、夢のような状態になっています。そしてプランクスケールでの宇宙は非局所的なので、それはホログラフ的に永遠に存在し続けます。

これは魂かって？　そうかもしれませんよ。

なぜ痛みは痛いのか？

クリストフ・コッホ

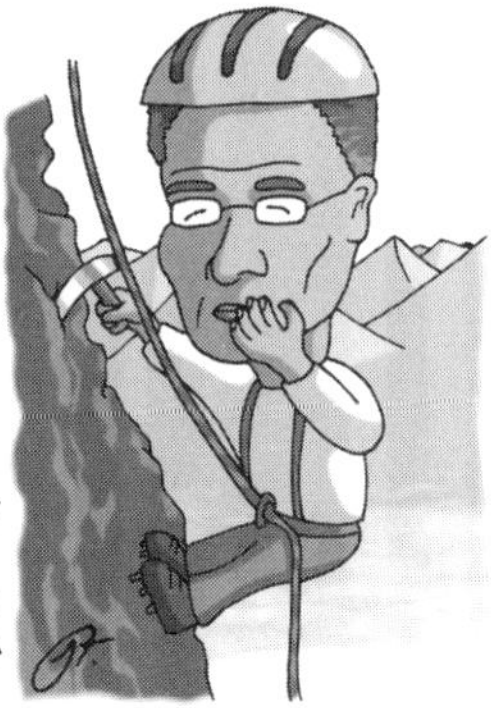

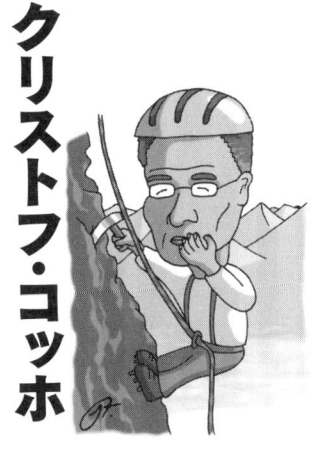

クリストフ・コッホ（Christof Koch、1956～）はカンザス州生まれ。オランダ、ドイツ、カナダ、モロッコを点々として育つ。ドイツのチュービンゲン大学で物理と哲学を学び、1982年に博士号を取得。マサチューセッツ工科大学で4年間学んだのち、カリフォルニア工科大学の教授として計算と神経系を教え、コッホ研究室を率いる。フランシス・クリックとの長年にわたる共同研究で神経学的な意識の座を探し、最終的には皮質と視床のニューロンの相互作用から意識が発生する仕組みを理解するための枠組みを構築。熱心な登山家、ランニング愛好家でもある。著書に教科書の『計算の生物物理学』(1999)、『意識の探求――神経科学からのアプローチ』(2003、土谷尚嗣・金井良太訳、岩波書店、2006)。

――問題は何なのかしら？　意識はなぜこんなに興味深くて議論の的になるのだと思います？

クリストフ　そうだなあ、問題はなぜ人に何かが見えるときもあれば、見えないときもあるのかを説明することだと思うんだ。たとえば視覚心理学者たちがよく挙げている錯視では、まるで手品師のように、見つめたものがあるときは見え――あるときは見えない。関連した錯視にネッカーの立方体があるね。この絵をながめると、二通りの配置があり得て、視覚体験は交互に入れ替わることが多い。

だから問題はごく簡単なんだ――脳のどこにその違いがあるか？　あるときは一方のように見え、その配置で立方体を意識してこのことを隣人に話せる。あるときは別のように意識するが、絵は物理的にはまったく同じ。脳のどこにその違いがあるか？

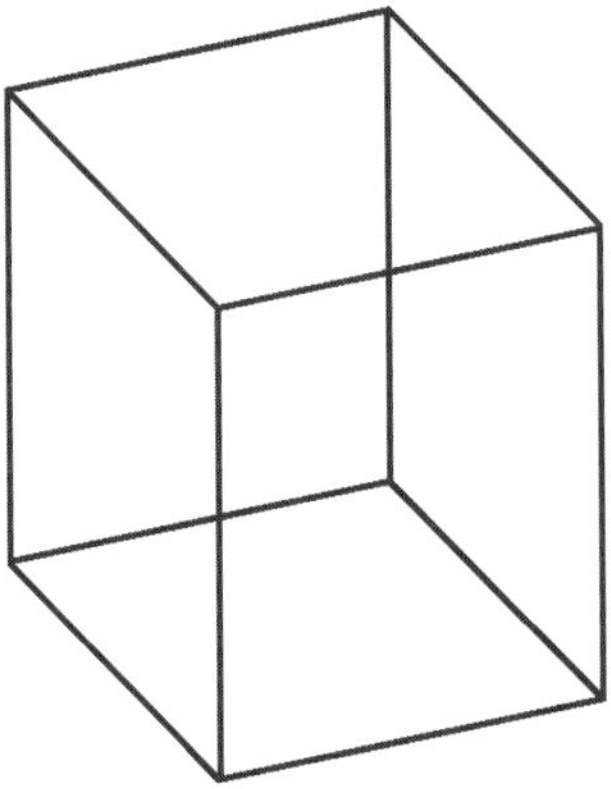

図5　あいまいなネッカーの立方体は二通りの配置に見える。

それが問題だな。

――さて、さっそく意識の神経相関に関する大きな問題の一つにぶち当たったわね――つまり、それって本当に意識の話なの？

　あなたがこの錯覚を見て、立方体が一方の配置からもう一方の配置に入れ替わるとしましょう。そしてその変化を報告して「今はこう見えていて、今は違うように見える」と言う。これは本当に意識なの、それともこういう言葉を言う能力にすぎないのかしら？

クリストフ　意識だよ。別にそこで何も言う必要がないじゃないか。あなたが見たときだって、他の人に言わなくてもこの体験があったでしょう？　一言も言わなくてもあなたはこの体験をしていた。だから言葉はまったく付随的だと思うな。それはあなたが見ていることをわたしに伝える方法にすぎないし、うなずくだけでもよかったはずだ。人はよくうなずいたり「ああ、ああ、うーん、うーん、おお」と言ったりする。かれらが見ているとわかるにはそれで充分なんだ。

――でもわたしは惑わされているんじゃない？　意識の性質について人はひどく惑わされていると言う人たちもいるし、これだってわたしが惑わされているのかもしれない。確かなのはわたしの口をついて出る言葉だけ。

クリストフ　いやいや、他にもたくさんあるよ。感覚がある。あるときは立方体が一方の見え方をして、またあるときは別の見え方をするという感覚がある。唯我論的な視点に立ってもいい――あなたなんか気にかけず、だれも気にかけず、言葉も気にかけない――この世界にたった一人わたしがいて、こんな感情を持っている。また持っていないときもある。これらは一定の時間スケールで満ち欠けするんだ。わたしが知りたいのは、こういう感覚があるとき脳のどこに違いがあるのかということなんだ。

　これは自己欺瞞かな？　うん、原理的にはそうかもしれない。でも説得力ある実証的証拠がない限り、わたしは欺瞞じゃないと考えたいな。その体験は人生のとても重要な部分だから。これらは本物だと想定して神経相関を調べる。そして神経相関が見つかったらすべてがもっと具体的になる。そうなったらこう言える——よし、このニューロンが脳のこの部分で同期しているなら、今度は人工的にこれらのニューロンを同期させてみよう。それができたら、あなたにも同じ細工をしたら、あなたがその感覚を得るはずだ。これは検証可能な命題だよ。自分で操作できるかぎり、そして相関から原因に到達できるかぎり、わたしは満足ですよ。

——相関から原因に移る方法の簡単な例を示してもらえますか？

クリストフ　ここでの例もまた錯覚になる。神経外科医がてんかん患者を診る際は、電極を脳の高次領域、側頭葉内側部に挿入して発作の発端になる部位を見つけなきゃいけない。そして個々のニューロンに耳を傾ける。そのとき使うのが「フラッシュ抑制」という錯覚なんだよ。これは二つの刺激があるとき、二つとも物理的にはずっと存在しているのに、あるときは一方が見えてあるときは見えない、というものだ。車の映像にだけ反応する細胞があるとしよう——そんな細胞はたくさんあるよ。車を見るとそのニューロンが発火する。車が見えていないとき——物理的にはその映像が網膜上に存在しているけれど、それが別の知覚で抑制されるとき——そのニューロンは発火しない。別の実験もできる。目を閉じて車を思い浮かべるようお願いすれば、そのニューロンは発火するよ。そこでビル・クリントンの写真を見せたとしても、あなたが見ようと見ることを思い浮かべようと、そのニューロンは発火しない。つまりこのニューロンは、人が車を思い浮かべたり見たりしていると発火するけれども、その映像が物理的にはそこにあっても見えていなければ発火しない。

　これは意識ととても緊密な関係にあるんだ。これは相関で原因ではないけれど、原理としては小さな電極を抱えて患者の脳内に入りこみ、損傷を与えない程度の微弱電流を注入すると、これらのニューロンを刺激できるね。こうすればただの相関から原因へ移行できるか試せるし、実際にも十分に実行可能だ。そうなったら、どう考えてもすごくクールだろう？

――それらのニューロンを刺激して、患者が車をイメージしたと言ったら、あなたにとってはそれで話はおしまいですか？

クリストフ　いやいやまさか。そうするとそれらのニューロンがどこに投射しているか知りたくなるだろ。もしそのニューロンを取って、その対象を不活性化したらどうなる？　仮に刺激を与えているニューロンがすべて前頭前皮質に投射するとしよう。今度は前頭葉で標的領域を除去するかわりにニューロンを無傷のままにしておいたとしたら、被験者はそれでも知覚を得るのかな？　標的のどちらが本当に不可欠で、どちらが不可欠でないのか？　脳全体を歩きまわってNCCの特性をもっと明らかにしたいんだ。いつも同じニューロンなのか？　牛だとかビル・クリントンなどを認知するとき、それらのニューロンには何か特別なことがあるのか？　みな見かけは同じなのか？　みな同じ場所に投射するのか？同じ型の神経伝達物質を使っているのか？　こういう具合にいろいろ問いが出てくる。

――じゃあそのすべてが可能になったすばらしい時代を考えてみましょうよ。たぶんそんなに先のことじゃないと思うけど。脳内を通過するあらゆる情報と、その行く先がはっきり見えるようになりました。無性にこう考えたくなります――よし、これで意識が起こる場所がわかる、あるいは意識が起こる特定のニューロン、特定のパターン、ニューロンの集まりなど、何であれあなたの理論で探すべきものがわかる、と。するとそこには謎めいたものが出てきます――何がこれらのニューロンやパターンに主観的意識をいきなり作り出させるのでしょう、ほかのものは作らないのに？

クリストフ　その質問の裏には、こんな懐疑論があるなあ――下部側頭葉と前頭前皮質の間に定常波をもたらすニューロンとフィードバックがあれば意識ができると言うけれど——それは結構。でもならどうしてそれが主観的感覚を生み出すの?

——そのとおり。

クリストフ　今のところ答は「わからん」。なぜあなたの懸念がそんなに気にならないか説明しよう。それは生気論と実に鮮やかな類似点があるからなんだ。

過去には転向した唯物論者たちがいた。たとえばイギリスの生物学者ウィリアム・ベイトソンは一九一六年にこう言っている。「理解できない。たった一つの細胞にもともと備わっているはずの個別性が、丸ごと次の世代に受け継がれるなんて、わたしには想像できない。化学なら知っているから、それが不可能だとわかるのだ」。当時の科学は非常に特殊な高分子の存在を理解できなかったので、人々はエラン・ヴィタル（生気）などさまざまなものの存在を主張したわけだな。一つの分子にどれほど莫大な情報を格納できるか、かれらには思いもつかなかった。かれらには高分子という概念さえなかったんだから。

同じように、われわれもとても慎重になるべきじゃないかな。

——でも生気論の場合はプロセス理解の問題でした。情報保存やコピーなどはすべて主観的な第三者方式でできます。でも意識の場合はそれが主観性、主観体験に関することだという点で違っています。結局あなたはこう言っているのだと思うのです……あのやっかいなハード・プロブレムについては気にかけないでおこう。それ以外のすべてのことさえ理解すれば、ハード・プロブレムなんか消えてしまうから。それがあなたの目論見ですか?

クリストフ　そう、そうだね。われわれはハード・サイエンスをやることによってのみ進歩を遂げてきた。こういったアプローチを絶え間なく限界まで押し進めようとしていれば、やがてすべての説明がつくかどうかわかる。チャーマーズが主張しているように、永遠に理解が及ばないものがあるのかもしれない。現時点では見当もつかないよ。

でも科学者として次のことは言えるね——プラトンやデカルトに戻って過去二三〇〇年をさかのぼっ

ても、意識の哲学面は何一つ進歩していない。哲学者たちは過去二〇〇〇年間、ほぼすべての問題において著しくまちがってきた。哲学者たちの答には決して耳を貸すべきでない。問いには耳を傾けるべきだけれど。

哲学者たちは興味深い質問を投げかけるけれど、その答はあまり役立たないし意味もない。科学者たちはまったく違うんだ。変数が三つか四つのシステムでさえ、理解する能力はきわめて限られていると知っているから、もっと謙虚になりがちなんだよ。つまりご存じのようにこういう知識はすべて条件つきだから、どうなるのか様子を見なければならない。したがって、少なくとも過去二〇〇〇年間にみごとな成功をおさめてきたものを止めるべき理由は見当たらないんだ。

――同感です。でも意識について研究している最近の哲学者たちも、まったく貢献せず、前進していないと思いますか？

クリストフ　みんな良い仲間たちだし、個人的には好きだよ。わたしが科学者として生きてきた中で、哲学者たちは一部の問題を明確にするのは手助けしてくれたと思う。たとえばわたしがいま使っている言葉。原因について語り、ＮＣＣは意識にとって十分か、それとも意識を起こすのか話すとき、もっと慎重になったよ。哲学者たちがこれに貢献したのは確実なんだが、こういった長くて複雑な議論はどれもおもに言葉ゲームに基づくもので、意識が存在するか否か、あるいは決して解明されないかという結論につながるものじゃない。わたしにとって意識の探求とは、そもそも実証的な問題なんだ。だからそれを大いに押し進めて、どうなるか見てみよう。

――もともとどうして意識を研究することになったのですか？

クリストフ　副専攻は哲学だったんだよ！　チュービンゲン大学で古典的なドイツ観念論を学び、カント、ニーチェ、ショーペンハウエルなどを研究してね。でも初めてこの問題について真剣に考えたのは、およそ一八年前に痛みに苦しんでいたときだよ。歯が痛んで、なぜ痛いのだろうと不思議に思ったんだ。どうしてもなぜ痛いのかわからなかった。一般的な説明、つまり医学的な説明は、歯の組織が炎症を起こして、それをきっかけに活動電位が三叉神経を通り、脊髄内を伝わって、なにやら脳内のニューロンを発火させるというものだ。でもそれで？　跳ね回っているのはただのイオンだ。ナトリウム、カリウム、塩化物イオンが跳ね回っているんです。なぜそれが痛いのか？　それが別の細胞を出入りすれば、喜びをもたらしたり見ている感覚を生じさせたりする。そもそもなぜそれが痛いのか？　それこそが始まりでした。

――今では痛みについてどう考えているの？　それが何であれ、痛みの『痛さ』を形成する、ニューロン発火とイオン交換を引き起こしているような謎の解明に少しは近づいたと思いますか？

クリストフ　フランシスとわたしは、必要な枠組みらしきものの理解は深まったと信じている。でもある感情を抱いたときに、なぜ特定のニューロンが関わっているのか知っているかと問われたら、わからない。意味がどこから生じるかについて多少の見当はあるから、ある物事が他のものに比べて重要である理由は説明できるんだが、なぜ一部のニューロンの活動がなんとかのように感じられるか、というのはわからない。本当にわからないんだよ。でもだからといって、これについては根本的に考え方を改めるか、根本的な新しい法則が必要で、そうでなければ決して解決できないとか――そんなことは言ったりしない。

――ゾンビを信じる？　つまり哲学者のゾンビの可能性です。

クリストフ　信じない。

それにNCCニューロン、これらを働かなくしてしまったらゾンビになるという一〇個のニューロンなんてものがあるとも思わん。でも意識を生み出すニューロンには特別な形態や投射パターンなど、何か特別なものがあるとは思うね。もしそうなら、当然ながらわれわれ神経科学者の仕事は非常に楽になるね。

――自分に自由意志はあると思います？

クリストフ　おそらくないでしょう。

――生きていくうえでどう折り合いをつけているのですか？

クリストフ　カントを読むと（失礼、また哲学者だ！）人は自由意志があるものとして行動しなければならないと論じているんだ。それが主観的体験と合致しているから。つまりだれもわたしに手を挙げるよう強制してはいない。あなたもわたしに手を挙げるよう強制していない。わたし自身の冷静な自由意志でそうしたんだ。法的観点からみると、われわれは自由意志が存在すると想定しているね。われわれは人々を処罰しているし、法に背く人々がいるなら、自由意志があることを前提にかれらを罰するべきだと思う。でもそれは形而上的な意味で本当に自由意志なのか？　これは非常にむずかしい問題だと思う。

形而上的な意味での自由意志とは、物理的に先立つものをまったく伴わずに行動があるということだ。科学者としても、思考力ある人間としてもそれがあり得ないのはわかっている。物理的に先立つものは必ずある。だからわたしが自由だというのも、わたしの行動を決定しているのはあなたではないという意味でしかない。偶然の力や運命ではないし、わたしの遺伝子でも好みでも欲求でもない。このすべてに揺らぎと脳内のノイズによっていくらか無作為な要素が加わって決定に至るんだよ。

わたしは特に気にならないなあ、うん。

――気にする人もいます。生きるうえでも道徳的決定などにおいても。そのせいで、本当にやりにくくなったというんですよ。その考えに満足な安定を見いだすようになったから？　それともこれがそれほど困難だったりつらかったり思えなくなる論拠があるのですか？

クリストフ　いい質問だ、あまり考えてみたことがなかった。とにかく気にならないんだよ。結局その人がコントロール・フリークかどうかにかかっているのかもなあ。自分にはどうしようもないことは本当にたくさんあるんだ。わたしにコントロールできることやコントロールしていると思っていること、少なくともわたしが自分をどうにかごまかして、みずからコントロールして始めたことだと思いこんでいることはほとんどなくて……

——『わたし』について話していますね。『わたし』とはすてきなピンクのシャツに紫のベストを着てここで椅子にすわっている物理的生命体のことですか、それともその体内に宿って目から外を見て、その体を乗りまわしている何かのこと？

クリストフ　主観的にはもちろん後者を指しているな。わたしの中にはクリストフがいる。どこにいるのかもはっきり言える。ちょうどここ、両目の間なんだ。この目が見えなければどこか違う示し方をしていただろうが、わたしもたいていの人たちと同じく両目で動かされている生き物なので両目の間だろうと思うし、それが外の世界を眺めているのはわたしの直接体験だ。

今ではわたしもトーマス・メッツィンガーをはじめとする哲学者たちが主張しているように、真のわたしなどいない——わたしは絶え間なく変わり続ける流れにさらされていて、今日のわたしは昨日のわたしや一〇年前に写真を眺めていたわたしとまったく同じではないことを神経生物学的見地から熟知している。でも主観的立場からすると、クリストフがわたしの頭の中にいて外の世界を見ている、というのは完璧に一貫した発想だ。

これは非常に説得力あるとはいえ錯覚だと思うかもしれないが、個人的にも主観的にも現象的見地からも、わたしは大いに満足しているよ。

——実におもしろい。自由意志や自己という感覚の話になると「こういうものは錯覚だとわかっているし、それをよろこんで受け入れて生きていく」とあなたはすすんで言うのに、意識している物事や意識していない物事という概念や、一瞬後ではなく特定の時刻において何かを意識しているあなたという概念の話になると、それも錯覚だと言い切るまでには至っていないのね。

クリストフ　ああ。だからデネットは正しいのかもしれない。厳密な証拠はないし――証拠があり得るかもわからない――でもわたしはこの世界を体験しているし、その体験がわたしの知識の要になっている。極端な懐疑論をあてはめることもできるけれど、突き詰めれば感じるものと感じないものがあるんだ。

　今でいうとわたしは胃の状態を感じていない。自分の胃のpH度へのアクセスがないわけだな。さて、あなたの内臓には腸神経系というおよそ五千万～一億のニューロンがある。非常に複雑で高度な神経系だよ。あなたが知りたくもないさまざまなことをそれらがやってのけている。なぜそこでは何も感じないのか？　同じように、免疫系の状態もわからない。免疫系への意識アクセスがないからだ。でも脳の特定部分に対しては意識アクセスがある。この二つの間には根本的な違いがあるんだと思う。

　この件についてダン・デネットとこんなやりとりをしたよ。わたしは登山家でハイキングをするんだが、シエラ山脈にいたときひどい歯の痛みで登山を中止せざるを得なくなったんだよ――またしても歯の痛みだね。かれはクリック・コッホ・プログラムは一種の妄想だという手紙をよこしたんだ。真の意識的感覚などないのだから、NCCはないのだと。ちょうど山から戻ったばかりのわたしは、ものすごくひどい感覚のせいでこの登山旅行をとりやめるはめになったのだと言ってやったよ。わたしが口をすって「ううう、これはひどい」とうめくのは、ただの行動上の傾向ではない。わたしの頭の中に本当にひどく悪い感覚があったんだ。その時点でその痛みは何より気に障るものなのに、それを言語学的に混乱しているだけだとは言えない。その時点ではひどい歯痛を抱えていて、山の中にいるから薬もない。それを「残念だけど、きみはただ言語学的に混乱しているだけだよ」と言われてもあまり説得力はないな。それじゃまるでダメだ。

――腸神経系や免疫系といったものへの意識的アクセスはないと言いましたね。「意識的アクセス」

とはどういう意味だと考えていますか？

クリストフ　脳内や体内にはそれを神経的に表現するものがなく、明白なやり方でこの情報を表現して脳の計画段階にアクセス可能にできないということ。

――ではここで重要なのは脳の計画段階なのですね？

クリストフ　そう。フランシスとわたしはそれこそが意識の機能だと考えているんだから――身の回りの現在関係があるすべてのものを要約して、それを計画段階に送って次に何をするか決定を下させる。

だからわれわれは、非哲学的な意味でのゾンビシステムについての理論があるんだ。眼球運動、腸神経系を管理している自動システムのおかげで、わたしは走ったり登ったり運転したりいろんなことができる。それらはとても複雑なことをしているけれども、意識にはのぼらない。こういった型通りのことをするのに意識は要らないけれど、変な物音がしたり地震が起こったりしたら、そのときはちゃんと考えなければならない――われわれはどこにいるのか？　どこから外へ出られるか？　意識はそのために必要なんだ。

――ではあなたの見解では、意識そのものに機能があると？

クリストフ　あるいは意識の神経相関に機能があると言ってもいい。ネッド・ブロックのいうP意識とA意識の区別は信じないよ。

――両者は同じものだってこと？

クリストフ　ネッド・ブロックはこれらを区別するはっきりした実証方法や操作手段を一度も示していないんだ。概念が異なる可能性はあるが、操作的にこの二つを区別できない限り、気にかけるつもりはない。

――では「意識の機能」と言う場合、あなたは「意識とその神経相関の機能」か、脳の中で起こっていることを意味しているのですか？

クリストフ　そう。

――こういったことについての研究は、あなたを人間として変えましたか？

クリストフ　とても現実的に言うなら、虫をつぶさなくなったよ。いや冗談ぬきで——向こうから襲ってこないかぎりね。なぜかって？　生物学者だからだよ。ペットを飼っている人たちのほとんどは、イヌやネコに意識があることに同意するだろし、サルにも意識がある。あなたやわたしみたいに豊かな意識じゃないけどね。サルたちは死とかマッキントッシュとか議会制民主主義は知らないが、感じるし物を見るし、その脳はわれわれとてもよく似ている。

そこで疑問が生じる。進化のはしごのどれだけ下まで行けるのか？　たとえばハチは？　ハチは訓練すると驚くほどたちまちのうちに、情報を数十秒オンライン記憶する必要のある課題も含めて、非常に複雑なパターン認識ができるようになるんだよ。ヒトならば必ず意識が必要な作業だ。少なくとも意識障害のある患者には、情報の短期記憶を必要とするこういった課題はできないんだ。ここではっと気がつくんだ。これらのハチにどこまで意識があるか、もう自信がなくなってしまう。これで問題が持ち上がる——必要最小限の神経系とは？　本当に二〇〇億のニューロンが必要なのか？

——ハチにはいくつあるのですか？

クリストフ　だいたい一〇〇万くらいで、われわれは二〇〇億とか五〇〇億だね。

——そしてわれわれとはまったく違う組織？

クリストフ　うん。ニューロンそのものはわれわれと似ている。活動電位を記録できるし、シナプスがある。根本的な違いはないんだ。でも皮質はないし、視床もない。だから内部構造はまったく違っている。でもフィードバック回路はあるし回帰ネットワークもあるから、基本的には哺乳類の皮質と同じ表現や似たような表現が持てない理由も見当たらない。あらゆる動物に意識があると言っているわけじゃないよ。線虫（c. elegans）を例にとろう。意識を持つに足る高度な行動をしているとは考えにくい。操作的にこれをテストするには、こういう生き物たちのいずれかに非画一的で先天的でない高度な行動があるかどうか、そして比較的すみやかに新しいことを覚えさせられるか尋ねてみればいい。ハチはこれができる。一部の科学者たちが長距離帰巣本能、パターン認識などについてやってきたことはすばらしい。こういった生き物たちが何らかの知覚を持っていないかというと、わたしにはもうよくわからん。ロボットにすぎないけれども、かれらには実際に感覚があって感じることができるとしたら、何の権利があってかれらを殺せるね？

——肉は食べますか？

クリストフ　（ため息）うん。

——むずかしい問題よね？

クリストフ　そうです。あまり食べないようにしているけれど、とにかくうまいからなあ。

——察するに、意識と言葉を結びつけて、言葉を持たない生き物に意識はないというような説はあまり重視していないのですね。

クリストフ　うん。言葉がなければ赤を見たり痛みを感じたりできないと示した説得力ある証拠は見たことがない。

——いろんな動物たちに意識があるかもしれないと思う理由を自分で説明したばかりなのに、証拠がいるんですか。動物に意識があるかどうか、どうしたらわかります？

クリストフ　うーん。じゃあどうやったらあなたに意識があるとわかる？

——意識はないです。

クリストフ　おや。ほとんどの人たちは自分たちに意識があると思いこんでいるし、わたしは自分に意識があると決めこんでいる。あなたにも意識があると思っているよ！　なぜか？　アナロジーで言えば、統計的にあなたの脳はわたしの脳と見分けがつかないし、あなたの進化過程はわたしのと同じだ。あなたのつま先を踏んづけたら、わたしがそうされた場合とだいたい同じ行動をするだろう。

　さて、サルはわたしより少しばかり毛深くて外見もちょっと違うし言葉は話さないが、似たような脳を持ち、ここ一三〇〇年を除けば同じ進化過程をたどっている。もしサルに同じ視覚試験をやらせたなら、典型的な大学生被験者とよく似た行動をとる。サルの脳から小さな一ミリ四方の立方体をとったとしても、それをヒトの皮質の小片と区別できる人はこの星にほとんどいない。だから類推するとサルもおそらく意識があるだろう。

つまり類推するしかないので、進化的にかけ離れていくほどむずかしくなる。つまるところヒトとの共通点をもとにするばかりでなく、どのシステムに主観的状態があって、どの人工システムに主観的状態があるか教えてくれる意識についての理論が必要なんだ。人工意識については？　インターネットについては？　最終的に、意識についての完全な科学にはそういった理論も含まれるはずだ。

――そうすればどれに意識があってどれに意識がないか区別がつけられますね。ではあなたはその日がくるのを楽しみに待っていて、やがてそんな日が来ると思っていると言って差し支えありませんか？そして当面は、わたしに意識があるかどうかという確実に知りようのない問題は、気にかけるつもりはないのですね？

クリストフ　うん。科学者として今自分にできることは何もないのがわかっているからね。

明晰夢は悟りのメタファーなんです。

スティーブン・ラバージ

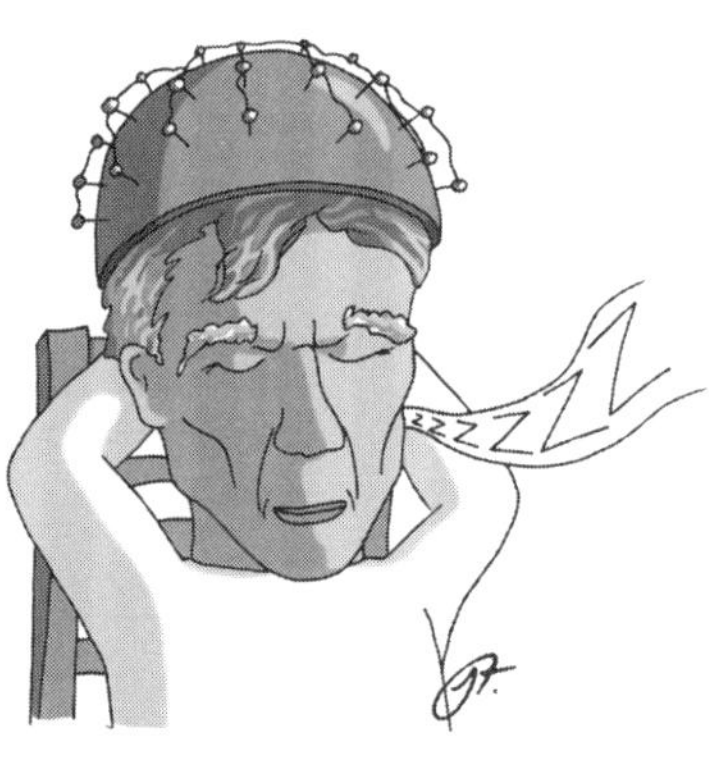

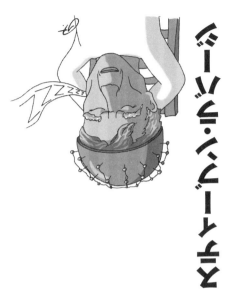

スティーブン・ラバージ（Stephen LaBerge、1947～）はもともと数学と化学物理を学んでいたが、休学して復学すると、スタンフォード大学で心理生理学の博士号を取得した。これは明晰な夢がREM睡眠中に本当に生じると示した先駆的な研究も含む。その後かれはスタンフォード大学で、明晰夢と、意識状態の心理生理学的相関についての研究を続けている。1988年には明晰性研究所（睡眠研究センター）を設立。著書に『明晰夢――夢見の技法』（1985、大林正博訳、春秋社、1998）、『明晰夢の世界探求』（1990）など。

――意識のどこがこんなに興味深いんだと思いますか?

スティーブン　意識が意識をおもしろくするのです。まさにその自己相似的な性質、そのフラクタル性こそが、それを果てしなく魅惑的なものにしているのです。

――そもそもなぜ意識に興味を持ったのか教えてください。

スティーブン　もともとはガチガチの科学者で、スタンフォードで化学物理を学んでいたんですよ。世界についてはとても限られた見方しかしていなくて、そして六〇年代末にカリフォルニアで、幻覚剤の体験をして、それまでは存在を認識していなかった別の宇宙があるという可能性に開眼したんです。それはいわば内面世界ですね。

　LSDでは少なくとも重要な教訓を一つ学びましたよ。それが効いているときには、何もない壁に生きて呼吸するヒエログリフが重なって見えたので「ああ、世界というのは実はこんなもので、意味と美と複雑性にあふれているんだなあ。なぜこれまで気づかなかったんだろう!」と思ったんです。でも次の日には「おいちょっと待った。こっちのほうが実際の姿じゃないか。昨日のやつはただの幻覚」と思ったんです。そしてついには、いやいやこっちでもなければあっちでもないぞ、あれは世界がどんなものかというわたしの心の理解でしかない、世界は謎のままなんだ、と悟ったんです。でもやがて、ドラッグは可能性の片鱗を見る以上の役には立たないことに気がつきました。

　そして長く奇妙な道の果てに、気がつくとスタンフォードに戻って心理生理学の研究をしていたんですね。そしてそこで、明晰夢が本当に起こると証明する研究をしたんです。それから二五年たった今も、まだこの分野にいると思うと、いささかびっくりしますよ。このテーマがこんなにも広大で、これほどに学ぶべきことが多く、先の道のりがこんなにも長いとは想像もつかなかった。

――明晰夢は、見ている途中にそれが夢だとわかっている夢ですね。

スティーブン　そのとおり。ほとんどの夢では、経験というレベルで言えば意識があります。たとえば何か変なことが起きて、ベッドの中で目を覚まして、サーカスにいたという話をします。そういう体験を覚えていられるということは、報告可能性基準から言えば、それは意識化されていたということです。でも通常は夢に存在しないのが、自省的な意識、つまりそこで起きていることはすべて夢の中の出来事なんだという意識です。すべては頭の中のことでしかなく、実は自分はベッドで眠っているんだという意識。これが思い出せると、今やこのもっと広い文脈でなら筋が通るような、そしてそれまでは文字どおり考えもつかなかったような、新しい可能な行動の集合が手に入る。自分が別次元と接触していると言うようなものです。ちょっとイカレたように聞こえますが、夢を見つつ、研究室の中で、物理世界につながれて、電線がつながれて、夢の中の人物に語りかけて「ちょっと失礼、こんな実験をしなくてはなりませんので」と言うというのはそんなものなんです。

――でも明晰夢状態になると、まるである意味で目が覚めたような感じがするように思うんですよ。ごく初期に見た明晰夢のことを覚えているんです。スキーのリフトに乗って上がっていました。夜明けで、日が昇ってきて、「スキーのリフトがこんなに早くから動いてるなんて変ねえ」と思いました。するとそろそろてっぺんで、降りなきゃと思ったらスキーをつけていなかったんです。「これはおっかないわ、スキーなしでどうやってリフトを降りようか」と思って「待てよ、スキーなしでどうやってこれに乗ったんだっけ」と思い、そこでそれが夢だと気がついて、その瞬間すべてが鮮明になり美しく明瞭になったんです。これは夢でしかないという認識とともに、それはもっと現実性を増した気がしました。これは一体全体どういうことなんでしょう？これで意識について何がわかるでしょうか？

スティーブン　ええ、なんともパラドックス的に思えますよね。なぜ何かが現実でないと気がつくと、それがもっとリアルに思えるんでしょうか？　たぶんこの鮮明さの拡張は、われわれが現在という時点に強く専心しているからだと思います。ぼくはここにいる！　今、意識の奇跡を実現して今ここにいることができたら、似たような体験をするでしょう。

夢の中にいるというすごい新規性のおかげで、あたりを見回すとそれがこれまでずっと現実だと思っていたもの、目を覚ましているときの存在と同じくらい、またはそれ以上にリアルなのが見えるんです。これは人々にとって実に驚異的な体験なので、ものすごい感動をおぼえ、それがその瞬間の認識を高めるんです。

――あなたが研究を始めた頃、行動主義者たちは絶対にこんなものに触れたがらなかったと思いますが。もちろん科学者たちは長いこと夢を研究したがりませんでしたが、夢が研究の俎上に載り始めたときでさえ、明晰夢は必ずしも人気のあるテーマじゃなかったと思うんですが。

スティーブン　いやそのとおりなんです。人気がないどころじゃない。当初はそんなものが存在できるとさえ思われていなかった。もちろん、わたし自身は明晰夢が本当なのを知っていましたよ。自分でそれを体験していたし、今あなたが述べたようにそれを振り返ってみたりしましたから。ベッドの中での自分の状態を覚えています。冬で、ぶあつい布団をかけているのにそれが感じられず、ベッドの隣では時計がチクタク言っているのにそれが聞こえず、つまり自分は物理世界と感覚的に接触していないので、言葉の基本的な意味で言えば、わたしは眠っている。だからこのすべては疑問の余地なく夢のはずだ。他に考えようがない。それを一人称的に経験的に知っている。でも、それを他人にどう証明したもんか、特にそんなことはあり得ないという懐疑論者に？　その人は「寝ているのに意識があるなんてはずがない」と言うでしょう。そういうふうに述べるとパラドックスのように聞こえますが、「環境からの感覚的な入力に対しては無意識なのに、自分が夢を見ているということについては意識できるというのはどういうことだ?」と言えば、そんなに問題はない。

――それで懐疑派の科学者が納得したとは思えませんねえ。

スティーブン　はい。証拠が必要でした。夢の中で報告される視線の方向と、実際に計測できる目の動きとがときにきわめて正確に一致しているという先行研究を知っていました。だから明晰夢の中でも左、右、左、右、というふうに見れば、「今自分が夢を見ていると知っているぞ」というはっきりしたすぐにわかる信号を送ることができるはずです。それを実験室の中でやることができたら、生理学的なデータから自分が起きているのか、REM睡眠中なのか、あるいは他の状態か、いくつかの混合状態にあるのかを見ることができます。調べてみると、信号で検証される明晰夢は、しっかりしたREM睡眠中にほとんど例外なく起きるんです。半分目が覚めた状態では起きず、中でも「フェージック」と呼ばれるREM睡眠の一番強い段階で起きます。

――その信号を目で送らなくてはならないのは、おそらく他の体の部分が動かないからなんですね?

スティーブン　正解です。問題は、どうやって「はい、今自分は夢を見ているのがわかっています」と言いつつ、自分がどの睡眠段階にいるかを見極めるかということでした。REM睡眠では、身体のほとんどは麻痺しています。特に音声系と運動系ですね。でも呼吸系は麻痺していないので、呼吸運動でも信号を送れるんですが、でも眼球運動を使うのが一番簡単でした。この麻痺のパターンは、おそらくは進化の選択圧のせいなんでしょう。眼球の運動があっても、おそらく夢を見ている存在が木から落ちることはなかったでしょうから。おかげでREM睡眠の最中に、外界との便利なリンクができたわけです。

でも、眼球運動の信号を使って明晰夢を確認して、それを初めて『サイエンス』に発表しようとしたら、査読者の一人は「すばらしい科学的なブレークスルーだ、新しい技法だ」と言いましたが、もう一人は「うーん、どこがいけないかと言われるとわからないが、でも不可能だから本当なわけがないので、掲載拒否すべきだ」と言って、そのために掲載されませんでした。そこで『ネイチャー』に投稿したんですが、『ネイチャー』は「一般的な関心が不十分」と述べました。だからそれを発表する雑誌を見つけるのに二年かかり、載せてくれた雑誌が『知覚と運動技能』で、これは睡眠と夢の研究者が使う二線級の雑誌なんですが、それでも査読者たちが何人も「これは本当に事実です」と言って、大量の反対に答えるまではダメでしたね。人々にはなかなか受け入れるのが困難なことだったんです。実はこうした実験の重要性は、まだ多くの学者が腑に落ちていないようです。たとえば夢の中の出来事を明晰性の信号でマーキングするというのは、夢が体験ではないというまちがった発想を終わらせられるはずですが、でも一部の人はいまだに、ダン・デネットの無内容な夢の「カセット理論」を支持しています。

――そしてわたしもその一人ですよ！　通常の夢は体験にならないと思います。明晰夢は体験だと思いますが。だって、明晰夢になるとすべてが変わりませんか？

スティーブン　なるほど、じゃあ「明晰になる」と何が起こるんでしょうか？　基本的には、ある特定の非常に重要な事実――自分が夢を見ているということ――に明示的に気がつくわけです。すべてが変わったわけではありません。単に何が起きているかについてのメタ知覚的な解釈が変わっただけです。自分の体験について――そう、本当の意味での体験です！――どう考えるか変えたんです。別に「ああ、一瞬前の自分は『無意識のうちにカセット記憶を形成して、それが後にいわゆる夢となって再ロードされる準備』をしていたが、今の自分は本物の夢の体験をしているなあ」と思ったりはしません。睡眠研究室で、眼球運動を記録する電極を取り付けられていたら、明晰状態になった瞬間を、夢の中で左、右、左、右という具合に見ることで記録することができます。それから夢の中をしばらく飛び回って、数分後に目を覚まして自分の夢を報告したとしましょう。

ポリグラフは実際に眼球運動信号を、ちょうどあなたが報告した瞬間に記録しています。カセット理論でどうやってそれを説明できますか？　無意識のうちに眼球をその特定パターンで動かして、目を覚ましたときになぜか奇跡的にそれを思い出して、もっともらしいお話の中にそれを編み込んだとでも？　この説明が少しでも納得できると思えるなら、あなたがご自分の教科書に再録したようなもっと複雑な例を考えてごらんなさい。この件に限っては、常識的な説明のほうがもっと筋が通っていますよ。夢は体験なんです。

――明晰夢になって多くの人が感じることの一つは、物事がコントロールできると感じることです。本当に実験でこの件について何かわかりましたか？　できることにものをコントロールできますか？　限界はありますか？

スティーブン　夢の中でできる第一種のコントロールは、今できるコントロールと同じです。たとえば録音のテープを変えたり、あっちに移動したりできますが、明晰夢は自分のやることすべてが意図的になるという状態ではありません。むしろ、選択の幅が広がる状態で、別の世界とか別の人生があるというのを知っているのでもっと可能性は広がっています。そして夢の中でやることが非常に違った意味を持つようになるんです。

夢のコントロールというときに、人が何を意味しているかというと――それはむしろ、夢の「魔法のような」コントロールといった話です。夢の状態のヨガを一〇〇〇年も実践してきたチベットの僧侶たちは、夢の中身は考えられるどんな形にでも変えられると言います。一つのものは複数にできるし、熱いものは冷たくできるし、小さくも大きくもできると言います。思いのまま好きなとおりに変えられるのだとね。

さてやってみた実際の経験で言えば、実験室での研究のほとんどは、何か単純なことに注目しています。夢の状態でやるのと、同じことを目を覚ましているときにやるのとがどのくらい近いか、実際にはかれるようなものを使うんです。たとえば、眼球運動信号を出してもらってから、一〇秒間数えてもらって、その最後をまた眼球運動信号で記録する、という具合です。そしてポリグラフの信号で、それがどれだけかかったかを計測し、それを覚醒状態と比較してみました。結果は、睡眠時間と覚醒時間はだいたい同じだ、ということです。単純な活動を使ってこういう実験をたくさんやったんですが、わたし個人としては、自分が何でもかんでもできるかどうかは実験していません。夢の中で登場することに柔軟に対応するための手段を見つけるのに興味があるんです。というのも、興味があるのは自分が覚醒状態だろうと夢の世界だろうと別世界だろうと、人生の中で起こることに対しての適応性を高めることなんです。

――すると二つのことが同時進行しているんですね。一つは夢の中の一人称体験に関する客観的な事実を見つけるための科学研究で、もう一つはその研究がどう自分自身に影響しているかということ。この研究をすることで実際に人生を変えているということですか。

スティーブン　はい、本当にこれは個人の探求であって、自分は何者か、存在であるとはどういうことか、この世界に内包されるとはどういうことか、といった質問を追究することなんです。われわれが今体験している肉体、物理的な肉体と呼ぶものは、実際には現象的な身体というか身体のイメージというべきものです。さて夢の中でも身体のイメージは体験されます。でもあなたはそれについて「でもそんなのただの夢じゃないの？」と言います。でも今ここでの、この体験もまさにそうなんです。明晰夢で経験する洞察を真剣に受け止めるなら、それは世界の見方を本格的に変えます。わたしは自分が今、この会話をしつつ体験していることが、一種の夢なんだと本気で信じていますよ。特殊な夢です。夢なんですが、でも夢の中身が、物理的世界と呼ぶなにかしらの代物からの感覚的入力によって制約されているんです。それにより、わたしとあなたは夢を共有している。わたしの体験はわたしの心の中にあって、あなたの体験はあなたの心の中にありますが、たまたま物理世界と呼ばれる第三の空間を通じてやりとりをおこなっているんです。でも奇妙なことに、この違った空間どうしがどう関係しているのか、まだ本当にはわかっていません。物理空間とはまったく切り離された精神空間を考えるのが意味のあることなのか、それともある意味でその両者が同じものなのかもわかっていません。

——それは意識の中心問題に迫る話じゃないでしょうか。この世にはどうして違った種類のものがあり得るのか？　わたしであるということの何かがあると言えますね。あなたであるということの何かがあると信じることもできます。そして、それについて話ができて合意できるようだから、たぶん第三の世界——物理世界——があるらしく、それはわれわれであるということとは何か別らしいというのも言える。

スティーブン　この問題はどうすればいいんでしょう？　この第三の世界、この物理的現実という発想が問題だとはあまり思えません。むしろ仮説みたいなものです。わたしの心的体験とあなたの心的体験との間のやりとりを説明する手段なんです。夢の状態で、わたしは現実性をチェックします。腕時計を見て、目をそらして、また見ます。デジタル時計なので、夢ならばそれが変わる可能性が高い。でもわたしが今時計を見るのは三度目ですが、でも変わっていないので、「じゃあこれは目が覚めているに違いない」と思うんです。

そうではなく夢を見ているなら、実際にはそこにいない夢の中の人物と話をしていることになります。でもいちばんおもしろいのは、わたしがあなたに、つまり夢の中の別人に注目するときではありません。こちらが「ぼくはどうなんだ」と言うとあなたが、ええあなたも夢の人物で、そしてこれは夢のテーブルで、わたしは夢の椅子にすわっていて、わたしが着ているのも夢のシャツで、あれは夢の腕時計で、これは夢の手で、これは夢のスティーブンに違いない、と言うときです！

そしてそこでわたしは、それが自分なんだ、それが自分という人物なんだと気がつくんです。そして、さっき言った、起きているときの体験と、夢の中での体験が完全に等価だということを考えると、自分がこれまで本当の自分だと思ってきたものは、ただの夢、ただの観念にすぎないんだということに気がつかざるを得ません。そしてそこで、人は現実というのが何なのかすらわかっていないのだ、と認識するんです。

――自分が夢の中にいるかどうかわからなければ、自分をつねってみろというのがよく言われることで、自分でもそれを試してみたんですが、でもそれは何の証明にもなりませんよね？　夢の中では、夢のつねりが感じられるだけです。ただし、それがちょっと遅れてくるとか、何か変なところがない限り。

スティーブン　うん、明晰夢体験者たちに、三つの状態のそれぞれで、三つの違う感覚を比較してもらうという実験をやってもらったんです。自分をつねってもらう、腕をなでてもらう、親指を押してもらうというのを、起きているときにやってもらって、その感覚の強さや、心地よさや不快さを数字で評価してもらったんです。そしてそれを空想の中でもやってもらい、そして明晰夢の中でもやってもらいました。そしてその強度の違いを比べたんです。快／不快もね。

――夢の中でどうやって答えてもらうんですか？

スティーブン　答えるのは夢の中じゃなくて起きてからですよ！　基本的な結果は、圧迫の感覚は目が覚めた状態でも夢の状態でもかなり似ていましたが、想像の中だとずっと弱かったということです。まあこれは想像がつくことですが。なでる感覚だと、夢のほうが起きているときより快さは強かった。これは筋が通っていますね。腕をやさしくなでるだけでは、そんなに心地よいわけではありませんが、夢の中ではそれはもっと奇妙なものの混合です――精神分裂症的に、自分をくすぐるようなものかもしれない。でも最大の違いは、つねったときでした。夢の中でのほうが、起きた状態にくらべてずっと痛みを起こしにくかった。

これは自分でもやってみました。皮膚をつねってみたらゴムみたいだったので驚きましたよ。痛みはまったくなかった。なぜだか知りたかったので、鉛筆を手にして手を突き刺してみたら、いたたたたた。夢の中でも痛みは感じられるんですが、でも信頼のおける感覚じゃない。必ず起きるとは保証されていない。これはREM睡眠が、脳の中の報酬部分は覚醒させるが、罰の部分はそれほど覚醒させないからかもしれません。

——なぜ夢で明晰になるのはあんなにむずかしくて、いったん明晰状態になってもそのまま明晰でいるのもむずかしいんでしょうか？　しばしば本当に異様な夢から目を覚まして、そこではまるっきり現実にはあり得ないとんでもないことが起こるんです——そして「なぜあれが夢だと気がつかなかったのかしら」と思うんです。

スティーブン　普通の答は、心には機能不全の部分がある、ということです。夢の状態では、高次認知機能がうまく機能しない——その前提となるのは、起きている状態ならばそういう変な変化はすぐに気がつかれるということです。もちろん、チェンジブラインドネスに関する最近の研究を見ると、そうではないことがわかります。したがって夢の中の人物がいきなり「だれか別の人」に変わったら、低次の変化検出機構は感覚入力と作業記憶とを比較できません。システムは感覚入力なしに動いているからです。われわれがときにはアノマリーに気がついてそれを適切に解釈し、これは夢だと判断するということは、高次のメタ認知がREM睡眠と完全に同居できるということです。だからなぜ明晰状態になるのがむずかしいかというのは、起きている状態でも注目していないことには気がつきにくいのと同じ理由です。明晰夢に慣れていない人は、夢に感情的に移入してしまってもっと広い視野を失うために、明晰性を失ってしまいます。でもその傾向はちょっと練習すればすぐに克服できます。

ちなみに、ちょうどルイス・ブニュエルの映画

『欲望のあいまいな対象』を使った実験を終えたところです。一五〇人の観衆のうち、中心キャラクターの一人を二人の女優がずっと交互に演じていたということに気がついた観客は、二五パーセントしかいませんでした！　目を覚ました状態というのは、通常はそんなものだとは思われていないはずです。これが問題なんです。実際の状態は、みんなが思っているのとは違うんです。そして夢についての理論家たちの中で、目を覚ました状態の意識の働きと比較をしようとする人はほとんどいないんです。

――チェンジブラインドネスの一つの含意として、通常の覚醒時意識における視覚世界の見かけ上の豊かさや連続性は、壮大な幻想でしかないというものがあります。あなたが今おっしゃっているのは、実験によれば起きているときと寝ているときはどっちも似たような幻想であって、起きているときの知覚が現実で夢はそれより劣るというものではない、ということですか？

スティーブン　はい、どっちの状態も同じ脳で、ただ条件が違っている中で、同じことをやろう、つまり自分のまわりで何が起きているのか理解して、自分の求めるものを得て、ほしくないものを避けようとしているんだと思います。だから世界は幻覚なんですが、それはテレビで見るものがすべて幻覚なのと同じことです。それはコンピュータで合成したり、舞台上のお芝居だったり、あるいは実際の記録映像かもしれないので、それが事実かどうかは、それが幻想だという事実から判断することができない。そして同じことが実際の世界についても言える。そう、世界は幻想なんですが、一部の神秘主義的な伝統が述べるように、真実は常にそこに示されているのです。

――つまり、こうした関連する二つの幻想があって、夢の中で目を覚まして「おや、でも今ではこれが夢だとわかるぞ」と言えるのであれば、目を覚ましている世界でも同じように覚醒できるかもしれないということですね――つまり明晰な覚醒ができるということです。

スティーブン　はい、まちがいなく。宗教的、秘教的、宗教的伝統での悟りはまさにそのことを語っています。そして明晰夢は悟りがどんなものかについての、最高のメタファーの一つのようです。

今、夢の中にいて夢だとは知らず、したがって自分のできること、自分がだれであるか、そこで何をしているか、何が重要かの可能性について限られた視野しか持っていないとします。いきなり、自分が夢を見ていることを思い出して、それがすべてを変えます。そして悟りでも同じ意味で、人はもっと深い統合性を理解するようになると言われています。通常、われわれはスーとスティーブンとの間に大きな違いがあるという事実と、その隔たりについて鮮烈に不快にも知覚しています。あなたはそこにいて、わたしはこっちにいる。でも別のレベルでは、われわれはどちらも共通点を持っている。自己ではなく「わたし」という経験者です。これをうまく分けてやると、スティーブンやスーの中にいるその経験者の究極の性質は区別しようがないことがわかります。というのも両者を区別するもの——スティーブンの名前、誕生日、肉体的特徴すべて等々——は、自分であることにとって必要ではないものだからです。

——おっしゃっているのはつまり、目を覚ました状態で覚醒すれば、それはつまり悟りと呼べるかもしれないもので、なにやらその隔たりは消滅する、すなわち自己が消滅するということですか？　でも明晰夢では、どうも正反対のように思えるんですが。明晰状態になると、もっと自分自身になったような感じがします。明晰になるまで夢を見ていたのは自分ではなくて、今の自分こそが本当に自分の夢の中にいるんだ、という感じで。

スティーブン　はい、でもそれは「自分自身」というのがどういう意味かによります。それは「本来の自分に近くなった気分だ」という意味ですか、それとも人々がスー・ブラックモアと呼ぶ存在に近くなったということですか？　外部から見た自分に近いのではなく、自分内部の自分に近い感じがしますね。それがわたしの言いたいことです。アイデンティティというのが、雪の結晶の違いのようなものだということを実感すること。われわれが個々の雪つぶで、個別の結晶形態を持っているとします。もちろん雪つぶごとに違いはあります。構造が違っていますから。そしてここで、その一粒が海に落ちようとしています。雪粒は何を恐れるでしょうか？「自分は消滅しようとしている、自分は消滅する、消え去って、無になる」と思うかもしれない。でも実際に起こるのはひょっとしたら――そしてこれは、死や悟りのメタファーです――無限の拡張かもしれない。自分がただの凍った水の一粒ではなく、自分が水そのものであるということを思い出すのかもしれない。だからこの本質のメタファーは、別のレベルでは、形態と同時に存在しているんです。区別は消えるわけじゃない。ただそれは単なる形態でしかない。本質は統一性なんです。

――明晰夢のような扱いにくいものについて語ることで、通常の科学に挑戦しているだけでなく、神秘主義だの自己変革だのの話をすることで、本気でとことんまで行く気なんですね。これは通常は科学の一部とされていませんよね？ 意識の科学は必然的に、こうした自己変革の問題を含むことになるんでしょうか。

スティーブン はい。区別するべきいろんな知識があります。もちろん科学的な知識が圧倒的に重要で、何かについて科学的な知識が得られるなら、言わばそれ以下のどんな知識よりもそのほうがいいし、変な異端説なんかよりずっといい。でも自分自身の体験の話をするとき、それは科学知識と同じくらいの価値があるんです。明晰夢が本当にあるということを、自分に証明する必要はありませんでした。あなたも実際に体験しているから、証明はいらない。三人称的な科学的証明は、その体験がない人にだけ必要なんです。

　東洋の伝統は、この内的知識を何千年も探求してきました。そしてわれわれ西洋の人間は、その東洋の伝統とやりとりして、背用の科学的な視点をもたらすことで利益を得るというユニークな機会を得ていると思います。こうした視野の共同作業により、意識を新しい形で理解する可能性が持たらされると思いますし、それが持っている価値を利用することで、自分たちの可能性を完全に実現できるのだと思います。

――目下、意識を研究している人の中には二つのグループがあるようです。一つはひたすら客観的な視点からだけ研究している人で、意識の神経的な相関や、脳スキャン研究をしていて、全体としては自己変革には興味がない人々です。一方では、意識変革状態や東洋宗教などに関心があって、ハードサイエンスにいささか敵意を抱いている人々です。この先何が起こると思いますか？

スティーブン　第三の可能性が必要だと思います。脳を理解しているけれど、でも自分なりの体験を持った科学者が必要です。説明されるべき問題は体験で、脳が体験を理解する手段だと信じているのに、脳だけ研究して体験を研究しなければ、いったい何を説明しようとしているんでしょうか？　わたしから見れば、この二つは自然に手を取り合うものです。わたしはどっちの見方や理解にも興味がある。だからこそわたしは心理生理学者なんです。わたしの人生を本当に全うするのは、まさにこの二つの対応する視点、内面的な見方と外面的な見方なんです。このアプローチのどちらもあきらめたくはありません。

――ほかの科学者からかなり反感を抱かれたりしますか？

スティーブン　もちろん、こういう見方をするなら、どっち側からも反感を持たれますよ。ニューエージ連中と話をすると、わたしはかれらに絶対理解できない変な科学的態度を持っているということになります。そして体験について何も感覚を持たない科学者に話をしようとすると、かれらは「こいつイカレてるな、どっかおかしいんじゃないの？」ということになります。でも理解してくれる人もいるし、自分で同じ体験をした人々もいます――ちょうどわたしが世の中に対して、スー・ブラックモアはとても奇妙な体験をしていて、それが彼女をとてもおもしろい人物にして、世界の新しい見方について彼女の心を開いたんだ、と言うように。

――わたしたちは二人とも、この二つが一つになるという希望を抱いているようですね。

スティーブン はい、そしてそれが実際に起きるのを見ることになると思います。

――ご自分に自由意志はあると思いますか？

スティーブン それは自由意志という言葉の意味によるでしょう。そして、意志という言葉の意味にも。そして自分という言葉の意味にもよります。「わたしの意識ある心、自分自身のモデル、夢の中で話していたあの存在が、それのやりたいことを決めたり、この質問にどう答えたりするかを決めるんだろうか」という意味なら、わたしはノーだと思います。でも「自分自身であるところの存在、自分自身であるところのすべてが、この質問にどう答るかを決めるのか」という意味なら、答はイエスです。ここでの問題は、自分とはどういう意味なのか、ということです。わたしに自由意志があるなら、それを持っている「わたし」とは何か？

――悟りの話をしていたとき、それは個人や自己というものが、大いなる統一性にすべりこむようなものだと表現なさいましたね。自由意志の問題の場合、選択はこのちっぽけな意識ある自分から来ているのではなく、この身体から来ているのでさえなく、あらゆるものから来ているという言い方はできるでしょうか？

スティーブン はい、だからこそ、その質問は「自分」とはどういう意味かによるんです。わたしが自分であるところの総合性について語るとき、ここにある複雑な肉体物質だけのことを言っているわけじゃない。そんなものに限るべき納得のいく理由がありますか？ 自分のこれまでの体験に基づき、わたしは「自分とは何か？」という問題には心をオープンにしておく必要があるんです。

そこに何があるのか考えるまで、
そこには何もない。

ケヴィン・オレーガン

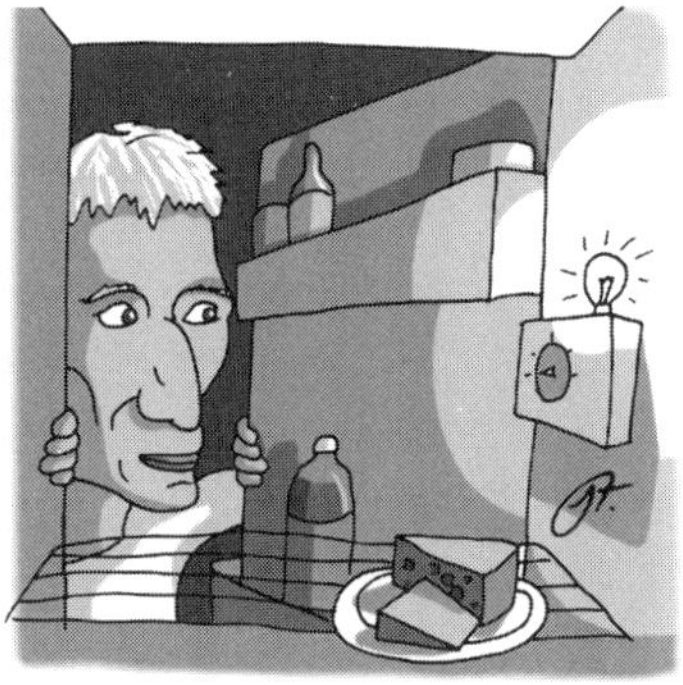

ケヴィン・オレーガン（Kevin O'Regan、1948 〜）はサセックス大学で数理物理学を学び、ケンブリッジ大学で 2 年間学んだのち心理学に転向し、読書時の眼球運動の研究で博士号を取得。単語認識、チェンジブラインドネス、眼球運動に影響されない視覚世界の安定性について研究しており、視覚の感覚運動説を展開するなどして視覚における感覚刺激に伴う現象経験の解明に努めている。科学以外ではカポエラ（ブラジルの格闘技）を嗜む。パリのフランス国立科学研究センター（Center National de la Recherche Scientifique）実験心理学研究所所長。

——意識の問題とは何だと思いますか？

ケヴィン　疑似問題。

——なるほど。

ケヴィン　実は問題でもなんでもない。

——続けてください——これを疑似問題だとか全然問題じゃないと言う人は、そもそもわかってないか、あるいはよくよく見通して何かをつかんでいるかのどっちかだと思います。あなたは後者でしょう。わたしにも理解できるように助けてもらえませんか？

ケヴィン　われわれみんな非常に個人的な生活体験をして、モノを見たり考えたり自分たちの存在を信じたりしている。そこには何らかの説明が必要だ。科学者としてわれわれはみんな、この体験が何らかの脳プロセスに由来するものだと信じている。問題は体験と脳プロセスを関連づけることにある。だがだれもこれを関連づけられる筋の通った物理化学的メカニズムを見つけていないようだね。

——それって本当の問題じゃないんですか？　今おっしゃったのはまさにハード・プロブレムでしょう。なぜそれが疑似問題なんですか？

ケヴィン　なぜって、それが体験というものについての誤解から生じているから。今世紀の初め、人々は生物に生命を与える生気みたいなものがあるに違いないと思っていた。生命は不思議なものだと考えていたから。そこへパラダイム・シフトが起こった。生命の構成要素の一つひとつの側面が物理化学的解釈——唯物論で、魔法の解釈じゃない——を備えた簡単なメカニズムで説明づけられることに、人々はだんだん気づいていったんだ。そして生命とはそれを生みだした「生気」を備えた単一体だという考え方をやがて捨ててしまった。「意識のハード・プロブレム」というのはこれとちょうど同じパラダイム・シフトで解決できると思う。意識とは何らかの脳プロセスから生まれたり現れたりした単一体だという考えをただ捨て去って、体験を本当に構成しているものすべてを見つめればいい。するとその一つひとつにそれぞれささやかな説明が備わって、新しい魔法のプロセスを引き合いに出してやる必要はなくなる。

――でもそんなふうには思えませんよね？　わたしには――少なくともほとんどの場合――ここに単一世界があって、その豊かさをわたしがこの部屋で体験しているように思えます。それがどうして生命の問題と同じだったりするのですか？

ケヴィン　あなたならそれはミームだと言うのだろうね。つまりわれわれは本当に物事を体験しておりそれは実在するし、われわれは自由意志とありのままの感覚を持つ、現存して行動している存在だというだれもが持っている考え方のことだ。こういうことをわれわれは互いに言い合って信じ込ませているけれど、見方を変えて別のことを言うことだってできる。

二〇世紀初頭に物理学者たちが生命の起源について書いた本を、子供の頃に読んだっけ。生命とは何とすばらしく謎めいたものか述べて、生命の起源はタンパク質の中の何か特別なものに由来するのではないかと問う、といった内容だった。こういう本を読むと、生命の性質は生物に出現する魔法のものという、あなたなら絶対ミームと呼んだものをこの人たちは持っていたようだよ。

――そのとおりです。自己についてはそう考えています。ミームたちがわたしたちのためでなく自分たちの利益のために集まって紡いだ物語だと思います。知的な言葉でそう表現はできても、内側ではまだ自分が単一体験をしているように思えてならないんです。ええ、瞑想すれば消えていくし、落ちついて内観的に見ると見ている自己は見当たらない。それでも普通の生活をしていると、絶えず世界を認識しているように思えるんです。それはどこかまちがっていて、そういうものじゃないとおっしゃるわけですか？

ケヴィン　そのとおり。われわれはみんな絶えず世界を認識していると思っているけれど、それは錯覚だというのがわたしの主張だ。この錯覚の出所を理解する助けになりそうな例えをいくつか示そう。一つは哲学者ナイジェル・トーマスの「冷蔵庫の明かりの錯覚」の例だ。冷蔵庫を開けると明かりがついている。扉を閉めてあなたは考える。「まだついているのかな?」さっと扉を開けて確かめると、またついている。そこであなたは明かりがいつもついているという印象を受ける。視覚野でも同じこと——目の前には鮮やかな野原があり、世界は絶えず存在するという印象を受ける。でも、実際はそうではないと断言しよう。そこに何があるのか考えるまでそこには何もないし、疑問に思うという事実がそれを認識させる——というか、それが認識を形成すると言うべきだね。

——数日前にあなたにこの例えを吹き込まれてから、何とか世界が消えているところをとらえようとしているんです。急いで見まわしても、どんなに急いで冷蔵庫を開け閉めしても当然つかまらない。知覚がおかしくなりそうですけどね。でもほかにも例えがあるとか?

ケヴィン　うん、わたしの意見で人々が受け入れがたいと思うのは、見るというのが脳内で現在進行中の何かではないという発想だ。ほとんどの神経科学者たちは体験の相関となる脳活動を探している。視覚体験の原因と思えるような、発火する脳領域を探しているんだ。でも神経発火が見るという体験であるはずがない、というのがわたしの主張だ。もしそうだとしたら、ニューロンやその活動を本質的に非物理的な何か、すなわち体験に転換する魔法の物理化学的メカニズムみたいなものを前提にしなければならないから。

　だから体験は脳の中にはないと言い切るという簡単な方法で、この問題からは抜け出せる。体験とは何か脳にできること、脳の能力だ。さてもちろんこの能力をもたらす潜在的な神経プロセスが存在するが、この能力は神経発火で構成されてはいない。これは適切な状況において神経が生物に実行を許す何かなんだ。

　だからもう一つの例えは金持ちであること。もし金持ちなら、銀行に行けば大金を引き出せるとわかっている。小切手を切ってぜいたくな船旅に出かけられることもわかる――つまり金持ちであるという感覚は脳内で起こるものではなくて、むしろ能力――望めば何かができるという知識だ。その一方で、金持ちであるという感覚は何ひとつせずともいつだって抱くことができる。

――どういう意味で視覚がそれに似ているんですか？　視覚で起きているのは、この世界がここにあるという錯覚にすぎず、しかも望み次第でもう一度見られるからというだけでその錯覚が生じていると？

ケヴィン　望み次第でもう一度見られるからじゃない。何かを見ているという事実が体験を与えてくれるわけではないから。自分が動けばそれが自分の感覚入力に何らかの変化を引き起こすと知っている、という事実だ。

体験をもたらすのが、目を動かして新しいものを見るという事実だと思ってはいけない。目を動かしたときに入ってくるスナップショットだと考えるべきではない。それは目を動かしたり体を動かしたり物体を動かしたりすると起こる変化の知識。何かしした場合に起こる変化の知識――でも実際に何かする必要はないということは、お忘れなく。

さて、金持ちであることは感覚を伴わないから、少々これには難があると思われるかもしれない。これはなかなか興味深い。実際のところ視覚は行動と緊密な関係があるという点で、金持ちであることとかけ離れているからね。まばたきすれば視野は空白になる。眼筋や体をちょっとぴくりとさせるだけで、目から得る感覚入力には急激な変化が起こる。でもまばたきをしたって銀行口座には何の変わりもない。だから金持ちだという感覚と見るという感覚にはとてつもない違いがあるし、わたしの理論の強みは、感覚の違いに理にかなった説明を与えてくれることだと思う。金持ちだとか幸せだとか貧しいとかいう感覚――これらはもっと概念的な感覚だ。なぜかって？　行動と緊密に結びついていないから。だが見る、聞く、嗅ぐといった知覚的感覚は、ある種の身体動作に緊密に結びついている。

しかもこの理論は過去一世紀にだれも申し分ない説明をしてくれなかったある種の謎を説明してくれる。具体的に言うと、たとえば音を見たり匂いを聞いたり景色を嗅いだりするのでなく、音を聞いて景色を見て匂いを嗅ぐ理由だ。従来の見解でいくと、景色を見るのはそれが視覚路を刺激するから——でもそれは何の説明にもならない。視覚野は聴覚野ときわめてよく似た構造だ。視覚野のニューロンが視覚に関連する特定の感覚を生じさせる理由は見当たらない。それぞれの感覚の違いの説明を脳プロセスに求めようとすると、視覚野に景色を与え、聴覚野に聞くことを与える魔法のメカニズムみたいなものを前提とせざるを得ないやっかいな状況に追い込まれてしまう。

その一方でわたしの意見はまったく簡単な説明をもたらしてくれる——ある種の変化がある種の動きを伴うと、見る感覚があるんだ。たとえば目を閉じれば視野は空白になる。前方へ動けば網膜上の光学的な流れが拡大する。しかし目を閉じても聴覚情報には何の影響もない。頭を動かして耳に入ってくる情報の非同時性が正当なやり方で変われば、あなたには自分が聞いているのだとわかる。聞くとか見るとかいうことは、ある種の法則が当てはまると知っていることなんだよ。

——これが現実の視覚と想像の区別のつけ方だと思いますか？

ケヴィン　うん。おそらく幻覚と夢もそうだ。まばたきしても何も起こらないし、少なくとも通常見るときのように正しい法則を伴っていないけれども、たくさんの類似点があるから。

これで感覚代行などの現象の説明もつく。こんな研究がある。テレビカメラに電子機器で振動体をずらりとつなげて、振動パターンがあなたの見ているものの触覚印象を形成するようにしてやる。この装置を目の見えない人が使ってカメラを動かすと、見るのに等しい感覚を実際に持つことがわかっているんだ。対象が外側にあるという印象も持てる。

——コウモリであるとはどのようなことかについても、それで何か洞察が得られるでしょうか？

ケヴィン　コウモリであるとはどのようなことか、本当にわかる見込みが薄いということはまちがいなく言えるよ。視覚はわれわれの視覚装置が持っているある種の法則に緊密に関わっているから。だから、たとえば一人の人間として小さな紙片を直接見つめると、それは色に敏感な光受容体を高密度に有する中心視によってサンプリングされる。でもほんのわずか視線を逸らすと、色に敏感な光受容体の密度はぐっと下がるから入ってくる赤い光の質は変化する。しかも網膜の中心部には青緑っぽいべとべとしたところがあって、目を逸らした場合に起こるのとは違ったやり方で赤い光を通す。だから実際には赤なんてものはないんだ。わたしの意見では、赤さとはあなたが赤い表面に対して動き回ったときに、そこが光を変化させるやり方のことだよ。

——赤について考えるのはとても興味深いですね。赤はしばしばクオリアのパラダイム例に使われる。赤の赤さのあるがままの体験。でもわれわれは物体そのものが赤なのではなくて、光と目と神経系の相互作用から赤が生じることを心理学と神経生理学から知っています。それがあなたの今の発言でさらに複雑になってしまう。

赤とはまっすぐに見つめたときと目を動かしたときとでは違うものだから。でもわたしの経験では、これに立ち向かうのはとてもむずかしいんです。つまり、ここで見ていると、世界は揺るぎなくて赤や茶や緑の物体にあふれているように見える。わたしがまちがっていると言うのですか？

ケヴィン　われわれの体験は脳プロセスの結果ではなく脳の能力で構成されていると言ってるんだよ。そうやって考えると体験の性質の説明がつく。金持ちであることが赤い布片を見ることほど「緊密」な感覚ではない理由、見ることと聞くことが異なる理由、痛みについても説明してくれる。痛みがあるとき、関心は有無を言わさず痛みの刺激に引きつけられる。引きつけられるだけでなく関心をそこから離すことができないから、痛みそのものの感覚はほかの知覚体験とはさらに異なる。

――ではあなたの見解では、体験がどんなものか理解するには、それで何ができるか理解することが必然的に関わってくるわけですか？

ケヴィン だいたいそのとおり――体験とは何ができるかだという意味については同意できないけれど。「それで何ができるか理解する」と言ってはいけない。なぜなら……体験とはあなたがすること、あなたがおこなう何かだから。

――この理論を試せる方法はありますか？

ケヴィン わたしはいわゆるチェンジブラインドネスについて数々の実験をやっているんだが、とても鮮やかな光景を見ているつもりでも、ある状況下ではその光景に大きな変化を加えても気づかれないことが示されている。これは外界の内部表現があるというほとんどの神経科学者や心理学者たちの考えに疑問を投げかけている。これがこの発想のひとつの結果だ――われわれはこの世界を脳内で再表現していない。それどころか外界を一種の外部メモリとして使い、それを探っている。外界の内部複製を作る必要はないんだよ。

――ようやく言われたことの意味がわかってきたように思いますが、わたしはよく勘違いするからここではっきりさせておきたいのです。こういうことを言っておられるわけですか――神経科学においてわたしたちは、目を開けて世界を見て鮮やかな内部表現を作り、それが体験だと考えがちです。そしてあなたはこう言っている。「いや、そんなんじゃない。鮮やかな内部表現なんかないし、情報は実は外の世界に保存されているんだよ。人はいわばその断片化した小さなかけらをあちこちで得ているだけなんだ」。

ケヴィン 惜しい、あと少し。

――またあと少しだったの！

ケヴィン 「得る」という言葉を使ったのが惜しかった。あなたは「情報の小さなかけら」と言ってわれわれがこういうかけらを手に入れて脳内に入れていると示唆したけれど、それがまちがいなんだ。実際の体験は、環境の中でわれわれがおこなう行動に由来している。

――視覚に関する考え方をかなり劇的に変える必要があるみたいですね。あなたの言っていることを理解するには。

ケヴィン　あなたには驚かされるよ。もっともわたしに近い見解を持った人の一人だ。

――もう少し近づけた方がいいかと思って――それからそのままでいるか認めないことにするか決めなくちゃ。では続けてチェンジブラインドネス実験の基本的な考え方とその仕組みについて説明してください。

ケヴィン　まず実験がどんなものか、なぜ人々が驚くか話して、それから説明しよう。実験では一枚の写真を見せるのだが、写真の中には何か大きな違いがある。たとえばパリの通りの写真で、ノートルダム寺院がその背景の三分の一を占めているとする。そこでふいにノートルダム寺院を写真の幅の四分の一くらいのところに移す。普通ならすぐに気づくだろう。でも寺院を写真の中で動かすのと同時に、ごく短い空白を入れるんだ――おそらく一〇分の二、三秒くらい――するとちょうどまばたきのようにみえる。そうすると被験者たちは変化に気づかない。そこで「おや、ノートルダム寺院が動いているのに気づきませんか」と言ってやると、かれらは「どうして気づかなかったのかな」と言う。何を見るべきかわかっていれば、その変化はまったく疑問の余地がないので、みんなとても驚く。

――するとなんですか――あなたが見せる写真には大きな違いがある。普通はたやすくその違いに気づくけれど、フラッシュやギャップを入れたり、わたし自身のチェンジブラインドネス実験でやったみたいに写真を動かしたりすると、被験者はその変化が大きくても気づかない。

ケヴィン　……それも、変化した場所をまっすぐに見つめていたとしてもね。

――はい。これは何が起こっているのだと思いますか？

ケヴィン　何が起こっているかというと、わたしの説明では、写真の内部表現はないから写真は外部メモリとして使われているんだ。何かが変わったことを唯一知ることができる方法は、そのかけらを覚えていることだけれど、記憶はとても貧弱だ。ほら、写真を見つめて目を閉じて何が映っていたか自分に尋ねてみると、「うーん、テーブルがあって、椅子があってベッドがあった」くらいはたぶん言えるだろうけど、瓶はテーブルのどの部分にあったか、ベッドカバーの模様は何だったか尋ねられても、あなたはおそらく答えられない。あなたにあるのは写真の意味論的説明で、これは描写を本で読んだ場合に得られるものと似ている。

　つまり人が見ているものについての内的知識は基本的に皆無で、シンプルな意味論的説明にとどまっているというのがわたしの主張なんだ。でも目を開けばその説明は目の前にある視覚的なもので豊かに

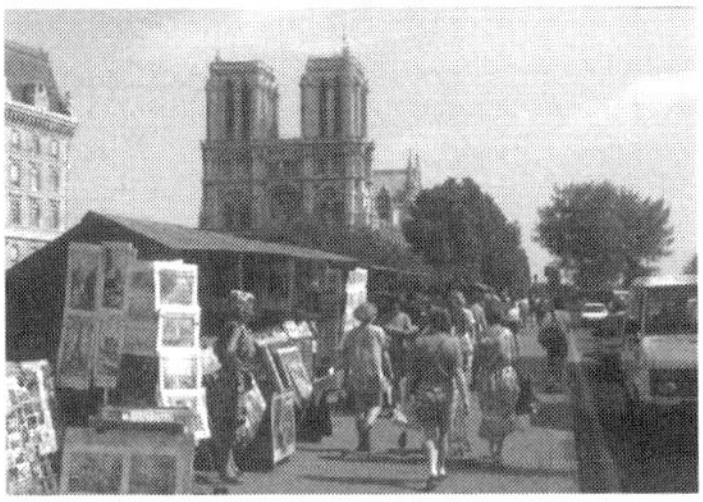

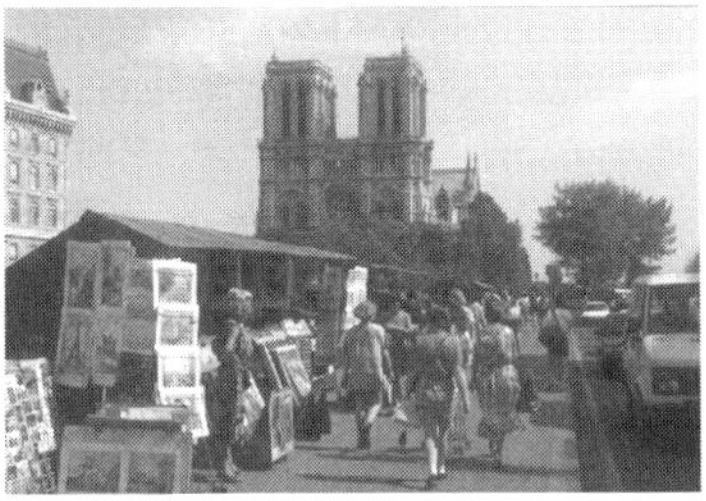

図6　チェンジブラインドネス――この二枚の写真を被験者がまばたきしたときや目を動かしたときに入れ替えても、被験者は変化に気づきません。灰色のフラッシュを短く挟んで写真を入れ替えても同じ効果が得られます。これはわたしたちが、眼球運動の間に視覚世界の鮮やかで詳細な表現を保存していないことを示唆しています。

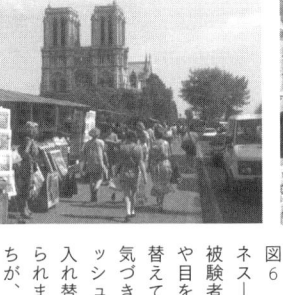

なり、それが現実だと感じられる。だからもっと情報が欲しい光景——たとえばベッドカバーの細かな模様——がわずかでもあったなら、ただ見るだけでいい。ごくわずかな関心や目の動きでただちにそれが可能になる。やはりこれも冷蔵庫の明かりみたいなもの——あなたはベッドカバーの色をすべて見ていると思っている。ただ何だろうと思うだけで、そこに目が行ってそれがわかるから。

——では何かを見ているとき、手に入る情報は豊かにあるけれど一秒に四、五回くらい目を動かすたびにその情報はなくなってしまうと言うわけですね？　確固とした表現はなくて、持続的な視覚記憶も……

ケヴィン　今まちがったことを言ったよ。

——ああ、いつものことです。でも本当に理解したいので直してください。どこが間違っていました？

ケヴィン　「手に入る」と言ったね。それはまちがいだ。手には入らない。ベッドカバーを見るとき、その色が網膜に作用してベッドカバーの色の内部表現を活性化すると考えてはいけない。起こっているのはそういうことじゃない。ベッドカバーを見て「あのベッドカバーはチェック柄かな、それともタータンかな？」と思うとき、ベッドカバーについて適切な調査をしてその疑問に答えている、というのが実際のところだ。自問していること以外、あなたは何も見ていないんだよ。見るというのは実在しない。視覚環境の一部の面に関するあなたの疑問に対応するもの以外に、見るというのは存在しないんだ。

——ではサッカード（眼のすばやい動き）のたび、自然な眼球運動のたびにわたしは環境を何らかの形で取り調べてあれこれと関心を向ける——それが体験であるということですね。でもまた目を動かしたり、その環境にある別のもののことを考えたりすると、それはすべてなくなって新しいものが始められる。

ケヴィン　そのとおり。一つひとつの眼球運動の後に残るのは光景の意味論的説明——基本的に非・視覚的なものだ。

——とても風変わりな世界観ですが、わかってきました。実験もそれが正しいと示唆していますね。わたしが得ているのはとても大雑把な意味論的説明か、概念的な考え——「わたしはこの部屋にいて瓶がそこにあって、などなど」——それがつねに世界を取り調べるプロセス、これを見たりあれに注意を払ったりといったことに裏打ちされていて、それはすべて保存されていない——それはわたしの頭の中に表現としてふらふらしているのではない。使われていようといまいと、ただこの世界の中にある。

でも生きて見ているという感じ方はそういうものではないですよね？

ケヴィン 考えてみればそういうものだよ。見るというのは感覚入力と運動出力の感覚運動随伴性の法則を試す事実だと考えれば——単に言葉遣いを変え、見るという体験についての考え方を変え、内部表現を作りあげることで構成されるあなたのミームを忘れて、見ることを行為としてみなすと——筋が通る。

——その見解だと、見ているわたしはどうなるんですか？

ケヴィン うーん、わたしは哲学者じゃないからね。わたしはこの問題について自分なりの見解を持っていて、それは行動主義者や新行動主義者に分類されるかもしれないし、ことによるとどこかデネット風と分類されるかもしれないし、あなたのミームについての考え方と両立できるかもしれない。自己、わたしという概念とはカギ括弧つきの「わたし」がおこなうことを都合良くわたしに説明させてくれる社会的構図にすぎないという見解なんだ。

——ではあなたは、今ここにすわっているわたしというこの全身もしくは全システムと、自覚があって意識があって主導権がある感覚を持ったカギ括弧つきの「わたし」を暗に区別しているのですね？

ケヴィン その感覚はわたしのやっていることについて語る唯一の方法だということになるかな。これもやはり一種の社会的錯覚、物事について考えて物事について人に話す実用的な方法だ。でもそこには何の不思議もない。本人にこの自己や意識を感じさせるためにヒトの脳に加えなくてはいけない特別なメカニズムなんてないよ。

――錯覚という言葉を何度か使われましたね。錯覚とはまったく存在しない何かだと思うか、別のおかしな考えを持つかして、人々はかなり混乱すると思います。錯覚とはどういう意味ですか？　われわれの体験とわれわれについての理論のどれだけが錯覚なのでしょう？

ケヴィン　錯覚という言葉が少々やっかいなのは認めるよ。わたしの錯覚という言葉の使い方は、そう、幻だって哲学者たちから叱責されているんだ！　視覚が幻だというのは論理的に筋が通らないとかれらは言う。視覚は視覚であって、定義からして幻ではあり得ないからとね。わたしがこの言葉を使う場合は、視覚とはあなたが思うようなものでもなければ、現代の心理学者や神経科学者や哲学者たちが思うようなものでもないという意味だよ。基本的に人々にショックを与えるためにこの言葉を使っているんだ。

――でもそれは正しいかもしれないですね。われわれのほとんどが視覚を頭の中で構築した世界の体験と考えているけれど、それはまちがっていて錯覚である、と言っておられるのなら――視覚とはわれわれが思ったようなものではない。

意識研究の分野でかなりありがちなことを思い出させますね。たぶん他の分野でもそうなのでしょう

――この世界に関する普通のありふれた前提みたいなものに挑戦すると、みんなが「ああ、本当はそういうものじゃないと知っていたよ」と言い出すのです。

ケヴィン　なかなかおもしろいことなんだが、わたしが『ネイチャー』誌に泥はねについての論文を送ったとき、査読者は二人いた。一人は「これはすばらしい」と言い、もう一人はヒトに視覚記憶がないことが周知の事実であることを理由に、「陳腐だ」と言った。ネイチャー誌の編集者は「査読者たちの意見が分かれた論文は掲載できないから却下します」と言ってきた。わたしはうまい手を考えて手紙

を送った。つまりこう言ったんだよ「いいですか、二人の査読者の意見が分かれたけれど、実のところ科学界全体の意見が分かれている——半数はすばらしいと思い、半数は陳腐だと考えている。重要な科学的論争がここで起きているのに、なぜネイチャー誌がその科学的論争から距離を置いていられるのです？」すると認められたよ。

——二枚の写真に挟む合間のかわりに、車を運転していてフロントガラスにかかる泥はねのように、小さな泥はねを挟んだものですね。この意味するところから実際に車を運転した場合のことを推測すると、とても心配になりますよね？ フロントガラスに大きな泥はねがついたとしたら、前に飛びだしてくる子供とかバスといった大事な変化に気づかないかもしれないと示しているわけです。

ケヴィン ごもっとも。大きな泥はねでなくとも、小さい泥はねがいくつかで事は足りる。

——過去におこなった実験や、視覚についての考え方の劇的な変化についてここまで話してきました。それはあなたの生き方、人々との関わり方、日常生活の送り方をどれくらい変えましたか？

ケヴィン まったく変えていない。わたしは自分がロボットだとわかっていたし、それを人々に証明しようとしていただけだから。そしてようやく何とかわからせた。

——詳しく話してください。どうやって自分がロボットだとわかったのですか？ 生まれたときから？ 生まれつきゾンビだったのですか？

ケヴィン 子供のときからずっとロボットになりたいと思っていたんだ。人間の生き方における最大の問題の一つは、その人生にコントロールできない欲求が宿っていることだとわたしは思うし、もしそういったものに打ち克ってもっとロボットのようになれたならはるかにいいだろうと考えている。

——ああ、このロボットはわたしが想像したのとはまた違った類のものですね——このロボットはその欲求を制御できるんですね？ わたしはむしろスタートレックのデータに近い、何の情動もないロボットを想像していました――一方であなたのロボットには情動はあるけれどしっかりとそれを制御しているわけですね。

ケヴィン　情動はぜひくわしく調べてみたいむずかしい話題だね。体験が感覚運動随伴性でしかないというわたしの理論が、情動にまで拡大できるかもしれないからね。たとえば、愛とは何だろう？　あなたは実際に愛を感じるのだろうか、それとも愛とは、愛する人が電話してくるとずっと話していたいという事実や、部屋で本を読みながら待っているよりむしろ喫茶店へ行って会いたいという事実にすぎないのだろうか？　愛とはこういった性質すべての寄せ集めにすぎないのだろうか、それとも何か他のものがあるのだろうか？　愛の実感というものはもしかしたら感覚運動随伴性と同じようなやり方で説明できるかもしれない――そうだとしたら合理的なロボットとして制御できるはずだ。

――仕事が山積みですね！　ダン・ウェグナーはツーソンで、意識に興味がある人々をロボットおたくと悪い科学者に分けました。ではあなたはまったくのロボットおたくだと思って……

ケヴィン　まちがいないね。

――……そして他の人々は悪い科学者だと？

ケヴィン　みんなロボットおたくだけど自分ではそれを知らないんだよ。

――どういうきっかけでロボットおたくになったのですか？　とても幼い頃からこういうことについて真剣に考えていたのですか？

ケヴィン　そうだよ。一〇歳のとき母の書棚に神経解剖学の本があって、神経回路について何時間も読みふけった。実に驚くべきものだと思ったけれど、なぜその小さな神経回路が体験を生み出すのかわからなかった。

――ではあなたはまだ幼かったのに、ハード・プロブレムに取り組んでいたのですね？　当時はまだそういう名前では呼ばれていなかったけれど。

ケヴィン　そのとおり。

――自分はロボットだといつも感じながら、他のみんなは自分たちがもっとすぐれたものだと思いつつ動きまわっているのを知っていると、大部分の人に対して疎外感を感じませんでしたか？

ケヴィン　かれらもみんなロボットで、そうではないという幻想を抱いているだけだとわかっていたよ。

――ではすっかりこの分野に浸って実験をおこない、人々の見解に実際に挑んでいる今の方がやりやすいのですか？

ケヴィン　人々はもう少し耳を傾けるようになったけれど、まだとても気分を害しているよ。目の前にあるものをすべて見ているとかれらは本当に感じているし、自分たちは人間でロボットではないと本当に感じているからね。

――人間の生き方の価値を貶めていると感じることはありますか？

ケヴィン　いやまったく。わたしがロボットだという事実はわたしが痛みを感じない、恋に落ちない、芸術を解さないという意味ではないよ――その逆で、単にこういう感情や体験が魔法のメカニズムを必要としないことを説明する一つの方法にすぎない。

――意識は死後も残ると思いますか？

ケヴィン　近い将来には人格をコンピュータにダウンロードして死後も仮想世界で生かすことができるようになると思うよ。そうすれば意識は死後も残る。

――あなたは自由意志を持っていると信じていますか？

ケヴィン　ああ、だれもが持っている。ロボットたちでさえ自分に自由意志があると信じているよ、たとえ実際には持っていなくてもね。

本当の理解とは計算の外にあるものなんです。

ロジャー・ペンローズ

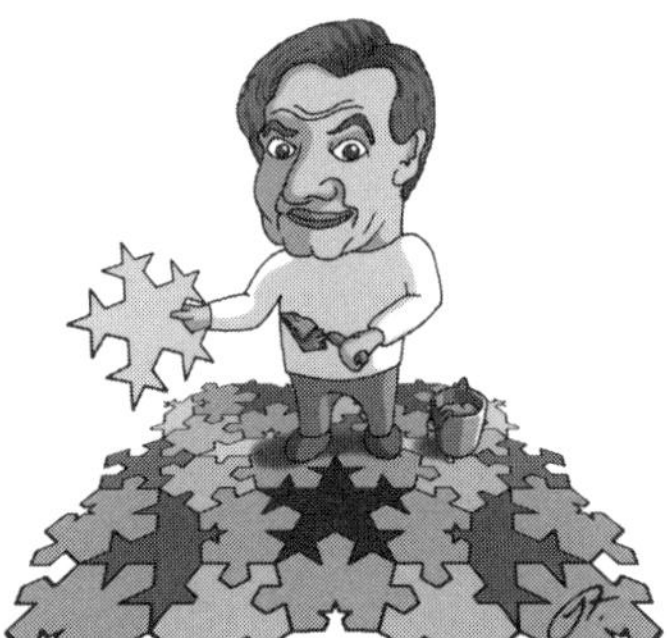

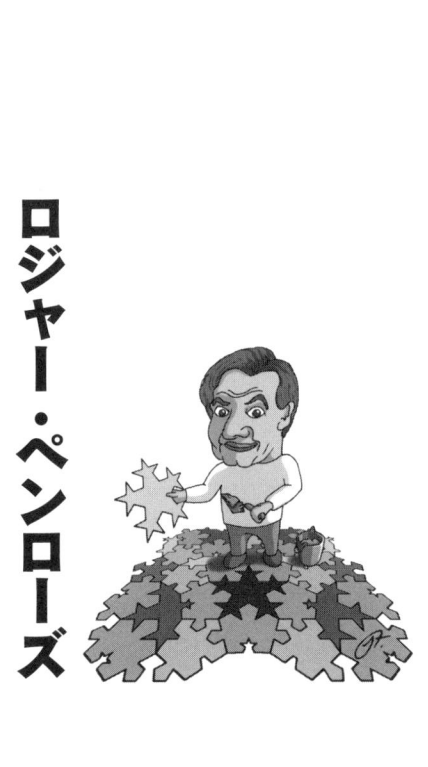

ロジャー・ペンローズ卿（Sir Roger Penrose、1931〜）はロンドンで学び、ケンブリッジで代数幾何の博士号を取得。切りばめ法の研究を始め、それがやがてペンローズチキン——表面を１度もパターンを繰り返すことなく完全に埋め尽くせる２つの図形——の発見につながる。その後、純粋数学や応用数学や宇宙論の多くのテーマを研究し、ツイスター理論を発明して、スティーヴン・ホーキングらとも密接な共同研究をおこなう。1973年にはオックスフォード大学で、数学のロウス・ボール講座教授となり、1994年には科学への貢献で騎士の位を授与される。意識の研究とその量子力学との関連性は著書『皇帝の新しい心——コンピュータ・心・物理法則』（1989、林一訳、みすず書房、1994)、『心の影——意識をめぐる未知の科学を探る（1、2)』（1994、林一訳、みすず書房、2001〜2002）に記述されている。

——なぜ意識はそもそもおもしろい、またはむずかしい問題なんでしょう?

ロジャー 理由はたぶんいろいろあると思うね。その一つは言うまでもない理由で、宇宙がどんなものかという物理学の理論の中には、一部のものになぜ意識があって、他のものにはないかを説明してくれるものがまったくないから。

——意識があるものとないものがある、ということに本当に自信がありますか? どこに線を引くにしても、こまった問題が出てきませんか? どこで線を引こうと、自分が正しいかどうか確かめようがないでしょう。

ロジャー 程度問題かもしれないねえ。意識があるかないかのどっちかだけである必要はない。

——でも絶対にわかりようがない。

ロジャー ああ、なるほど。それはいささか悲観的じゃないかな。

——おやそうですか? なぜ?

ロジャー だって人々は、月の裏側がどうなっているか決してわからないとか、星はどんな材料でできているかとか、その他各種のものが絶対わからないと言ってきました。だからある時点では回答不能に思えるようなことでも、しばしば間接的に取り組む方法があるもんです。だってだれも星の中に入ってスプーンで中身をほじくり出したりはしていません。そんなんじゃない——星が何でできているかについて、非常に確実な情報を得る間接的なやり方があるってことです。

——するといつの日か、かなりの自信をもって、こっちの動物には意識があってこっちのにはないとか、植物に意識があるかないかを言えるようになるとお考えなんですね。

ロジャー ええ、そう思いますね、うん。でも今はそれに全然近いとは思わない。はるか先でしょう。だからそれをどうやればいいかとか訊かないでください。それはわたしが抱いている漠然とした楽観論なんですから。

——さてあなたは数学者です。数学から意識に移ったのは、なぜ、どうやってなんですか？

ロジャー　ええ、それはある意味で帰省みたいなものなんですよ、父がいつもそういうのにずいぶん興味があって、別の道をたどったんです。人間遺伝学の教授になって、人の知性を減らすというか、認識を減らすというか意識を減らすというか、言葉はなんでもいいんですが、それにもっぱら関心があったんです。そして遺伝がどこまで責任があり、どこまでが環境のせいかを見ていました。そして哲学的な質問も大いに心配していました。学部時代に、何が人に意識を持たせるのかという問題にとても興味を抱いていたんです。

――つまり何というかこういう質問の中で育ってらしたんですね。そして学部時代のあなたもこうした質問をしていましたか？

ロジャー　ええ、学卒の学位はロンドンで勉強したんですが、学部生の常として、哲学について仲間と話し合っていました。でももっとはっきりしたのはポスドク時代で、ケンブリッジで純粋数学を始めたときに「別にやるべき勉強だけやる必要はないんだ。じゃああっちもやろう」と思ったんです。

ケンブリッジでは、実に魅力的な講義が山ほどおこなわれています。だからディラックが量子力学について話すのを聴きに行ったんです。別に自分の分野じゃなかったんですが――そして、それがとにかくすばらしかった。ボンディが一般相対性理論の講義をしていましたが、それはまったく違う形でこれまたすばらしい。直感的で情熱的な話し方でした。ディラックはそういう劇的な部分はなくて、ひたすら厳密。そしてもう一つ聴いた別の講義が数学者によるもので、チューリングマシンとかゲーデルの定理とか、後に意識と関係があると気がついた各種の中身について話していたんです。だからこうした道草講義にでかけたことが、後の思考にすべて重要となりました。

――なぜですか？　どこに啓発されましたか？

ロジャー　それ以前には、わたしは計算数学者だったと思いますよ、コンピュータを見ていてね。でもちょっと耳にしていたゲーデル理論のことがどうもひっかかっていて、その理論というのはこの世には知り得ないことがあるという主張なんだと思っていたんですよ。でもこの講義を聴いたら、全然そんなんじゃなかった。そういうことでも知ることはできるが、単にある形式システムの規則通りにやっているだけじゃ知り得ない、というだけのことだったんです。真実にたどりつくには、信用のできる、でも違った手法が必要だったんです。その問題に意識や理解を注力しなくてはいけない。だから規則に従うのではなく、なぜその規則がうまくいくのか知ることです。それが規則自体を超えた洞察を与えてくれる。

――さて、あなたの意識についての発想は、計算不可能な関数の考え方と関連しているのは知っています。どうやってそのアイデアにたどりついたか、もっと話していただけますか？

ロジャー　たぶん学部時代にすでに、意識的な理解では純粋な計算以外の何かが起こっているに違いないというはっきりした認識はありました。そしてわたしは根っから科学畑の人間なのでこう思ったんです。これは科学の外からくるもののはずだ。ある意味では科学なんだろうけれど、現時点までに到達できた科学とはまったく違う、とね。そしてディラックの講義の後で、量子力学について考え始めて、そこで現代化学には大きなギャップがあることがはっきりしたんです。

　これは量子力学の講義で強調されるようなことではありません――ディラックは違いましたが、他のほとんどだれの講義に行っても、試験に通るのが第一で、物事の意味とか、うまくおさまらないことなんか訊くべきじゃないんです。なぜ相互にまったく相容れない手順を使っていけるのに、それをまるで気にせずにやっていけるのか、とかね。だからしばらくして悩んだあげくに「とにかくそういうものだと思うことになってるんだ。先生はわかってるはず、ぼくはわかってないだけだ」と思うようになる。

――でもあなたはある意味で、そこで納得しなかったんですよね。

ロジャー　そのとおり。部分的にはわたしが物理専攻じゃなかったせいです。ディラックを聴きに行ったのは余興でした。

――それでどうなったんですか？　どこかの時点で微小管に手を出したわけですが……それはどんな具合に起きたんですか？

ロジャー　まあ今のは抱いていた哲学的な観点ですから。人の理解においては、計算以外の何かが起こっているということですね、そしてそれがおそらくは量子力学と関連する。量子力学はおさまりが悪いですから。

いつか通俗書を書こうと思ったんですけれど、でもこれは漠然とした考えでした。そしてある日テレビを見ていると、エドワード・フレッドキンとマーヴィン・ミンスキーがかなり極端な、ハードで強いＡＩの観点を説明していて、いずれ将来にはコンピュータがわれわれをペットとして飼ってくださるかもしれない、と言っていたんですよ。だから思ったんです、こんな計算主義的な観点は信じないし、なぜ信じないかというちゃんとした科学的理由もあった。そこで、ずっと未来に引退してから書こうかと漠然と思っていた本について、これで焦点が生まれたわけなんですよ。

――そして思うにこの本は『皇帝の新しい心』だったんですね。

ロジャー　はい。それが『皇帝の新しい心』で、本来よりもずっと早い時期に書かれて、それがありとあらゆる批判を招き、そしてわたしはもうまったく何も知らない青二才で……

――通俗書を書くとどうなるか何もわかっていなかった、と！

ロジャー　わたしは単に本を書こうかなと思っただけで、だれもそんなものを読むとは思っていなかったから、まずそれが驚きでした！　そして第二の驚きは、みんながものすごく誤解したということでした――もうすさまじいほど。

――うーん、じゃあなるべくはっきり説明してくださいな。まず議論の一つは、数学者たるあなたは論理的に計算できないものを理解したり見通したりできるということだったと思いますが？

ロジャー　それについてもちょっと攻撃されますよ――ほら、一般人には理解できないことを数学者だから理解できると言っている、なんてね――もちろんそんなつもりは全然なかったんですが。

――なんだか歩道から車道に出たときになんとか、というイメージがあるんですが、わたしの記憶違いでしょうか、それとも何かありましたか？

ロジャー　それは相対性理論の問題に取り組んでいたときのことで、ブラックホールがある意味で本当に存在するかをめぐることでした。それについてちょっと変わった考え方、純粋数学的な考え方をしていたんです。そこへ友人が訪ねてきて、とてもおもしろい話し手で、道を渡るときにもわたしは会話に夢中になっていました。さて、渡ろうとするときに会話が止まります――車がこないか見るためにね。そしてその瞬間に、ふとひらめいたことがあったんです。そして道の反対側で会話が再開して、ひらめいたことはかき消されてしまいました。でも友人が帰ってから、何とも説明しがたい奇妙な感覚にとらわれたんです。そこでその日に起こったあらゆることを思い返してみました――「こんな奇妙な感じはあのせいかな？　いや、そんなはずはなさそうだ」という具合に――そしてやがて道を渡るところまできて、するとひらめきが戻ってきたんです。そして「おおおお、これだったのか！」と思って、そしてそれが問題を解決するのに必要な鍵だったと気がついたんですよ。そして後は、他にいろいろ作業はあったものの、その後はかなりスムーズに進みました。

――で、それが意識とどう関係するんですか？　そのひらめきがいわば無意識だったからということですか？

ロジャー　いや、数学においてはひらめきは筋が通るべきだというのがわたしの見方なんです。人は夢を見たり、まったく筋の通らない無数のへんてこなアイデアを抱きますが、でもアイデアが実際に根づくには、多少なりとも筋が通っているべきだ。そしてそこでまさに無意識が重要に思えるんです。アイデアを放り出してくる無意識との相互作用なんですが、でもそれがきちんと収まるには、そこで意識に作業してもらわないといけない。

——でも今そこでずいぶん強い主張をなさってますよね。ここにあなたの明晰な頭脳が、一生分の数学や物理学のアイデアでいっぱいで、しかも各種訓練や背景や天性の能力を持っている——そしてそれがすべて並列で、大量のものが進行している——そしてその瞬間に、何かがまとまったという話でしょう。計算的な脳が計算的なことをやっている以上のものが必要だという発想はどこから出てくるんですか？　なぜ計算以上のものが必要だと考えるのか理解したいんです。

ロジャー　その裏側にある理解なんですよ、意識のために必要なのは。そういうことを言ってるんです。そしてそれはまさにゲーデル理論なんです。人々はいつもこれでわたしを攻撃するんですが、たぶんおもにかれらがこの議論を理解できないからだと思いますよ。なぜなんでしょうね、ごく簡単なことなのに。

——いや、説明してください。わたしにも理解できません。思考だのアイデアを思いつくだのその他はすべて計算でできるけれど、理解は計算では不可能だというんですか？　どうして？

ロジャー　理解は認識を必要とします。理解には意識が関わっています——それが議論の一方の脚です。

——それをどうやって証明します？　裏づけは？

ロジャー　いや普通の言葉の意味ですよ——何かを認識していない存在は、その存在がちゃんと認識していないとそれを理解しているとは普通は言わないでしょう？

——さあどうでしょう、何か物理的な物体に対して、理解が必要な行動を無意識におこなったら——何かが落ちるのを思わずつかまえたら……

ロジャー　そこには何の理解もないと言いますね。

単に自動反応でそれをやっているだけだ。

――基本的な物理原則の単純な理解でしかありませんが、でも一種の理解だと思います。

ロジャー　まあわたしが意図したより広い意味でその言葉を使えるってことでしょう。わたしが理解というとき、それは「意識的な理解」とでも言うべきものです――意識を実際に必要とする理解。ボールをキャッチするのは、完全に無意識にできる。実際には理解していない、単に行動しているだけ、というわけです。

――で、あなたにとっては、わたしとは違って、理解というのはそれ以上のもので、意識を必要とするのだ、ということですね。ではその意識ってなんです？　あなたの言葉遣いをはっきりさせたいんですよ、というのも意識についてわかっていることが実に少なくて、ほとんどわかっていない中で、かなり強い主張をなさってますから。

ロジャー　うーん、人々がコンピュータを使うところを見るとそれが出てくると思うんですが。つまりコンピュータでいろいろすばらしいことができるけれど、でもそれが何のことか知らない限り、それには何の意味もない。コンピュータが出した答はどういう意味なのか？

――じゃあそれって、サールの中国語の部屋議論や、統語法と意味論の議論に近いものなんですか？　コンピュータが理解せずにやっている計算と、あなたが本当に理解してやっている何かとは違う、ということですか？

ロジャー　はい、わたしの議論じゃありませんが、サールの議論は有意義だと思います。昔からそう思ってました。

――つまりあの部屋の中のサールや、サールと部屋をあわせたものは、中国語を理解していないとお考えなんですね。

ロジャー　そのとおり。はい、その点ではかれに同意します。

さて、ゲーデルの話を最後までさせてくださいよ、これが肝心な議論ですから。そしてまた、わたしに一番面倒を引き起こしてくれるものでもありますね。たぶんこれがとても強力な議論なので、みんなそれに穴を見つけようとするからなんだと思います。

その議論とは——簡単な言い方をしてみます——仮にはっきりした数学的命題、たとえばフェルマーの最終定理みたいなものの真偽を見極めようとしているとしましょう。この命題はおおざっぱに言えば、一部の計算は決して停止しないということを言っています。さてこうしたとても単純な数学的命題の場合、どれが真でどれが偽かについてはまったく議論がありません。それを確認するにはかなり苦労するかもしれませんが、でも事実問題として、それは客観的なもので真か偽かは議論の余地がないんです。さて、その一部が本当に真だという認識にどうすればたどり着けるでしょうか？　えーと、まず何らかの公理系を使い、何か規則や手続きを使うでしょうね。その規則を正しく使えば結果は疑問の余地がないようなものを。さてゲーデルが示したのは、そうした規則の体系は、それがあまりに自明でない限り、その規則が真実しか示さないという信念が、その規則を超越することを可能にしてくれるという性質を持つということです。だから、その規則に一貫性があると述べることができます。そしてそれが一貫性のあるものなら、その一貫性を主張する命題は、これまた一種の命題ではあっても、その規則の範囲の外にあるということです。ではそのルールを使って得たのでないものが真実だと、どうやったらわかるんでしょうか？　ええ、それならそのルールを使って得たものが真実だとどうやったらわかるんでしょうね？　でもそのルールを信頼するには、その規則がよい規則で、無意味な結果を出したりしないとあなたの理解が告げている場合だけです。

規則が無意味な結果を出さないと告げる理解は、その規則を超えたものを与えてくれる。だからどんな規則体系にも制約されないのは理解なんです。その理解がやっていることを真似るべく規則を作るからで、理解はすぐにその外に飛び出すんです。

——そしてこの種の理解は、人間に独特のものなんですか？

ロジャー　いいえ、そうは思いません。もちろん、「うちの犬はゲーデル理論なんか理解していないよ」とは言えますが、でも「いやオレだってゲーデルの理論なんかわかんないよ」と言う人だっていますーーそしてそれだからといって、その人が人間じゃないってことではないでしょう、あるいは意識がないとか？　同じく、犬がゲーデル理論がわからないからって、それが意識を持たないことにはならない。

ーーでもここでは原理を知りたいんです。あなたがおっしゃった、特別な理解を持ち得るものとはどういうものなのか。

ロジャー　いや理解ってのはおおむねそういうことをすると思いますよ。理解がなければその存在は知的だとは思われないとわたしは思います。

ーーじゃあ将来、あくまで可能性としてですが、その種の理解を持つすばらしいロボットを作れるとお考えですか？

ロジャー　えーと、ロボットというのが計算的に制御されるシステムのことなら……

ーーはい、そういう意味です。計算的に制御されるシステムのことです。

ロジャー　じゃあノーですね。決して知性は持てない。チェスを上手にやるかもしれませんが……

ーー……でもあなたの用語法での理解という意味での知性ではない、と？　じゃあ何が必要なんでしょう？

ロジャー　それは非常に述べるのがむずかしい。実際の場で見極めるのはそんなにむずかしくないんですが、でも各種のチューリングテストで見ることができますーー毎年、機械がチューリングテストに合格できるかというでかい競技会がありますが、いまだに出場する機械たちはかなりバカです。こういう機械の持つすごい計算力を持ってすれば、計算的にわれわれのはるかずっと先をいく能力を使えばーーでも相変わらずバカだ。

ーー多くの人が、機械はどんどん改善されてきていて、今や本当にそれが理解を始めるのは時間の問題だと思っています。そこへあなたは、理解というのには何か特別なものがあって、それは計算機にはないし絶対に獲得できないものだと言うわけですか？

ロジャー　ある程度まで真似ることはできるかもしれないが、本物にはならない。

――じゃあ教えてくださいな、本物って何です？

ロジャー　まあ本物は認識が関わっているんです。ですからね、わたしはゲーデルの議論は実はきわめて厳密だと思うんですが、ほとんどの人はわたしを攻撃して、「ふん、ロジャーの議論はおもしろいがね、根本的にまちがっているよ」と言います。で、「ほう、どこがまちがっているのか教えてくださいよ」と言うんですが、だれもそれができない。待ってるんですよ。失礼なことは言われますが、でもまちがいを指摘した人はいない。

――いやわたしはまちがいを指摘できる立場にはありませんが、でもあなたのやってる飛躍は指摘できます――「本物の理解」であるところの何か余計なものがある、というところです。それが何だか知りたいんです。

ロジャー　はい、それだともう少し憶測じみてきて、それは認めます。

――わかりました。憶測してください。

ロジャー　わたしが言ってるのは、ゲーデルの議論はわれわれが単なる計算的存在じゃないってことを告げているんだってことです。われわれの理解は計算の外にあるものだとね。それが非物理的だということにはなりませんが、でも重要なものが欠けていて、それは量子力学と関係しているんです。わたしのは一種のシャーロック・ホームズ式の議論で、それが弱い議論なのは認めます――つまり、その他の可能性をすべて排除したら、残ったものがどんなにあり得なさそうでも、それが事実に違いないという議論です。物理についてよくわかっていない分野として、量子力学がいちばん自明な場所ですね。物理で計算不可能性はどこに出てきますか？　他のどこにも出てこないようですよ。ですから、故におそらくはそこにそれがあるんです。

――それで意識がある種の量子計算を必要とするという発想にたどりついたんですね。

ロジャー　脳の働きが根本的なところで量子力学を必要とすると言うだけで、すでに普通でないですね。でもそれですら不十分なんです、ね、というのも、わたしは標準の量子力学を超えることが必要だからなんです。わたしは量子力学をさらに改良したものが関わった何かを必要としているんです。これは量子世界でも普通でないことです。

――じゃあ、その二つの普通でないステップを取ったとしましょうか、それで脳がやっていることや、意識がどこからやってくるのか、どういう理解に到達するんでしょうか？

ロジャー　わたしが言いたいのは、脳が非計算的なことをするのであれば、脳の中で大規模な量子的影響を分離できるそこそこの可能性がある何かが必要だってことで、そこで微小管が出てくるわけで、これはスチュワート・ハメロフに教わったことです。

　いろんな人がしょっちゅう手紙をよこして、まるっきりイカレた理論を書いてきます。で、聞いたこともない誰ぞからの手紙がきて、細胞になにやらへんてこな小さな管が並んでるとかで、わたしは「やれやれ、またかよ」と思ったんです。でもそういうものの写真があって、まさに求めているものだったんですよ、だって神経は環境をあまりに乱しすぎますから。通常の神経伝搬においては、信号を環境から遮蔽できる可能性はまったくない。でも微小管なら、本当に可能性がありそうに見える。

――まず微小管は身体のあらゆる細胞にあるということ、第二に微小管はなぜ存在していて何をしているかということを説明してくれる、構造上の機能を持っていると思われているという点は、気にはならないんですか？

ロジャー　まず二番目の点から答えましょう。ここでわたしはアナロジーを使います。わたしたちはすでに鼻が何のためにあるか知っている――鼻は空気を濾過して、匂いを嗅いで等々のためにある――さてゾウを見てごらんなさい。何をしていますか？ありとあらゆることに鼻を使います。洗ったり、物を持ち上げたり、物を作ったり。微小管がやる主要なことの一つを知っているからというだけでは、それが状況しだいで別のことをしないかどうかはわからないんです。

――では最初の点はどうですか、脳だけに限らずあらゆる細胞に微小管があるという事実は？

ロジャー　その質問には違った答がいくつか可能です。わたしの見当では、それはA格子とB格子構造に関係していると思います。微小管の構造としては二種類の構造が提案されています。もとのやつはわたしが『心の影』で説明したもので、A格子であり、きれいで対称的なものです。B格子はA格子ととても似ていますが、不安定で絶えずばらばらになります。意識になり得ないという議論で人々が論じているのはすべてB格子についてなんです。

また神経細胞の中では安定した微小管があるというのも事実のようです。なぜか分解してばらばらになってまた元通りに戻るやつが通常の細胞で見られるものですが、脳には安定したやつがあるんです。

――わたしの理解だと、スチュワートがもともとこのアイデアを思いついたのは、麻酔薬が微小管に及ぼす影響を見て、それでそれが意識の破壊に関係あると思ったからですね。でもその後、ほとんどの麻酔薬は微小管に何ら影響しないことを発見したので、理論の当初の狙いが廃棄されてしまいましたということです。あなたは今でもその理論を支持するんですか――今でもそこに答があると思いますか？

ロジャー　もちろん微小管についてはオープンですよ、話全体のごく一部でしかないと思うし――それがわたしの推測です。人々はこうした仮説が検証不可能だと言いますが、この種の仮説を試すのに、いろんな方法で検討できますし、いろんな状況証拠もあるのに、いちども議論されるのを見たことがありません。またナノチューブというものがあります。これは微小管とちょっと似ているのですが、ずっと小さいしずっと明らかに量子力学的な存在です——そしてこうしたナノチューブを作るのに、こっち向きによじれたりあっち向きによじれたりするようにできるんです。さてこれはアナロジーです。微小管がそういう性質を持っているというんじゃありませんが、でも状況証拠です。

——未来を見ると、意識研究でわたしがインタビューした多くの人々、特に機能主義者やアイデンティティ理論家たちは、とにかく脳の中のいろんな計算について学んで、知覚や学習や記憶についてももっと学んで——そうしたら意識のハード・プロブレムはあっさり消えるだろうと主張するでしょう。

たぶんあなたなら全然違うことをおっしゃるんでしょうね——こうした各種の化学物理構造をいろいろ調べるうちに、やがて——わーお——まったく新しいプロセスが発見されて、それが人間の理解と人間の意識を説明してくれるものになるんだ、とか?

ロジャー　ええ、フェアな言い方だと思います。でもわたしに言わせれば、人々の物理世界の理解は、みんなが思っているよりずっと限られたものだと思います。物理学者は普通はかなり傲慢な人々なので、ほとんど何でも主張しますよ。でもわたしが見るところ、この世の物理世界にはわれわれがいろいろ知っていることもありますが、でもまだわかっていない大きなものがあります。そして、わたしは非計算性がその一つだと主張しているんですが、それはほとんどの場合にはごく小さなことで、気にもとめないようなものなんです。

——でもそれが意識を持つとはどういうことかという大いなる謎を説明してくれるなら、大きなことですね。

ロジャー　そのとおり、そのとおり。だから言わば潜伏して待ってるんですね。進化がある段階にたどりついて、それをとらえて利用できるようになって初めて——そのときに意識ができ始めるんです。

——哲学者のゾンビについてお聞きしたいんです。ここにすわって、あなたのやることをすべてこなし、あなたのように話しつつも、内面は何もないような存在。あなたの意識理解からして、そんなゾンビはあり得るでしょうか？

ロジャー　哲学者のゾンビは、わたしに言わせれば存在できないものです。わたしはそれよりは機能主義者ですが、でも計算的な機能主義者ではない。

――スチュワート・ハメロフは、量子コヒーレンスはそれを作り出した脳が死んでも生き延びられると考えているそうです。したがって死後の生はあるかもしれない、と。この点ではかれに同意なさいますか？

ロジャー　それはかなり理解しがたい話です。もちろんわれわれの知らないことはたくさんあるし、あまり教条的になるのはいやなんですが、でもそれは絶対なさそうだ。

――ご自分に自由意志はあると思いますか？

ロジャー　自由意志は本当に深くてむずかしい問題です。非計算的なものについて話をするとき、それは自由意志じゃない。計算的でない決定論的な系だって持てるからです。でもそれだけでは決して十分ではなく、ゲーデルの議論では非計算的なものがなくてはならない。これを何度も何度も適用しますね――だからチューリングが神託《オラクル》マシンと呼ぶものを持っていたとしても、これは計算的ではなくもう一歩進んだものなんですが、そこでもまたそれをゲーデル化して、いやそれでも不十分なんだと言うことはできる。だからそうやって一歩ずつ進んでいく。果てしない議論の連鎖の一つですね――ある地点を過ぎるとこの議論は機能しなくなるのかもしれないけれど、でもそうなる理由はわたしには思いつかない。

そうなると数学の領域で、数学ですら充分に理解されていないところに入り込みます。数学についてのわれわれの理解の境界線をつつくような問題が出てくる。だから何かとても微妙なことが起きていると思いますよ。たぶん自由意志は、人々が通常使うようなことさえ意味していないんだと思います。たとえば自由意志は、道徳的な問題との関連で語られることが多い。人にはこれとかあれとかをやる自由があるか、というふうに。そしてそれはこうしたとても深遠な問題とからみあっていると思う。だから自由意志を信じているかというあなたの質問に対する答としては、単純な答はわからない、というものです。

――そういう道徳的な要素は、意識の性質について考えているときにも関係してきますか？

ロジャー　全面的に関係あると思いますよ、だって意識なくしては、道徳は消失してしまうから。計算主義者と前に議論していたんですが――だれだったかは忘れてしまいました――道徳の問題が出てきたんです。この人は、意識が道徳と何の関係があるのか、とにかく理解できないんです。わたしは「なんだって?!」と思いましたよ、だって、意識のあるコンピュータを買ったら、責任が生じるでしょう。それは道徳問題だ。

宇宙旅行について話をしていたら、コンピュータ制御の装置を作ってそれをその惑星に送りこめばいいと言われたんです。それが本当に知的なら人を送らずにすむと言われたわけです。でもそれが本当に知的ならばそれは必然的に意識があるのでは――するとその人たちは「はいはい、もちろんそうでしょう」と言うんですが、でも意識があるなら、ねえ、連れ戻さなきゃいけないでしょう。かれらに対する道徳的な責任が生じる。

――そしてたぶん意識の性質についてあなたが正しければ、この新しい物理的な理解はこうした道徳的問題でも役に立つということですか。

ロジャー　究極的にはそうかもしれない。でもずいぶん先のことだと思いますよ。なんといっても、微小管が答じゃない可能性だって十分にあるんだから。人に攻撃されても、それが理性的ならかまわないんだ。あまりに多くの人がまるっきりピント外れ――不合理なだけじゃなく、わたしの論点をそもそも理解していない。わたしの抱いているのとはまったく違った観点のことで、わたしを非難するんです。

――でもそういうむずかしいことの探求者として、それは我慢するしかないんじゃないでしょうか？

ロジャー　そうなんでしょうねえ。でも少なくとも、意識の研究そのものは科学的に受け入れられるものになってきたと思いますよ。しばらく前は、ご存じのとおりこれは秘密裏にやるしかなかった。今やそれを公然とやっても、まるっきりのイカレポンチと思われずにすみますから。

人はシヴァの踊りの一部。
消されてしまう
小さな魂ではありません。

ヴィラヤヌル・ラマチャンドラン

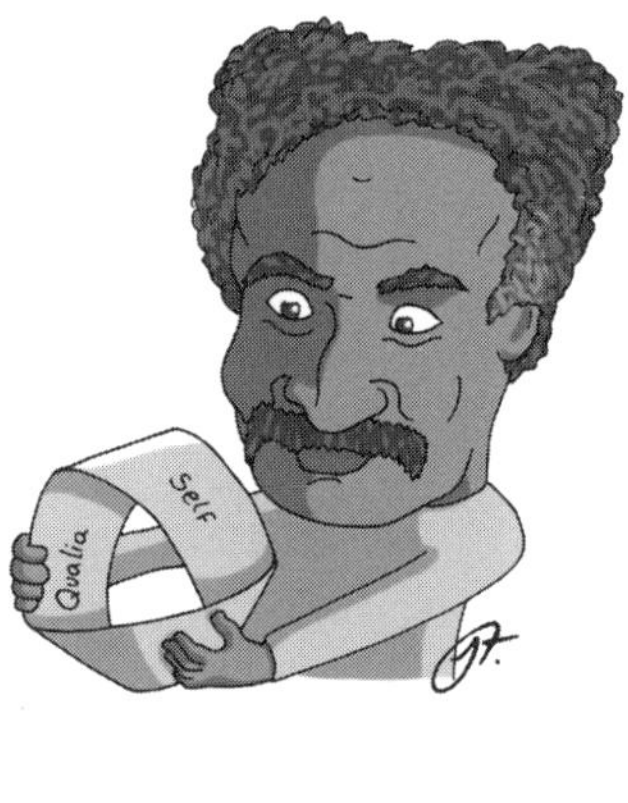

ヴィラヤヌル・ラマチャンドラン（Vilayanur Ramachandran、1951～）はインド出身のアメリカの精神科医。ケンブリッジ大学トリニティ・カレッジで博士号取得。最初は視覚について研究していたが、現在は神経学と共感覚についての研究で知られ、インド芸術のほか芸術、視覚、脳の関係にも関心を持っている。神経科学、心理学教授。カリフォルニア大学サンディエゴ校神経科学研究所（Center for Brain and Cognition）所長、ソーク研究所生物学非常勤教授。著書に『脳のなかの幽霊』（1998、山下篤子訳、角川書店、1999）『脳のなかの幽霊、ふたたび――見えてきた心のしくみ』（2004、山下篤子訳、角川書店、2005）。

――問題は何ですか？　意識はなぜそうも興味深くむずかしいのでしょうか。

ラマ　科学において最大の難問だからです。これまでわたしたちが取り組んで解決してきた問題はDNA、地球が世界の中心でないこと、宇宙論、超ひも理論など外的世界に関するものばかりでした。でもついにいろいろな意味で最大の問題に直面することになったのです。こういったあらゆる発見を可能にしてくれた器官そのものを理解すること、それ自体に向かって「わたしはだれ？」と尋ねることです。

抽象的な意味ではありません――ただ、自己という驚くべき感覚を生みだしているこの血と肉に、その起源と未来を問うだけのこと。わたしが死んだらどうなる？――人類が何千年も考え続けてきたこういった問題にようやく科学的にアプローチできるようになったのです。

わたしは日々これに直面しています。脳に障害を負ったために形態感覚、自己感覚、クオリア、哲学者たちが議論しているあらゆるものが変わってしまった患者を見ているからです。毎日実証的に取り組んでいるんですよ。

――今かなり議論されているものが二つ出てきました――一つめは内的世界と外的世界を区別していること。二つめはクオリアを持ち込まれたこと。クオリアには後で触れるとして、まずは別の方から取りかかりましょう――本当に二つの世界があるとお考えですか？　内的世界、外的世界とはどういう意味でしょう？

ラマ　そうですね、それに答えるかわりにまずわたしの立場を述べさせてください。わたしはクオリア問題と自己問題はまちがって二分された、または区別されたと考えています。この二つは何というかコインの表裏なのです。言い換えれば、自己というものがなければクオリアもない――とても荒っぽい言い方をすれば、わからないからです。クオリアを体験する観察者なしにふわふわしたクオリアだけを手に入れることはできません。つまり自己の概念はクオリアという概念の中に潜在しているのです。また、クオリアなしに——どんな情動も肉体感覚もなしには——自己を持つこともできません。

しかし東洋神秘主義では、これが確かにできるとしています。感覚遮断タンクに入ってまったくの無意識を装えば、クオリアなしに自己感だけは残るというのです。だから自己はクオリアに依存せず、肉体に依存せずに存在できるという。

——でも参禅者たちはまったく逆のことを言っていますよね。クオリア——かれらはこの言葉は使いませんね——起こる現象が消えるのではない。それを体験する自己が消えるか、両者が同じものになるのだという。そうなると自己なしの体験だけです。それは不可能だと言われるのですね？

ラマ 不可能でしょうね。その二つは論理的には同じ現象の二つの側面だと思います。メビウスの輪に少しばかり似ています——両面が共存しなければならない。

——でもそれは不可能とは言えませんよね。メビウスの輪を使えば両面を同時に見ることができると も言えるからです。それがこの体験の解釈の一つなんでしょうか？

ラマ どんな例えにも限界があります。一部だけ観察していると、メビウスの輪の二面みたいに二つの現象のように見えますが、実は両者はあなたが用意した一貫した枠組の中で一つの連続的な現実の一部を形づくっているのです。ところでこれは例えですからね？ さて、もっと具体的にいきましょう。どういうことかといえば——思い切った主張をしましょう——まず、わたしは動物に意識やクオリアはないと考えています。

——まったくですか！ 人間だけなんですね？

ラマ 類人猿はもう一歩といったところですね。飛躍的進歩がそこにあるのだと思います。人間にはとても独特で特別なところがあるのです。論理的、神秘的な意味ではなく機能面で。

——心があるからではなくて、機能に関係があるということですね。でもどんな機能ですか？ 言葉だと言う人もいれば自己感だと言う人もいるでしょう。特別な進歩はどこにあるとお考えですか？

ラマ　ちなみにその二つには関係があると思いますよ。でもまず主張を述べさせてもらっておいおい証拠を挙げていきましょう。下等動物——下等動物と言うべきではないですね、一般の動物、人間を除く高等霊長類でさえ持っているのは——むき出しの背景認識だけ。ただメタ知覚という特別なものが備わっていないのです。

さて、これは粗っぽく言うと寄生性の脳みたいなもので、「第二」脳の出力を入力として使っています。別の言い方をするなら最初に情報処理があり、後索系のおこなうさまざまな自律運動の類があって、それから進化の過程のどこかで表象の表象がほかの目的のために作られた。問題はほかの目的とは何か、ということです。

冗長ではないかと言われるかもしれません。なぜ表象のこれまた表象を作るのか？　その答は、それが冗長ではないということです。新たな計算上の必要性を満たすためにそうしているのです。頭の中のオープンエンドな符号処理。これをわたしたちは思考と呼んでいます——これらの符号をやりくりして、想像でできた風変わりな予想を出すこと。そこに深く結びついているのが言葉の発生です——こういった発想、意図、思考を他人に伝達できること、そして他人の心の理論を構築すること。これらすべてが進化の過程でほぼ同時に起こったのですが、それが類人猿の心の飛躍的進歩だったのです。

——では、先に進む前にやっかいなクオリアの話に移らせていただきます。ずっとこの概念を使いどおしですが、まずクオリアとは何ですか？

ラマ　ええ、説明のしかたはいろいろありますよ。

——いえ、あれこれ聞きたいわけじゃありません。進化上の飛躍について話している中でふいにクオリアが登場しましたが、いったい何のことなんでしょう？

ラマ　そうですね。はっきり説明するにはおなじみの有名な思考実験を使うほかありません。つまり、仮にあなたが火星のすごい科学者で色盲だとしましあなたが「ラマ、あなたが長波長をどんなふうに見ているか知りたいから、脳の活動パターンを全部見せてもらうわね」と言う。わたしのブローカ野を見たあなたは言う「赤――筋肉活動中」「わたしが赤いリンゴのことを考えてみる――記憶活動中」。こうしてすべてうまくいったとあなたは思う。でもこの説明にわたしの体験した言葉にならない赤さは含まれていないし、それをあなたに伝えることは決してできない。あなたが色盲の火星人だから。

――ではあなたは脳の活動のほかに何か特別なもの――クオリア、体験、主観があると考えるタイプの人々に該当するわけですか？

ラマ　いや、そういうものがどういうふうに出てくるか説明しなくてはいけないでしょう。別になにやら気味の悪いことが起きているとは言っていませんが。

――承知しました。では情報処理、話し言葉――脳のしたこと全部――をすべて理解すれば、体験もすべて理解できると思いますか？

ラマ　クオリアは理解できると思います。それは電子を理解するというような意味でですが。その場合あなたは「これは不思議！　電子には伝えられない言葉にできない何かがある」とは言わない。「これで決まり」と言う――クオリアについても同じことができるでしょう。

でもわたしは火星の科学者が言った機械主義的な用語による説明にクオリアの体験は含まれないと言っているのです。説明するには一歩踏み出す必要がある。その一歩が進化の過程のどこかで現れた自己感で、それにはメタ表現が必要だとわたしは考えているのです。

――あなたの著書の中に「一部のニューロンにはクオリアが搭載されている」「中にはクオリアを伴うものもある」というくだりがありますが……

ラマ　ただの簡略化です。そういう回路にはクオリアが搭載されていると言ったんです。脊髄自体がクオリアを体験するのだと主張する人もいるでしょう。でもそれは言葉の誤用です。わたしが言いたいのは、クオリアは自己なくして存在できないし、自己は明らかに脊髄にはない。だからそれはクオリアという用語の誤用なのです。

――つまりそういう言い方はしてはいけないということですよね？　ちょっと整理させてください。これで合っているでしょうか。何かに「クオリアが搭載されている」という場合、読者としては、クオリアという別のものが何らかの形でニューロンに付随しているという意味だと推測するのですが……。

ラマ　いやいやいやいや。

――まったくそういう意味はないと否定されるんですね。ふぅ。

ラマ　わたしは二元論者じゃありませんよ。中立一元論者ですが、中立一元論では充分でないのが問題です。何が起こっているのかはっきりと説明できない。だからニューロン回路のところまでこれを押し進めて、自己感が生まれたら、と言おうとしているわけで……。ね、おかしな問題ですよ。自分が知っていると知らなくちゃ、知ることはできないわけですから。これが一番重要なところです。だから知っていると知っている、あるいは赤を見ていると知っている自己感が必要なのです。

でもこれは無限後退ではありません。「あなたはわたしがあなたの奥さんと浮気していると知っているのを知っていますね」とは言えても「わたしが知っているとあなたが知っているとわたしが知っていることをあなたが知っているとわたしは知っています」と言うと山びこのようで話の筋がわからなくなってきます。脳が処理できる手続きは自己感に適切な数に限られているのです。だからこれは無限後退ではなく別の脳構造で、小人などいないのです。

――こういったことの証拠はありますか？

ラマ　あらゆる脳損傷の研究をこの観点からみることができます。たとえばヴァイスクランツの盲視現象。この場合、感覚表現はあってもメタ表現がないか分離されているかのどちらかです。だから指を動かして何かに触っても、その人には何がどうなっているのかわからない。「自己」が分離されているので、何が起きているのかわからないのです。

逆にアントン症候群では、視覚野の損傷で完全に目が見えないのに「ちゃんと見えます」と言うのです。でも何かに触るように言うとできない。疑似メタ表現があるのです。

意識に関わるありとあらゆる神経学的臨床例や催眠術についてもこの観点から論じられますよ——表現、表現の表現という二分割です。

——痛みはどうですか？　自己概念と言葉への大きな飛躍でようやくクオリアが生まれたと主張されましたよね。さて、わたしのネコが棘のささった足をひきずってあわれっぽい様子でネコ用出入り口から入ってきて、棘を抜いてやると嬉しそうになる。それは痛みを体験しているんだと思います。痛みの痛さを得たという意味で——本当に嫌がっているし、ネコは何かを感じているんです。もちろんわたしにはわかりませんし、とことん疑うことだってできます。でも外から見るとわたしにはクオリアを主張しているように見えますね。あなたを今つついたらその腕が痛むのと同じように。

ラマ　言っておられることはわかりますが、それは違うと思います。たとえばあなたが熱いやかんから手を引っ込める痛みは、痛みがあって考える場合とは違うものだと思うのです。最初の例のやかんから手を引っ込める痛みには、クオリアもメタ表象もありません。次の例で痛みについて考える場合にはメタ表象があって、これを他人に伝えることができます。さまざまな記憶とのつながりがあって「あっ痛みだ、これはよくない。もうやらないでおこう。ほかのやつにこの痛みのことを教えよう。この痛みに効く薬を飲もう」と言うわけです。こういう幅広い意味合いが備わっている。本格的なクオリアにはこういった意味合いと自己感へのつながりが必要なのです。

あなたのネコは逃避反射で痛みに反応しているのだと思います。ネコが苦痛のことを考えていると考えたくても、それは違う。同じようにだれかに麻酔をかけたとすればその人物、自己、そして自己が体験するクオリアを痛みから切り離したことになる。「脊髄が単独で固有の意識を持っていないとどうしてわかる？」と論じる人もいるでしょう。では脊椎麻酔をするのは非道徳的ですか？　ネコの話と同じく、問題にはなりません。

——でもネコの問題は道徳的に重要ですよ。工場飼育だとか野生生物に対するあらゆる残酷な仕打ちが……

ラマ　でもこれらは脊柱に対する残酷な仕打ちで……

——ええ、でも工場飼育についてのお答は？　どうでもいいですか？　動物にいい扱いをすることを望みますか、それとも動物にはクオリアがないから平気ですか？

ラマ　わたしにとってその問題は中絶問題みたいなものです。つまり倫理と科学を混同している。あなたは人間の存在を阻んでいるとしょっちゅう言われますよ。「ウイルスは本当に生きている？」と訊くのにすこし似ていますね。ポストDNA時代に——ウイルスの正体がわかっているからには——「でも本当に生きているの？」と訊くのは有益ではありません。

——それは話が違います。意識の議論を続けましょう——本当に逃がしませんからね。意識にこだわってもらいますからね！ではあなたの意見を論理的に追っていきましょう。牛が屠殺されるとします。一瞬で殺すこともできれば、人間だったらとても苦しむようなやり方でじわじわと殺すこともできる。これはお構いなしですか？

ラマ　そうは言いませんよ。牛はわれわれのように痛みを体験しない。まちがいなく痛みを内観することができない。「ウイルスは本当に生きている？」問題にやはり少し似ています。言葉尻にこだわって気を散らされたくありませんね。哺乳類としてわれわれは特定の行動パターンに共感するから、牛にもクオリアがあるから苦しめてはいけないとあなたは思ったのでしょう。しかし「うーん、だったらどうしてわたしは植物を食べて平気なの？」とも言えるのですよ。倫理に関わりだしてどの時点で胎児が意識を持つか尋ね始めると、殺人かただの中絶かという話になって……

――つまりこういうことですね。「わたしはベジタリアン、動物は食べたくない、動物を殺すやり方はいいものを望む、でも動物が痛みを感じるとは思っていない」

ラマ そのとおり、追い込まれたらそう言いますね。

――いいでしょう。あなたを追い込んでるんです。さっきから！

さて、話題はがらりと変わります。そもそもどうしてこれに関わることになったのですか？　医者として教育を受けていて、それから？

ラマ 医師になるべく学んで神経症患者を診ていれば、意識に興味を持つようになるのは当然です。奇妙な精神現象を持つ人々に出会い、この問題に対峙することを強いられたのです。

――でも実に多くの神経学者が意識には近づかないでいます。科学的にヤバいと思っているのでしょう。でもあなたは巻きこまれる覚悟がある奇特な方々の一人です。あなたと他の人の違いは？

ラマ 最初の頃にインドで受けた教育が一因だと思います。科学コミュニティに洗脳される人は多い。行動主義が与えた悪影響のせいで、内的精神状態について考えるのは流行らないと言われました。視覚についてもそう言われていたのはご存じでしょう

――被験者が何を体験しているか尋ねてはいけないというんです。リチャード・グレゴリーはいろいろな意味で流れを変え、ヘルムホルツ説を復活させました。わたしも神経学である程度同じことをしたと思っています。かつては神経学に携わる人がみなこれに関心を持った黄金時代があったのですよ。

――ええ――ヒューリングス・ジャクソンとか……。

ラマ それにシャルコー、フロイトなど。それが行動主義のせいで失墜させられてしまった。神経学では「惑わされるから患者の体験を訊いてはいけない」と言われて、当然ながら木を見て森を見ず、と

なってしまいました。でもわたしはこの世代に古き良き一九世紀の神経学のアプローチを復興させようと、あれこれ努力したのです――流行にとらわれませんでしたから。

――ではインド出身でこういう風潮のすぐ外にいたから「このミームの洗脳にはひっかからないぞ」と言えたのですね。

ラマ そうです。

――では最初に手がけた研究で意識に直接関わるものは何でしたか？

ラマ 最初の実験は二〇歳のときのもので、『ネイチャー』誌に掲載されました。ある意味ではクオリアと意識についての実験です。立体写真を用意して片目には縦縞、もう一方の目には横縞を入れてやる。驚いたことに、一度に見えているのは片目の映像だけなのに、それが（視野）闘争のせいでしっかり立体で見えるのです。だからこう述べた。ほら、立体視は片目の映像を意識することなく視差情報を抽出できるでしょう。だから非・クオリアとクオリアの区別がすでにあるのです、とね。

それからリチャードの有名な実験に出会って、おもに精神物理学と知覚を研究しました。ちなみに当時はこれも流行遅れでした。リチャードとベラ・ユレシュはやっていましたが、他にはだれもいませんでしたね。

――完璧にリチャード・グレゴリーの型にはまっていますよね？　かれから非常にインスピレーションを受けた理由もわかります。でも意識なんてテーマをかじって他の科学者や神経学者から非難されませんでしたか？

ラマ 最初はされましたが、今はないですね。でも科学者は物事を正しく理解していれば柔軟な見方をしてくれると思います。ときどきは「これは意見が分かれない？」と言いにくる人がいますが「おや、わたしは論文を三五年も発表してきている。だれかそれを疑問視した実証的発見が一つでもあったかね」と言うのです。一つもありません。

とても空論めいた発想でさえ、ほとんどがやがて証明されてきています。そうするともっと空論めいた発想についても人々は柔軟になる。つまりそれだけのことはしなければいけないけれど、そうしている限り並行して突飛なことを言ったり憶測したりできる——わたしがメタ表現について語っているのもそうで、ただの憶測にすぎませんがみんな寛大に許してくれます。

たとえばたくさんの人たちが幻肢についてのわれわれの研究を認めてくれました。するとクオリアについて語り出しても耳を傾けてくれるのです。

——あなたのようにすばらしくめざましい証明はやったことがないですが、わたしにもまったく同じ経験があります。わたしのイカレた憶測に耳を傾けてもらえるのは三〇年間わたしが実験をやってきたからです。

ラマ そのとおり。

——では重要な問題に戻りたいのですが、クオリア全体のことです。ゾンビは可能だと思いますか？

ラマ いや、あり得ません。われわれにうり二つの生き物を作ったなら——ゾンビの作り方がどうであれ——人間感覚の意識がしっかりあると思います。

——物理的に同じでないといけませんか、それとも機能的に同じですか？

ラマ 大皿でできていてもシリコンチップ製でも関係ないかということですか？　さっぱりわかりません。決め手は情報の流れだと思いますから、そういう意味でわたしは機能主義者ですね。でも確信は持てません。

——自由意志を信じますか？

ラマ メタ表象が進化した結果、何らかの理由で意志の感覚と結びつく必要があったのだと思います。その理由もやはり神経学の言葉で説明できます。最近わたしはあの有名なリベットの実験の変種を提示しました。グレイ・ワルターも同じようなことをしたはずですが、結局は発表しませんでした。ご存じのようにリベットの実験では指を動かすと準備電位が起こり「これから一〇分間のうち指を三回動かしてください。いつでもかまいません」と言って実験すると、準備電位は〇・五秒から一秒くらい先立って発生していることがわかっています。矛盾しているようですが、実は大きな矛盾ではありません——意志の内部感覚みたいなものです。考え方としては意志の感覚が……

——やってくるのが遅すぎる？　リベットの実験の従来の解釈では、意志の感覚がやってくるのは準備電位が始まった後だから、原因にはなりえないというものです。違う解釈ですか？

ラマ　いやいや。これについてわたしはデネット的なアプローチをします。つまり脳には事象の時空間的にじみがあると主張します。でもこんな実験ができたらすばらしいでしょうね——準備電位を被験者にコンピュータでフィードバックして「中止」「停止」「指を動かせ」と告げる。結果は次の三つの可能性のどれかになるでしょう。被験者が「なんてことだ、もう自由意志を感じられないよ。ぼくは何でもコンピュータの言うとおりやってる」と言う。あるいは作り話して「いやいやいや、ぼくが先に思いついたんだ」と言って時系列を書き換えてしまう。三つめの可能性は、機械が予知するというもの——そう感じられるだけですが。つまり意志感覚を機械に譲り渡しかねない——「この機械のやつがぼくをコントロールしてるんだ」——妄想型統合失調症患者のようにね。

——一回の試行でできます？

ラマ　やろうとしています。脳波シグナルを一回の試行でとるのは非常にむずかしいけれどその必要があります。MEGも可能性の一つですね。脳波でいいシグナルをとろうとしているところです。

——自由意志については？

ラマ　自由意志。随意行動のメタ表象を作るのに必要なものは何か。つまり行動をしたいという意図と欲求の表現を作り、それが前帯状と辺縁系に現れる。つまり欲して見込んで決定する、これを随意行動と呼ぶわけですよね？　これが分離されると失行症になる。典型例です——すべてはメタ表現と表現の分離によって起こる自由意志しだい。動物には行動の表現があってもメタ表現がない。これは縁上回と前帯状に新しい高度な回路を備えた人類固有のものなんです。

――ダン・ウェグナーは自由意志とは三段階で作られる錯覚だと述べています――まず行動についての思考、次に行動、思考が行動を引き起こしたという結論づけ。そうでなければ潜在的な何らかのプロセスが両者を起こしたわけです。あなたの仕組みの方がさらに複雑ですが、基本的にはかれに賛成されますか？

ラマ それはデネット流の、時空間ににじみと言っているのと大差ありません。要するに後知恵の合理化だという話ですね。

――まさにそうです。作り話みたいなものですね。つまり意識的思考が行動を引き起こしていると思うなら、それはまちがいだと。同意されますか？

ラマ それには賛成しますが、わたしはさらに一歩踏み込んで、どんな脳構造が関わっているか、表象とは何かを論じる必要があると言いたいのです。欲求要素は前帯状で生まれるし、期待要素は縁上回で生まれるメタ意識です。

――自由意志について考えることは、あなたの生き方にどう影響していますか？

ラマ シヴァの踊りというものに少し似ていると思いますね。あなたは自分が世界を見つめる超然とした傍観者だと思っているけれど、実際はこの世の宇宙の盛衰の一部にすぎない。でも何も変わっていませんよ。

――何も変わりませんか？　でも、みごとな表現ですね。シヴァの踊りというのも、科学を通して自分が壮大な踊りの一部にすぎないとわかるのも。

ラマ 貶めるものではなく高めてくれるものですね。すべてを預かる超越者ではないと考え出すと「ああどうしよう、死んだらもういなくなってしまうんだ」と言って、死ぬのがこわくなる。でも宇宙の盛衰の一部だと思えば、この世を観察するやがて消されてしまう孤立したちっぽけな魂などないと思える

――そうしたら、それは高めてくれるものになりま

す。この壮大な仕組みの一部なのですから。

――まったくそのとおりですね。

ラマ　ドーキンスはわれわれに腹を立てるでしょうね。わたしが裏口から神を中に入れようとしているとかれは言うでしょう。でも裏口からじゃない。まったく正当な見方だとわたしは思っています。

――でも今おっしゃったことを聞くと、この考え方をとても意気消沈するものだと考えて、そういう飛躍ができない人も多いのはご存じですよね。ご自分の手がけた各種の科学、意識に関する考えなどが、あなたにこの飛躍をさせる助けになっていると思いますか？　それともインドで育ったことやヒンズー教やシヴァの踊りみたいな概念が、その飛躍を可能にしているんでしょうか？

ラマ　科学がその跳躍を助けてくれていると言いたいですね。それにほら、だれかが「これがオーガズムのときの神経回路だ！」と言ったら、それを見て「やれやれ、こんなものでしかないのか！」なんて言ったりするのはばかばかしいと思いますよ。でもヒンズー教からくる世界観については些末なことだと思います――それがわたしのおもな研究に何らかの影響を与えたとは思いません。東洋文化の出身であることで意識現象にさらに関心を持つのかもしれないという点を除いては。

――主観実験はしていますか。たとえば瞑想は？

ラマ　いいえ、お恥ずかしいことに。みんなに訊かれるんですけどね。偏見はありません。でもフロイトのいう反動形成が少しばかりあるのかな、とときどき思います――ある文化の出身だと、故意にそこから距離を保つ。「実際のところ、こんな伝統が何を生み出したっていうんだ」と思ってしまうんですね。でも今はわたしもそういう発想についてもっと柔軟になりましたし、科学的に調べる価値があると思います。問題はこういうことを研究する人々がたいてい周縁的な立場にいること、そして研究が適切に対照化されていないことですね。

――でも瞑想を主観的に体験するとか、神秘体験めいたものは科学者として助けになると思います

か？

ラマ　ほとんどまちがいなく。望んで――あなたはある程度されていますが――これらの二つの調査分野の連携を進める人々が必要なのです。東洋神秘主義が正当かそうでないか。あなたなら突きとめられますよ。

中国語は一言もわからない。

ジョン・サール

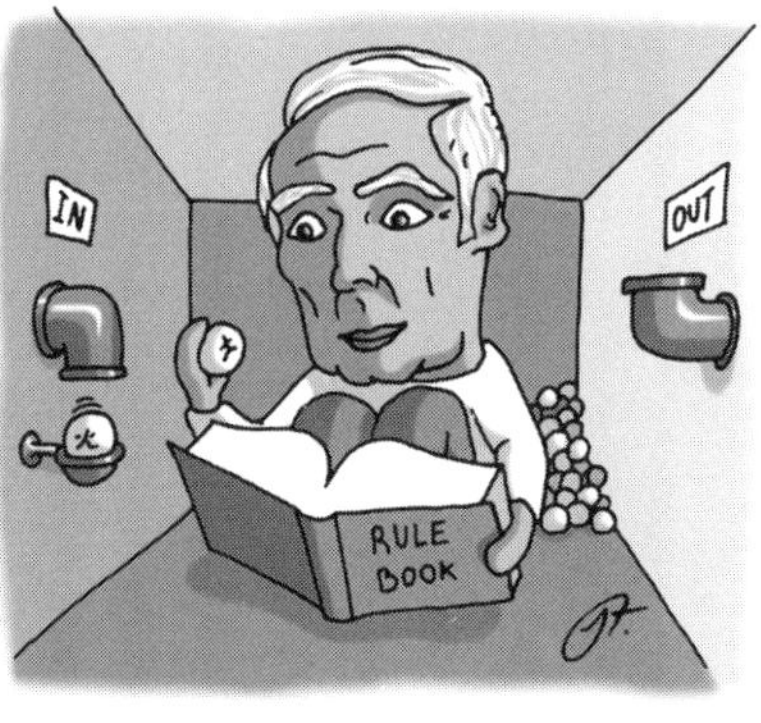

ジョン・サール（Jhon Searle、1932～）はカリフォルニア大学バークレー校ミルズ講座哲学教授。1959年から同大学に勤務している。昔から「あらゆるものに興味があった」。ウィスコンシン大学で学び、ローズ奨学生としてオックスフォード大学で3年間学んだのち、同大学クライストチャーチで学監を務める。数々の賞を受賞しており、かれの研究に複数の学会が取り組んでいる。「中国語の部屋」の思考実験は「強いAI」（本人が考案した用語）の実現性に対する反論としてもっとも有名であろう。サールは脳が心をもたらすとして生物学的自然主義を主張している。言語、合理性、意識についての著作に『ディスカバー・マインド！――哲学の挑戦』（1992、宮原勇訳、筑摩書房、2008）『意識の謎』（1997）、『マインド――心の哲学』（2004、山本貴光・吉川浩満訳、朝日出版社、2006）などがある。

――意識には何か特別なところがありませんか。そのせいで心理学から長きにわたって追い出され、まったく新しい分野を設けることになった。意識の特別なところとは何でしょうか？

ジョン　ひとことで言えば、意識とは人生だ。命の流れを考えてみると、生まれてから死ぬまでの間にわたしたちにとって大事なのは意識の形だ。だから意識が重要なのがおかしいわけでなく、それ以外のものが重要であり得るだろうか？　当然ながらその答は、ほかのものも意識との関係において重要であるということ。金が儲かってうれしいのは、そうでないとできない経験が可能になるからだし、全体主義体制のもとで落ち込むのはわたしたちの意識ある生活の形が悲惨なものになるから、といった具合だ。だから意識の特別なところは、人生に関するかぎり、それがあらゆる重要なものの前提条件であることだと言っていいだろうね。

――でも意識は他のものに比べれば重要だと今おっしゃいましたね――そこで一つ問題が生まれます――他のものなんて存在するのですか？

ジョン　他のものももちろんある――消化、光合成……意識がきわめて重要だと言っても、あらゆる現実は意識の形にすぎないと示唆する理想主義を匂わせるつもりはないよ――そんなものは一瞬たりとも信じていない。意識とはある種の人間や動物の脳の驚くべき産物だが、非常に局所的でとても特別なものだ。

――でも、ほかのあらゆるものとはどこか異なる類のものだと思われますか？

ジョン　ああ、まちがいなく。申し訳ない。あなたの質問がそういうことだとわかっていなかった。種類の違いとはこれだ――意識は人間か動物の行為者（エージェント）、何らかの意識のある動物である「わたし」が経験したり楽しんだりしたこととしてのみ存在する。

ここには第一人称の存在論があると考えたい。一方で山や分子や地殻には客観的存在論、第三者的存在論がある――ただそこにあるんだ。

さて、意識についての主観的科学は不可能だと多くの人たちが誤解しているけれど、もちろん可能だ。存在論的に主観的な領域について、認識様態的に主観的科学を用いればいい。あなたの知識において主観的領域に関する主観的知識が得られる、というのを凝った言い方にしただけのことだよ。

――でもここでハード・プロブレムにたどりつきました。これについてぜひお考えをうかがいたいと思います。

ジョン　意識が脳とどう合わさっているか――かつて心身問題と言われていた問題のことだね。さて、哲学的にはむしろやさしい解決策があると思う。本当にむずかしいハード・プロブレムは神経生物学的なものだ。だからまず簡単な解決策からにしよう。簡単な解説策は――いいかな、すべてが脳プロセスによってもたらされることはわかっている。わたしたちの意識状態はすべて、一つ残らず脳内の神経生物学的プロセスによってもたらされる――ここで大事なのは「もたらす」という言葉。脳は生体器官で、その他の生体器官と同じくやはり因果的メカニズムであり、意識状態とプロセスをもたらす働きをしている。この状態とプロセスとは何だろうか？　これらには主観的・質的特徴があるけれど、脳内プロセスの形で存在している。これらは脳内の高次特性なんだ。つまり意識と脳の関係はこうまとめることができる。一、脳プロセスが意識をもたらし、神経生物学的低次プロセスが意識状態をもたらす。二、これらの意識状態そのものが脳システムの高次特性である。だから意識状態を生じさせるのはたくさんのニューロンの発火だが、その意識状態がどのニューロンであるかは特定されていない――一つ選びだしてこいつはおばあちゃんのことを考えていると言うことはできないんだよ。

一言で表現するとこうだ――意識は脳システム内で実現される脳プロセスによってもたらされる。

――でもどこかしっくりこないものがあるような気がします。意識や主観性、こんなふうに、今のわたしのように感じていること――それがどうして何か客観的なものから起こるなんてことが可能なんでしょうか。まったく違う種類のもののように思えるのに？

ジョン　伝統的な心身問題をうまく表現しているね。そこからわたしが実に興味深い問題だと思っているものに取りかかろう——そのメカニズムはどう働くか、脳のメカニズムはどうやってこれを生み出すのか？　しかしとても慎重にいかなければならない。あなたの質問のとらえかたは二通りあるからだ。一つはこう尋ねているものととらえられる。「うん、それが起こるのはわかっています。詳細に調べてどこでどう起こるのか突き止めましょう」。だがもう一つのほうだが、その質問の口調には、わたしたちにわかるわけがなくて永遠に謎のままになるだろうと匂わせるところがあった。

わたしは二つめのほうは信じていない。一つめのほうが正しいと思うよ。それが起こっているのはわかっている。脳のやつがやっていることはわかっている。わたしたちの頭蓋骨の中には三ポンド、つまり一・五キログラムのべたべたしたものが入っている。そこで何かのプロセスが意識をもたらしていることはわかっている。まずその事実から始めて、それを前提に仕組みをしっかり突き止めよう。

すべてではないにせよ、ほとんどの神経生物学的調査は哲学的な誤りの上に成り立っていると思う。わたしはこれをビルディング・ブロック・アプローチと呼んでいる。この人たちは、個人的な意識現象の神経相関を見つけようとしている。一つでもブロック——たとえばわたしに赤を経験させるものは何か——を見つけられたら、システム全体を開くことができるという考え方だよ。

もしかしたら正しいかもしれないが、わたしはまちがいだと思っている。脳によって作られた意識とは統合された意識の場であって、われわれが知覚だと思っているものは意識状態を作りあげるというよりは、むしろ既存の意識の場を修正しているという考え方を重要視する必要があると思うんだ。だから肝心なのは個々の意識特性——ビールの味とか赤の知覚とか――と相互関係があるのは何か、という問題ではなく、意識のある脳と意識のない脳の違いは何か、という問題なんだよ。視床皮質系の広い領域で起こる膨大な量の同期的なニューロン発火に目を向けなければいけないから、これはビルディング・ブロック・アプローチよりもずっとむずかしい――脳のかなりの部分を相手にしなければならないから。

さて、かれらが哲学的な誤りをしていると言ったけれど、もちろんこれは哲学では解決できない。現実の神経生物学的調査によって解決される。これは科学的問題であって、哲学的問題ではないんだ。わたしがまちがっていることが証明される可能性もあるけれど。

――まったくあきらめて「謎だ」と言ってしまうかわりに、一部でイージー・プロブレムと言われているものに取り組むこと――システムがそれをする仕組みを理解すること――をあなたは説かれました。でもこの世には根本的に新しい原理が必要だとか、量子力学が必要だとか言う人たちもいます。そういった可能性についてはどう思われますか?

ジョン 何だって試すのは大賛成だ。いつだって起きて仕事に行けば、今わかっていることに基づいて研究しなければいけないのだから。そして今わかっていることは、ニューロンとシナプスを重要視した方がいいと示唆している。もしかするとそんなばかげてあわれなニューロンたちを研究するのは時間の無駄で、やがてあわれなニューロンやシナプス間隙よりさらに下の、微小管の中に入っていく必要があるとわかるのかもしれない。あるいはニューロンよりはるかに大きなものに目を向けなければいけないのかもしれない。カオス力学で動く何百万というニューロンの大群に目を向けないといけないのかもしれない。

何らかの量子力学的説明が必要になるかもしれないが、それは疑わしいと思っている。これまでわたしが見てきた意識についての量子力学的説明のほとんどは行き詰まっているからだよ――かれらは二つの謎を一つに置き換えている。意識は謎だ。どうやって解決する? おやおや、ここにもう一つ量子力学という謎があるぞ。謎は二つあるけれど、どちらの解決策も見当たらない。しかしこの研究にわたしが反対しているとは思ってほしくないね。百花斉放。みんなにこういった研究プロジェクトを試させようじゃないか。

——意識の場の理論についてもう少し説明していただけますか？

ジョン こう考えるんだ——真っ暗で静かな部屋で目覚めたとしても、最小限の知覚刺激しか与えられていないというのに、はっきりと目は覚めるし、完全に意識はある。考えてみればベッドにかかる体の重みも感じるし、体にかかるシーツの重みも感じるけれど、ほかに知覚刺激はない。でも意識ははっきりしている。まずわたしが知りたいのは、今の脳と五分前の脳の違いだ。問題なのは、現在の精密検査技術では、意識のある脳は意識のない脳にそっくりに見えるということだよ。

さて、わたしは暗い部屋の中でベッドに横たわっている。起きあがってあちこち動きまわり、歯を磨いて明かりをつけたり窓を開けたりといろいろやる。それまでなかったたくさんの経験をしているわけだが、それは意識の新たな創造ではなくて、わたしが目を覚ましたときに始まった意識の場の改変だとわたしは主張しているんだ。だからわたしの研究プロジェクトをたどるのなら、赤色や基本のドの音の経験といった特定の知覚モードの神経相関の方へ進むのではなくて、意識のある脳と意識のない脳の違いを突きとめようとするのが一番のおすすめだよ——統合された場をもたらしてくれるから。

——でもこの場は不安なくらい魔法に近くありませんか？ 超自然的な場というか……

ジョン いいや。

——あるいは特別な力とか……？

ジョン 場というのが悪い例えだったかもしれないな。そういうふうに聞こえたのか。こう言いたかったんだ——意識について注目すべきは、どんな意識状態においても質的感覚があるだけではなく、それを統合された全体の一部としてしか持てないという事実だよ。

　たとえば今わたしは自分の声を耳にして、首にシャツを感じているだけでなく、一つの統合された意識経験の一部としてこういった感覚を持っている。そこにはあなたの姿や声、山や窓の外のヤシの木々といった眺めなども含まれているんだ。こういったものがすべて一つの意識の場の一部になっている。だからマイク・ガザニガたちが分離脳でやったことはとても興味深かった。脳梁を切断すると一つの頭の中に二つの意識の場が得られるということを示しているからだよ。そこでわたしは、この研究がそう示していると思うかとマイクに率直に尋ねてみたんだ。かれはとても用心深くこう言った――実験で示す方法はまだ見つかっていないけれど、それも確かに可能性の一つです――交流はしても合体しない二つの意識の場があるかもしれないとね。

　さて、普通の生活をしていればわたしたちに場は二つ備わっていて、だれかに脳を二つに割られないかぎり両者は合体しているのかもしれない。だからこの場について何か謎めいたところがあるというつもりはないよ。磁力に似ているけれど多少感覚的な――超自然力の場みたいなものがあるとは思わない。まったくそういうことではない。わたしはただ、一つになっている意識状態を特徴づける特性とは何なのか、言葉で説明しようとしているだけだ。

――今、分離脳を持つ人には一つか二つの意識があると言われましたが、中には意識が一つか二つあるわけでも多数あるわけでもなく、ある意味ではまったくない、つまり統合された意識という概念自体が錯覚なのだと考える人たちもいます。

ジョン　意識のすばらしいところといえば、意識があると錯覚していれば意識があるということだよ。ほら、普通の外観と現実との区別は、意識についてはほかの現象の場合と同じようにはいかない。ほかの場合なら何らかの外観があっても、その裏にある現実は見た目とは違うこともある――そこの外の木立に男が一人いるけれど、実際は光と影の加減にすぎないのと似ている。でも意識状態の存在自体については、あなたに区別できない。区別はその中でつけられる——場の特性の中には誤報していたり正確でなかったりするものもあるかもしれないけれど——この意識経験の存在自体についてはまちがえるはずがない。

——主旨はわかります。こうおっしゃりたいんじゃないですか——意識とは、今のわたしがどう感じるかということだから、わたしが「わたしは今こう感じる」と言えばそれまで。だれもわたしに反論できない。それでいて、意識についてあまり考えたことのない多くの人たちは、わたしたちは身の回りの視覚世界をすっかり認識しているとか、わたしたちには継続的な意識があるとひたすら思いこんでいるらしい。でも一部の実験に目をやったりきわめて慎重に内観を始めたりすると、その印象が崩れ出す。

ジョン　まったくそのとおり。あらゆる知識の基盤は、自分の意識状態の性質について自分が持つ確実性にあるかのようにデカルトが見せかけてしまったという不幸な歴史がある——でもさまざまな実験から、人をだますやり方や、意識状態の性質を説明するにあたってまちがってしまうやり方が多々あることはわかっている。

——ではデカルトの考えには同意しない？

ジョン　まったく。とんでもない——デカルトに賛成する点もごくわずかにあるけれど、これは違う。わたしたちは意識状態についてさまざまなまちがいをしていると思う。ほとんどは単に注意を怠ったり、誤って述べたりしているだけだが、そこにはもっと深い理由がある——自己欺瞞だ。人は嫉妬しているのを認めたがらないものだし、怒っているのも認めたがらない——「ぼくが怒っているだって？」とね。だから人々が自分の意識状態についてまちがえるやり方がさまざまあることは確かだ。でもそのまちがいの次元は、外界の特徴に誤った判断をする場合のまちがいの次元とは異なる。これは一般的な外観と現実の区別と違うんだ。意識状態の外観が——本当にこの外観で他のものでないなら——意識状態そのものであるというのはもっともな話だよ。現在の自分の意識状態の詳細についてまちがうことはあっても、その存在をまちがうはずがない。

――あなたには自由意志があると思いますか？

ジョン それについては選択の余地がないね！ わたしたちはみな自由意志を持っていると思っているし、みずからの自由意志について考えないようにすることはできない。意思決定によって考えないようにしたとしても――「ほら、ぼくは決定論者だから成り行きを見守るよ」と言ったところで――それ自体が自由の行使にすぎないことははっきりしている。

イマヌエル・カントはこのことを大昔に指摘している。自由意志を前提にしなければ始まらないのは意識的な意思決定の特徴で、それを否定しようとしても――「自由意志なんて信じないからぼくは何もしないよ」と言ったところで――それ自体が自由意志の行使であることがはっきりするだけだと。

しかしなかなか興味深い問題だね。自由意志はあらゆる意識の特徴ではないから――あちらに目をやって電気スタンドを見ないという自由意志はわたしにはないけれど、レストランへ行ってメニューを見て「スパゲティにしよう」と決めたとしても、スパゲティを押しつけられたわけではないし、他の選択肢も残されている。他のものにすることもできたんだ。だから考えを逸らせるとか自由意志がないふりをすることはできない。うまい答え方が見つからないのは、わたしたちのような類の生物学的動物にどうやって自由意志が存在し得るかという問題だね。つまりわたしたちに自由意志があるなら脳に自由意志と相関のある何かがあるに違いないが、ではそれはいったいどんな格好をしているんだ？ これについてはたっぷり言いたいことがあるんだが、夜通し話すわけにはいかないから数点だけ言わせてほしい。

心を決める経験をよく観察して行為の理由を見極めて一つの理由に絞ると、注目すべきことが起こる――この検討がニュートン力学のベクトルを作り出す力のように自分に影響を与えることはない。わたしがクリントンに投票する理由が五つ、投票しない理由が三つあったとしよう――かれの経済の扱い方が好きだし、外交政策はすぐれていると思うし、わたしが通っていたオックスフォードの学校に行っていた（これは事実じゃないけれど仮にそうだとしよう）などなど。これだけの理由があるけれど、わたしはぼんやりとこれらが自分に作用するのを眺めたりしない。どれに基づいて行動するかはわたしが決める。どうしてそれが可能で、何が起こっているんだろう？

　ここで話してきた統合された意識の場が、デイヴィッド・ヒュームが述べた単なる分断された知覚の束みたいなものでないことを前提にすれば、このプロセスを理解できると思う。まず合理的行為者を前提にしなければならないんだ。つまり意思決定、理由の比較検討、行為が可能な存在があるということ。この意識ある注意深く合理的な行為者という概念には、哲学において昔から名前がつけられていた。自己という――わたしはこの専門用語が嫌いだが、それはまぁいい。要するに、自己の前提がなければ自由行為という経験は理解できないと思う。

――そこに大きな問題がおありのようですね？　つまりこの自己――これはどういう類のものか？　原因行為者（causal agent）としての自己という概念は必要ないという科学者も多くいます。真の原因要素とは相互作用しているニューロンたちで、これらがやっているさまざまなことの中には自己の感覚や自由意志の感覚を作り出すということも含まれるけれど、両方とも錯覚だと。

ジョン　そのとおり。すべてが錯覚かもしれない。でも錯覚とは何かはっきり突き止めよう。ここまでわたしたちは二つのことを論じてきた。一つ――自由意志の前提、あなたに影響する原因とあなたの行為の間にはギャップがあることを前提にしなければ、合理的な意思決定と行為は理解できない。二つ――思考、決断、選択、行動する能力のある何らかのx――自己と呼ばなければいけないわけじゃない――があることを前提にしなければ、ギャップにおけるあなたの動作は理解できない。わたしに必要な自己はこれですべて。謎めいた精神的な存在などではないんだ。魂ではない。合理的意思決定のプロセスにこういう論理的制約があるだけのこと。さて、そして述べたことが全部正しいと仮定すれば、なんとか脳にたどりつくはずだ。そこでの選択肢は二つ。

　脳がまったく機械的なごみの塊にすぎないと仮定しよう。べたべたしているけれど、車のエンジンみたいにまったく単純な機械的接続によって機能する。すると心理的レベルの不確定性がもたらされる——だが何も変わりはしない。仕組みの内部で起こったことで、あなたの行為は充分に決定づけられるから。人生の中でやってきた一挙一動はすべて因果プロセスによって決定されている——神経物理学的レベルの完全な確定性において。

　これが一つの選択肢。名前がついている。これを随伴現象説という——心は何の違いも生み出さず、ただついてくるだけ。それが正しいのかもしれない——もしそうだとしたら自然は史上最大のひっかけをやったわけだ。アインシュタイン、コペルニクス、ニュートン、ガリレオ、ダーウィンにまさる思考の革命になるね——われわれと万物との関係の概念をそっくり変えてしまうだろう。

　だがわたしにはこれが自然の仕組みだとは思えない。何の違いももたらさないのに、このとびきり複雑でぜいたくな装置、意識ある脳を進化が作りあげたのだとしたら、それは奇跡だろうね。

　もう一つの可能性は無視できないものだと思うんだが、脳のメカニズムが自由を前提に行動する合理的行為者を可能にするシステムをこしらえるというものだ。根底にある神経生物学にこの事実が反映され、意識のある合理的な行為者によって制約されたやり方で意思決定と自発行為をおこない、システム全体が動いていく。そしてこの意識ある合理的な行為者がいちばん下のレベル、シナプス間隙にやってくるわけだ。さて、これは一体全体どういう意味だ？　わたしにはさっぱりわからない。結局はここで自由意志の問題が現れるという話だよ。

——ええと、その問題はひどすぎるので、一つめの選択肢を受け入れたいと心から思います。自然はこの途方もないいたずらを——充分に笑い飛ばす価値のあるいたずらをわたしたちに仕掛けていったのだと思います。この途方もない世界の中でわたしは自分が行動しているという錯覚を抱いているのに、実はただ……

ジョン ……すべては機械的だなんてね、うん。

——ええ。それから自由意志を持っているという感覚なしに生きるのは不可能だという点については異議があります。わたしはとても苦労して、ある程度その感覚なしに生きることに成功しています。だんだんと消えていくものですよ。

ジョン それなしに生きていくことはできないと思うよ。次に何を言うか決められないのだから。行動している自分と、昔の自分を撮った動画を見ている自分の違いを想像するといい——次にスクリーン上で起こることが前もってすっかり決まっているのを知っている。動画を見ながらこう思ったりはしないでしょう。「あのときわたしはばかなことをしたっけ。今度はやらないといいな」——すべて前もって定まっていると知っているからね。

——それは時間差を持ち込んでいるので、偏った例だと思います。この決定論者めいた理論の本質は決定が下されることにある。意識のある合理的な行為者ではなく内在するプロセスによって決定が下されることにあるんです。

ジョン でもそれらは何らかの違いを生む決定ではない。あなたが持つことになるのは物事を決定する一連の機械的プロセスだ。ちょうど不格好な歯車と車輪で動く意識のないゾンビ、ぜんまい仕掛けのおもちゃみたいに。実際そうなのかもしれない——だが問題なのは、そう判明するに違いないと信じるようにわたしたちがずっと教えこまれてきたこと。わたしは違うと言いたいね。もう一つ可能性はあって、それは心理的レベルの不確定性は神経生物学的レベルのまったく同じ形の不確定性でつり合いがとれるということ。まちがっているかもしれないけれど、その可能性も検討しなければならない。

——ゾンビについて話してください。

ジョン　実際はゾンビとは意識のある人間と同じように行動するけれど意識を持たない機械や生物を想像するために哲学者が考案したものなんだ。筋が通っているとわたしは思うよ。そういうものが想像できるでしょう。あなたが実はぜんまい仕掛けで意識がないというのがわたしには想像できる。わたしたち——意識も一貫したまとまりのある行動も備えた人間と、同じまとまりのある行動をしているようで何の意識も感情もないゾンビとの違いを想像するいい思考実験だ。

——そういうゾンビを想像するのは明らかに可能ですが、こういったゾンビが原理上は実在するとおっしゃるんですか？

ジョン　もちろん原理上はね。

——ではあなたのお考えでは、ほかに何かがあるのですね。こういうことすべてができるメカニズムがあったところで、本当にわたしたちみたいにはならない。わたしたちみたいになってわたしたちのような自覚を持つには、さらに何か意識の場か合理的行為者みたいなものが必要である。こうおっしゃっているわけですか？

ジョン　まさにそういうことだよ。進化ではおそらくそういうものを作り出せなかったと思う。進化がわたしたちを作り出したのだから。進化が脚でなく車輪で動きまわる生き物を作り出すところを想像することはできる。でもさまざまな理由から、進化がそれを作り出せることはないでしょう。同じように進化がうまくまとまったゾンビを作り出すのを想像することはできても、その実現性はない。意識があればはるかに効率のいいこの仕組みが手に入るのだから。しかし少なくとも原理上は、まるで知性があるかのように行動する——つまり人間と同じように行動できる——機械を設計することはできる。それができるにはほど遠いけれど、原則的には可能だ。

——これはあなたの思考実験の中国語の部屋と通じるものがあると思います。中国語の部屋について簡単に説明していただけませんか？

ジョン　今もそうだと思うけれど、かつて心についてある見解があった。脳とは実はデジタルコンピュータで、心はコンピュータプログラムだというものだった。

その結論は二つ——一つは、わたしたちが動いているプログラムを解明できれば心を完全に理解できるというもの。もう一つは、適切なプログラムを設計すれば人工的に心を作ることができるというもの。

わたしはこれについてとても簡単な反論を示した——ばかばかしいほど簡単だからだれもが知っているに違いないと思ったんだが、みな知らなかった。結果的にたくさんの人々がかなり驚いた——次のようなものだよ。

わたしは中国語を話せない。実のところまったくだめなんだ——中国語と日本語の文字の区別もつかない。わたしがある部屋に閉じこめられていると想像してごらん。そこには中国語の文字を扱うプログラムがあって、部屋には中国語で書いた質問が送られてくる。わたしはどうするべきか規則集を調べて、中国語で回答する。つまり中国語のインプットを取り入れて中国語のアウトプットを生みだすわけだ。でもやはり中国語は一言もわからない。そしてプログラムの実行においてわたしが中国語を解さないなら、どのコンピュータだって同じこと。わたしに備わっていないものを持っているコンピュータはないのだから。

さて、わたしの中国語における行動を英語における行動と対比させると、英語ならわたしの回答は生まれつき英語を話す人並みに優れている。実際にそうだからね。中国語で質問されたなら、わたしの回答は生まれつき中国語を話す人並みに優れている。わたしがプログラムを通しているからだ。外側からはおなじように見えるけれど、中には大きな違いがある——それは何か？　そうだな、まず明らかな事実を述べよう——中国語は一言もわからないが、わたしはただプログラムの手順を実行している。英語についてはプログラムの手順以上のものを持っていて、実際に言葉の意味がわかる。

これでとても明らかになる。コンピュータは何の意味も知っている必要がない。記号、ゼロ、1を操作することによって動いているだけ。でも心は記号以上のものを持っている。意味内容があるんだ。わたしが反論した見解は通称「強い人工知能」と呼ばれているが、そのどこが悪いのかは一言でまとめられる——統語論（ことばの配置の規則）は意味論ではない。

——いろいろ有名な議論を持ち出したいところです。我慢するつもりですが……この何年かの間に何が起こったか話してもらえませんか？

ジョン　ああ、この議論が招いた反応には驚かされた。これについての考察が数百は発表されたに違いない。心の計算理論と結びつく世界観には知的理由が関係している——これは意識や精神生活に対する一種の還元主義的姿勢だった。それが行動主義、機能主義、コンピュータを人間理解の鍵とすることへの大きな熱狂によく合ったんだ。

　そして、自分がさまざまな研究助成金、経歴、資金を脅かしてしまったこともわかったよ。哲学畑のわたしたちは気にしていないよ。どうせ哲学者が金をもらえることなどないから。でも実にたくさんの人々が、心を作り上げているという誤った前提のもとに多額の研究助成金を手にした。だから争いは今でもまだ続いているし——この人工知能の世代が去って新しい世代がやってくるまで続くだろうね。

——議論を始めたい気持ちを我慢しようと言いましたが……

ジョン　何度も何度も浮かび上がってくる議論がたくさんあるけれど、わたしのお気に入りは、実のところもっとも脆弱なやつの一つだと思う——まぁこんな具合だ。わたしは中国語の部屋にいるけれど一人きりじゃない。規則集、テーブル、机、紙、中国語の文字でいっぱいの箱がある。中国語がわかるのはわたしではなくて部屋全体、このシステム全体が中国語を理解しているんだ。これをシステム応答という。

　これはいわば絶望的な手だと思うんだが、その理由を具体的に教えよう——じきじきに答えよう。なぜわたしは中国語がわからないか？　答は明らかだ――統語論から意味論にたどりつく手だてがないからだよ。文字から意味に到達する手段がない。でもわたしに文字から意味へ到達する手だてがないとしたら、部屋だってそうだ。

　部屋全体をわたしの中に入れたと想像してごらん。わたしが規則集とすべての文字を覚えた――どうせSFだし空想だ――とにかくわたしが全部覚えているとしよう。さて、部屋を取りはらって、わたしは野原へ出ていってすべての計算を頭の中でやる。そうするとわたしの中にないものはシステムの中に一つもないわけだが、それでも中国語はわからない。

　とても多くの人々がこれに飛びついたのは絶望の表れだと思う。かれらは思い思いにわたしにこう言ってくるべきだった。「もちろんあなたは中国語を理解していますよ。中国語理解力テストに合格したし、プログラムを持っていたのだから」。ばかばかしいことに、わたしの顔をまともに見て「あなたは中国語がわかる」とか「中国語の部屋の中では中国語がわかるだろう」と言う度胸がある人はほとんどいないよ。

――実はその答を聞いてとてもうれしいです。あなたが言われた最後の勇敢な答というのが、わたしが思いついた唯一の答だったから――この思考実験において部屋がそんなふうに働くのなら、あなたは中国語を理解しているはず。中国語の理解とはそういう意味だからです。ばかばかしい最後の手段だと言われるかもしれませんが、少なくともそれが合理的な反応だということで意見が一致してうれしいです。

ジョン　いや、合理的な反応だとは思わないよ。どうかしていると思うけれど、勇気はあるね。本当の問題は、コンピュータに統語論から意味論へ到達する手段がないこと。同じことを言い換えれば、刺激とは複製ではないとも言える。何だって刺激できる――あなたの胃の消化プロセスとかイギリス経済の金の流れとかね。でも消化を完璧にコンピュータ・シミュレーションしたところで「じゃあフィッシュアンドチップスを持ってきて、コンピュータに詰め込んで消化するか見てみよう」とはだれも思わない。消化しないよ、ただのモデルか絵にすぎない。消化のコンピュータ・シミュレーションが本物の消化をもとにしているように、心のコンピュータ・シミュレーションは、本物の心をもとにしている。ただのシミュレーションで、本物じゃない。

――では進化の話に戻りたいと思います。ゾンビは可能だと信じておられるのなら、意識とは何か付加的なものであるように思えるのです。だから過去の人間の進化を考えてみると、淘汰の圧力が意識に味方したに違いないとしかと言いようがない。つまり意識には機能があるに違いありません。

ジョン　まさにそう言っているんだ。意識には膨大な数の機能がある。わたしたちの存在の現在の状態を例に挙げよう――わたしたちはこの途方もない量の情報を取り込んで意識の場でまとめ、関係ないと思う情報は捨て去ってしまう。そしてこの情報を並べて整理して決断を下す。これはわたしたちがただの意識のないメカニズムを備えていた場合よりもずっと大きな力、柔軟性、情報処理能力をもたらしてくれる。そして先ほど話した統合特性がここには欠かせない。今持っている視覚情報、触覚情報、聴覚情報、記憶情報がすべて一つの意識の場で調整されるのだから。これは非常に効率のいいメカニズムだ。

――自然淘汰がそこに作用して、これまでそれを改善してきたとお考えですか？

ジョン　意識のある動物がその奮闘の中で結構うまくやっていることが多いのは偶然ではないと思うよ。

――では意識のある動物とは何ですか？

ジョン　うん、わたしたちもその一つだね。

――それは認めます。でもほかの動物は？　どんな類の動物ですか？

ジョン　さぁ、わからない。脳がどうやっているかわからない以上、シロアリに意識があるかどうか専門家たちが教えてくれるのを待つしかないね。やつらにはおそらくあると思うけれど。

――でも専門家に教えられるものですか？

ジョン　具体的に話してあげよう。意識を生じさせる非常に特別な脳プロセスがあることを発見したとする――すると特定の脳メカニズムを人工的に作り出すことによって、たとえば脳を損傷した患者にふたたび意識を持たせることができる。これらのメカニズムを仮にXYZと呼ぼう――意識を生じさせるのはXYZ。ここで系統発生学的に下の方をみていくと、問答無用でイヌ、ネコ、霊長類すべてにXYZがあることがわかった。もっと下っていくとシロアリにはあるのに、カタツムリにはないことがわかった。それに加えてカタツムリの行動に別の解釈が加わったとする。そうしたら「よし、わかった。カタツムリには意識がなくてシロアリにはある」と言わざるを得ない。

――そして意識の問題は解決したとおっしゃるのですか?

ジョン　そこまでいったなら解決しているね。うん。とてつもない知的業績になることだろう。

われわれは意識について無知で、
ガリレオ以前の人が
空を見ているのと同じです。

フランシスコ・ヴァレラ

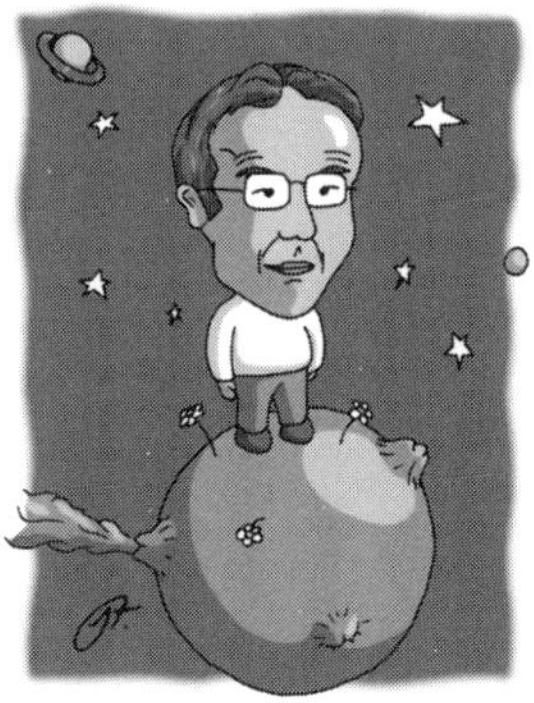

チリ生まれのフランシスコ・ヴァレラ（Francisco Varela、1946 ～ 2001）は生物学を学んでから、ハーバードで昆虫の視覚で博士号を取り、その後フランス、ドイツ、チリ、アメリカで研究を続ける。生涯1つの疑問だけを追い続けてきたと述べたことがある。なぜ創発的な自己やバーチャルなアイデンティティがそこらじゅうに現れるのか？　3つのテーマに関する研究が特に有名で、その3つとは生命体におけるオートポイエーシスまたは自己組織化、神経系と知覚の制定的な見方、免疫系である。何年にもわたる仏教瞑想は意識の研究に影響を与え、現象学者でもありながら現役の神経科学者でもあるという独特な立場から、神経現象学という用語を提唱。他界するまでパリの認知神経科学脳画像研究所にあるCNRS（国立科学研究センター）所長を務めた。倫理意識、現象学に関する編著多数、『身体化された心――仏教思想からのエナクティブ・アプローチ』（1992、田中靖夫訳、工作舎、2001）を共著。

――あなたにとって意識の問題とは何ですか？ 何がそれをこんなに特殊で他の問題とは違ったものにしているのですか？

フランシスコ いやそんなに違わないかもしれませんよ。問題と呼ぶべきでさえないかもしれない――大きな事実だというだけだ。だって自然を見たら、本当に単純に言って、二つのことが際だってますよね。まずは世界があり、そして自分がある。単純でしょ？

もしわれわれが科学者なら――というのはつまり、自然界を理解したいと思うなら、その自分性の部分――われわれの部分――意識の部分は、説明すべき図式のずばり半分になります。

さて、科学の歴史で世界のこの事実が除外されてきたのには、いろんな理由がありますが、決して理にかなった話じゃない。いろんな意味でそれは政治的なことで、二〇世紀になってもそれは二回復活しては放り出されてきました。一九〇五年だか一九一〇年だかに、現象学と内省主義がドイツで台頭して、一世を風靡しました。それが一九三〇年代には、少なくとも終戦後には捨てられました。今やそれがちょっとした神経科学的な意匠で戻ってきて、そしてひょっとしたら今後一〇年でまた放り出されるかもしれない。

――なぜ前世紀の初期にそれは捨てられたんだと思いますか？ 単にむずかしすぎてみんな扱いかねたのか、それともまったく違う理由だったんでしょうか？

フランシスコ そう言われてもねえ、そんな簡単な説明があるとは思いませんよ。他のテーマに比べて特にむずかしいとか簡単だとかいうことはないと思います。科学の社会学がもっぱらそこには絡んでくるんだと思います。たとえば、世界大戦が起きたばかりだったのを忘れちゃいけません。意識研究に関連したものすべて、たとえばフッサールやヴントの現象学は、ドイツと同一視されました――そしてハイデッガーを通じてナチスとね。だから戦後は、ヨーロッパが粉砕されたので、研究はアメリカで離陸して、急速に当時の有名な行動主義者になった人々に支配されるようになっていったんです。

でもアメリカにはウィリアム・ジェイムズもいました。おもしろいことに、今日みんな、かつてロシア人がマルクスやエンゲルスをことあるごとに引用したようにウィリアム・ジェイムズを引用します。でもウィリアム・ジェイムズはおもしろいヤツなんです。かれの『心理学の原理』は科学的探求の現代精神にそったものです。そして後年の『宗教的経験の諸相』（岩波文庫）と『プラグマティズム』（同）では、ホントにぶっ飛んでますよ――いろんな人がかれについて述べるよりずっとね。後年の著作では、意識はまさに宇宙の本質そのものなんです。だから存在するものすべての基本的な事実は、意識に根ざしているんです。かれによれば、意識は生物学や神経科学から出てくる説明には還元できないんです。

というわけでおわかりのように、わたしはかなり不思議に思っています。簡単な説明はないと思いますが、強い抵抗があるという事実は受け入れなくてはなりません。さてその抵抗の一種は、これまた説明の一部ですが、意識の研究のためにはそのためのデータがいるということです。一人称データがね。――即座にそこで問題にぶちあたりますよねえ？　通常はデータというとき、それは外からのデータです――公開されて手に入るデータです――でもここで言っているのは内部からのデータです。そこで問題が起きるんじゃありませんか？

フランシスコ　もちろんそれが普通の考え方です。外部からのデータは信頼できて、内部からのデータは主観的であいまいだと。でも、それって本当なんですか、それとも本気で意識を研究したくないことからくるものなんでしょうか？

だからね、物理や生物学での、いわゆる客観データなるものを考えてみると、報告する人がいない限り、なにも観察されないわけです。だからどうしたって一人称的な構成部分があるんです。それが最初の要素。第二に、あなたがデータを報告して、そしてそれが通称「客観的」になるのは、その報告が間主観的に他人によって検証されているからです。これはつまり、かれらが同じプロトコルを使い、同じ条件で見に行けるということで、それが科学ってヤツですわな。

さてお聞きしたいんですが——一人称的な手法を通じてアクセスできるデータの報告があって、それを間主観的な検証にかけたら、そうした記述だって同じく有効であってはいけませんか——そして共通知識の一部になれるのでは？　だから主観／客観の違いというと、単なる何だ？　観察に使うツールが変わっただけじゃないですか。

——おやそうでしょうか？　たとえば色を例にとりましょう。あなたは美しい明るい黄色のシャツを着ています。さてわたしはとても強い印象を受けて、その黄色のシャツに対するわたしの主観的意識体験は、何かわたしにとっても個人的なものです。わたしは黄色が見えるとしか言えませんが、でもその黄色が「わたしにとってどんな感じか」はどうやっても伝えられません。それが問題じゃないんですか？

意識の話をするんなら、それが知るべきことなんじゃありませんか——でも三人称アプローチではそれにたどりつけないんじゃないですか？

フランシスコ　いや、それがまさにわたしの言ってることですよ。個人性の性質をアクセスの性質と区別すべきか？　もちろん、わたしのシャツであなたが体験していることを語れるのはあなただけですが、でもだからといってそれがあなただけのものということにはならない。なぜかって？　だってあなたはそれについて報告できて、その報告を間主観的に検証できる。だからわたしが「いやいや違いますよ、それは黄色じゃなくて赤です」と言えばそれを確認または否認できるし、他の科学でやっていることといっしょでしょう。

——でもそこには基本的に違うものがあるんじゃないですか？　もちろん黄色が見えると報告できるのは同意しますが、でも言ってるのはそういうことじゃない。わたしにとっての黄色性は伝えられない何かで、黄色という言葉は全然それを伝えていないという感じがあるんですよ。あるいはそれよりもっと深いものを考えると――たとえば何かに感情的に動かされたとか、何か自分にとって重要だったり深遠だったりする気分があったとします。すると、それについてわたしがどんな言葉で述べようとも、それは絶対に言い尽くせない。

フランシスコ　なるほどそれはわかる。意識について科学コミュニティが抱く困難の核心にある二点を挙げましたね。片方はわたしにとっては、もう一つよりは重要でないものです。

最初のものは、手法問題とでも言うべきものです。確かに、それが「黄色」というだけでは不十分だと言うなら、もちろんそれは単に黄色というだけでは不十分です。自分の体験についてよい説明をおこなうのは、決して容易なことじゃない。それどころか、普通の被験者でそれをやろうとしたら――実験室につれてきて、感情について聞いたり、「何を体験していますか」と聞いたら――ほとんどの人は何も言えません。人は自分の体験についての専門家になるようにはできていないんです。ある体験をしたからといって、それについて報告するエキスパートになれるということじゃない。庭を歩くからといって庭師や植物学者になれないのと同じことです。かなりの訓練が必要だ。

わたしにとってこれは西洋における中核的な抵抗の一つです。われわれには科学の伝統からくる手法の一つがありますが、でも他の伝統で蓄積された、経験的な知識や観察された知識も本気で見て理解すべきだと思うんです。特に、被験者を訓練する洗練された手法によって、自分の感情的な生活なんかについてきわめて厳密、洗練、相互検証可能な擁護で報告できる可能性を与えてくれるような仏教の伝統に興味があるんですよ。

で、それが最初の点です。黄色というだけだとあまりに平板に聞こえるもう一つの理由は、記述に豊かさがないということです。そしてそれにアクセスできるようになるには、いま手持ちのものを遙かに超えた新しい一人称手法を導入する必要があるということで、これは科学における社会学的な革命が必要だということです。若い科学者がその技法に熟達するよう教育する必要がありますし、カリキュラム設計も完全に変える必要があるし、その他もろもろ。まあ考えてみれば、われわれはものすごく無知なんだと思いますよ、ガリレオ以前の人が空を見上げて天文学をやってるつもりだったみたいに。

——そして第二の点は？

フランシスコ　手法が手に入ったら、現象を説明しなくてはなりません。「それはどんな感じか」というやつです。そこで問題は、なぜ意識がこんなにも個人的で、親密で、自分たちは何者かに中心的かということで、だからこそそれはおもしろい。意識の研究は科学における一種のシンギュラリティみたいなものです。生きているというのがどういうことかということの、もっとも重視された性質そのものを研究しているんだから。だから第二の部分は、その親密さをどう説明するかに関係してきます。さてこれは別の問題で、それをやるための進歩は、脳の働きを理解することからくるんだと思います。それがどうやって色や形態を識別するか、運動プログラミングをするか、そして各種の感情を持つか。そうした仕組みのすべては、結果を出すことが必要なコンピュータの中とは違います。それは長い歴史を経て、個体発生的にも系統発生的にも発達してきたものです。それは世界の中で活発に存在するという文脈でのみ意味を持つもので、その化体性がまさにわれわれの体験することです。

われわれが自分自身を親密に体験するのは、われわれが化体されているからです。したがって、純粋メカニズムとしての意識状態ではすみません。メカニズムは、化体されているが故にだれか人であるという感覚を発生させる可能性のための条件なのです。たとえば、わたしは今ここでびんに触れています。このびんはびんっぽく感じられ、それは硬くて動かなくて邪魔です。というのもそれがこの物体が触れたときにもつ性質だからです。言い換えると、この世界の物理は、個体性があることを許容して他のことは許容しないようになっているんです。

――でもそこにはやっぱりハード・プロブレムが潜んでいるようです。つまり、そのびんを持っているあなたについて、神経ポテンシャルが腕をつたって脳に行くという具合に説明ができます。そしてもう一つ、それが内部でどう感じられるかという形で説明ができます。すると、その「びん-感覚性」とでも言うべきものが、脳の中のニューロンと、そこにあるびんとの化体的な関係から生じるんでしょうか？

フランシスコ　それだからわたしは、それを神経現象学と呼んでいるんです。「神経」の部分は、脳がどう働くかについて根本的な洞察を与えてくれますが、「現象」部分は与えてくれない。現象部分は、それをこの化体性に入れて、それがどんな感じか一人称アクセスを持つことを必要とします。そしてこの両者の組み合わせが答です。言い換えると、わたしの主張は片方だけではダメだと言うことです。要はこの二つを組み合わせることで、科学を別の形で考えて実施するのに慣れることです。

わたしが物体の固体性を使うのは、物体を人が扱うやり方は神経科学で充分に研究されていることもありますが、化体された行動という発想は現象学でも非常に豊かなテーマだからなんです。だからこの二つを組み合わせると、物事を二つの視点から見るようなものです。三次元になるんですね。ハード・プロブレムの主張する矛盾はもはやない。ハード・プロブレムは、半分に目を閉ざしたままでいる場合のみにハードなんです。

――じゃああなたの言ったコンピュータはどうなんですか？　化体性のあるコンピュータ、手を持っていてあなたがやったのと同じようにびんを持ち上げられるロボットです。それはあなたの見方だと必然的に主観性を持つでしょうか？

フランシスコ　われわれと似たような主観性は持たないでしょうね、人の進化の歴史は実に長いから。でもはい、主観性を持つ方向には向かうでしょう。ゴキブリや犬みたいな原始的な意識を持つかもしれません。だから意識がそれ以外の要素を持つ必要があるとは思わない。

――だったら古典的なゾンビの質問をしてよいですか？　これまでおっしゃったことすべてを考えて、あなたのやることをすべてできて、あなたとまったく同じように行動して、あなたの言うようなことを言って、でも内部には何も体験がないような生き物はあり得ると思いますか？

フランシスコ　スーザン、わたしは前からそのゾンビ議論がまるっきり理解できないんですよ、だってそれはアングロアメリカ式の心の哲学の伝統で起こる典型的な問題のように思えるからで、それは実はわたしの伝統じゃないんだから。とにかく腑に落ちない。ピンとこないんです。もちろんそんなものが可能だと想像できるかもしれないけれど、でも想像するだけばからしいと思う。問題含みの状況をでっちあげることで作り出されるだけの問題だと思いますよ。それがどうしたんですか？

――驚きました。絶対に「ノー」という答が返ってくると思いましたから。これまであなたが化体と振るまいについて述べたことから、ノーという結論にならないんですか？

フランシスコ　いやそう言いたいかもしれませんが、でもゾンビ話の人たちはこの物体が意識体験を持たないし持てないと想定していて、それが問題なんです。かれらはこの想像上の状況で身動きがとれなくて、それはわたしにはうまくないんだ。わたしの観点からだと、それは実証的な問題としてオープンなものなんです。

――でもそうでしょうか？　実証的な問題というのは絶対に答が得られるものだと思うんですが。でもよく発達したロボットを作って、それが「ぼくは意識があるよ、黄色いシャツの体験を感じられるよ」と言って回ったとしても、だれかが「でも本当にこいつに意識があるかわからないぞ」と言うのは簡単でしょう。

フランシスコ　いやその問題の投げかけ方に、まさに伝統の重みが現れるんですよ。他のだれかに意識があるかどうかを判断するのに本質的な困難を抱えているとしたら、人は生きていけないんです。

わたしの反論は、人間であり、生きているということは、自分のまわりの存在が意識を持つということを心から知っているということなのだ、ということです。そして、あなたが意識を持つということをわたしが自分に納得させなくてはならないという発想——そして、あなたはゾンビじゃない——は、とにかく理解しがたいんです。そんなのとにかく完全なナンセンスです。というのも、わたしは根本から、この世にスーザンやジムやジョーがいなければフランシスコとして同定される意識を持つのは不可能だということで構築されているからです。

実は、それに関するとても強い実証的な証拠を赤ん坊の発達に見ることができます。赤ん坊のときに、自分のからだについての認識というのは、根本的に他人が身体を持つということについての理解から生じているんだということです。そして高等霊長類で何が起きているか見てみましょう。人々がこうした動物といっしょに活動するにつれて、そして共に生活することで共感が生じるにつれて、ボノボを使って研究するスー・サヴェッジ＝ランボーみたいな人が出てきます。彼女はボノボに経験が存在することについて、何ら疑いを抱いていません。

ですからやがてまわりで成長するロボットが出てきたら、それが起きます。よいSFにあるように、ロボットが意識ある場合と、それが絨毯掃除をする愚かな奴隷でしかない場合とを区別できるようになります。だからその議論は、わたしには何の力も持たないんです。

——伝統の中に深く根ざしたこれらの議論の一部をあなたが拒絶するやり方は、なかなか楽しいものです。確かにおっしゃるとおり、わたしにはそれは問題ですが、でもそういう考え方をしなくてもいいのだということにあなたは気づかせてくれます。

でもこれまで考えられてきたことを離れて、あなたはどういうふうに考えるべきだと思っているのかを話しましょう。科学者を別の形で訓練するとおっしゃいましたね。そして一人称の視点を規律ある形で使うよう学ぶという話も。それをやるにはどうすればいいか、示唆はありますか？　すでにやられているでしょうか、そしてどう進めるべきでしょうか？

フランシスコ　次の意味ではすでにやられています。この惑星上に、きわめて少ない割合とはいえ、高い訓練を受けた被験者がいて、つまりは体験が実際には何なのかを記述するやり方を何年もかけて学んだ人がいます——というのも体験とは即座に与えられるものではなく、それは展開されるものだからです。世界で複雑なあらゆるものと同様に、ぱっと見だけではダメです。問題は、こうした人々のほとんどは科学者じゃないということです。だからそれを手に入れる唯一の方法はかれらを実験室につれてきて、協力者としてかれらに実験をすることです。だからたとえば二〇年、二五年にわたり仏教の瞑想の伝統で訓練を受けた人をつれてきます。こうした人には、通常の人には訊けないような質問が訊けますし、通常は不可能な作業をするように頼めます。たとえば二五分とか三〇分にわたって意識を何かに一定のまま集中するとかですね。

文献によれば、アメリカの大学生は集中力が最大でも二分半くらいしかないと言いますよね。だから簡単な比喩ができます。風の中のろうそくのようにちらつく光があったら、その明かりが続く間しか観察できない。でも集中力の安定した人がいれば、それは二〇分間光り続けられる電球みたいなものです。だから違ったものが見えてきます。それがポイントです。

さてそれをやるのはわたしの世代ではない。こういう神経現象学のパラダイムに熱意を抱き、自分たち自身がその学習を身につけなくてはならないと気づく若い人たちになるでしょう。だから次世代には、こうした能力が組み合わさることになります。

——でもそういう人は今すでにいるんじゃないですか？　だって、わたしがそんなにすごい例だとは思いませんが、でも二〇年も瞑想をしてきて、完璧ではないにしても、すわって意識を三〇分とか集中させることはできますよ。他にも仏教の伝統で訓練を受けた科学者は知ってますが、でもわたしの見る限り、別に天地鳴動するようなことがそこから出てきたようには見えません。そういう人物で何をしたいんですか？　つまり、わたしが実験室にいて、わたしの言ったことが本当なら——すわって何かに三〇分意識を集中できるなら——わたしに何をさせたいんです？

フランシスコ　なるほどおっしゃるとおり、そして確かにあなたは二〇年だか二五年だか瞑想家だったわけだけれど、でもあなたが今の自分自身をその状態で適任としないようなところから始めたほうがちょっといいから、そういう言い方をしなかったんです。

何をしたいかって？　第一歩はとても簡単なことです。まずは簡単な実験をやるところに戻りましょうか。たとえば、顔を知覚するというような。今では、知覚、記憶、関心などの研究はすべて被験者をたくさん用意してその結果を平均化するということです。わたしがやろうとしているのは、高い訓練を受けた被験者をつれてきて、同じ基本的な作業をやってもらって、でもいくつも表示を次々に見せて、それぞれの表示の後に、その個別試行で起こったことについて具体的な報告をしてくれと頼むんです。だから何年にもわたり研究していたのとまったく同じパラダイムが得られますが、でも今回は心的条件や心的状態のさまざまな状態を丸ごと持てるし、あるいは非常に均質で非常に安定した心的状態の集合が得られるんです。

まずわたしが見たいのは、同じ神経相関が得られるかどうかです。そして、得られないということは言えます。そうした報告を得て、違う試行を区別すると、違った心的状態の相関はまったく違っているんです。

——そこで言う神経相関って何ですか？　脳スキャンの話かＥＥＧ（脳電図）の話なのか……

フランシスコ　そこは意図的にぼかしておいたんです。わたしはＥＥＧやＭＥＧ（脳磁図）を使います。それは比較的素早いものに興味があるからなんですが、同じことをＰＥＴやＭＲＩでもできるでしょう。

――で、そこらの大学生と、訓練された被験者とでは、脳の計測可能な違いとしてどんな差があるとわかりましたか？

フランシスコ　うん、ちょっとした例を挙げましょうか。実験室では立体視融合を研究していて、被験者は三次元画像を見なくてはいけない。さて通常はこれは比較的時間のかかる作業で、被験者たちは自分なりの戦略を構築しますが、でも試行ごとのデータを見ると、きわめて変動性が高いことがわかります。最近、高い訓練を受けた被験者を実験室につれてきて、かれはまったく無思考の状態に入ったと報告したんです。それでもかれは立体視の作業をかなり厳密におこなえて、融合が生じたときにはボタンを押せました。そこで発見したのは、かれの脳活動が完璧にきれいだったということです。活性化した脳の部位や周波数帯は、たった一つ。そのボタンを押す運動反応に関連したところだけです。だからまったく思考のない、あるいは雑念のない人の脳相関を見るのはとても興味深かった。つまりそういうことです――これは他の人には聞けないような質問です。「思考がないときに脳では何が起こるか？　原意識だけあって、思考で含意されている考察意識がないときにはどんな具合か？」

――われわれみんな、物事をやるとてつもない道具――脳――を持っているのに、ほとんどの時間はそれがナンセンスであふれていて、まったく有効に使われていないことを示唆しているように思います。おっしゃっているのはつまり、内部で心が静まったように感じられて、思考がほとんど止まるくらいに遅くなったら、それが脳活動の低下として目に見える、ということですか？

フランシスコ　そういう違いが見られることは、この手を賭けてもいいくらいですよ。つまりあなたは自分でもやっているから訓練についての論点を理解できると思いますが、でもこの発想を聞いたことのない基本的な科学者に話をしようとしたら、これは本当に盲点なんです。自分の体験にアクセスするという訓練があるというのを理解するのはむずかしい。この概念自体がまったく異質なんです。

——これをやろうとすると、本当に科学者たちから抵抗にあいますか？

フランシスコ　抵抗というのとはちょっと違うな。むしろ戸惑いみたいなものか。もちろん、はなから敵対的でこんなのただのナンセンスだと思う一派もいますが、大半は単にこっちを見て「ああ、そりゃおもしろい、ふーん」と言うだけ。別に反対はしていませんが、でもピンときていない。だから進歩を実現し始めるのは、われわれにかかっていると思いますよ、これぞ進む方向だと強く思っている人々に。

——一部の方向では、あなたよりずっと先まで行きたいような気がしますよ！　たとえば、わたしはチェンジブラインドネスに関する研究にとても興味があって、わたしたちは目を動かしたり瞬きしたりするたびに、視覚世界は捨てられてしまうということがはっきり示されています。さてこれはとても不思議で、通常の日常体験と相容れないように思えます。だから瞑想で長時間すわって、見ながら自問するんです。「本当にそんな具合なの？　すべて捨てられてしまうの？」そしてどうもそのとおりのように思えるんです。言い換えると、体験が変わって、チェンジブラインドネスでわかったことから期待されるのに近いものになるんです。

わたしはすわって世界を見つつ、物事があっさりわき上がっては消えるような形で見ることができます——別のものが今ここにわき上がる——そしてまた別のもの。とても奇妙な意味で安定性は完全に消え、でもそれは特にめまいがしたりはしない。さてこれは、わたしにとっては一人称と三人称を組み合わせる手段の一つです。でもあなたのおっしゃることからすると、たぶんあなたの話したような実験よりもっと大きな抵抗にあいそうですね。

フランシスコ　ええ。だからこそ、自分自身を被験者として使わないほうがずっといいんです。ですからね、この道筋はとてもゆっくり進まなくてはならず、立体視融合みたいな単純なことをやって、もっと伝統的な研究と結びつけられるような話をする必要があると思うんです。無思考みたいなもっとおもしろいことを研究する前にね。

――あらあら――もっと先に行きたくなっちゃったわ、自分でも驚くことだけれど。つまり、神経科学会議で壇上に上がってこんな話ができるとは思ってません。でも、科学者としてのわたしの仕事、意識を理解しようとする仕事の本質的な一部だと思えるんです。そうでないと、どうやってこれに筋を通せるのかしら？

フランシスコ　いやまさにそのとおり。この種の作業に自分自身で関わっていなければ、こんなことは一切考えたとは思わないんです。そしてわたしはそれを、尋ねる質問の前置きとして使うし、そして被験者を選ぶときにも使います。ですがね、われわれは社会学的な現象について話してるんです。規則を守ってコミュニティとともに動き、周縁的な存在として扱われないようにしなくてはならない。

だから個人的には、人生のドラマまたは喜び、あるいはその両方は、片足を一方に突っ込んで、もう片方をあっちに突っ込んで、しかも自分を周縁的な存在にすることを拒否するということです。そしてわたしは、この一人称からの見当が可能で重要だと知っている側の自分を黙らせるのを拒否します。

――あなたは本当に独特な方ですよね、科学と、科学的な経歴を、現象学的な関心と、フランスの背景と組み合わせるからです。こういうことすべてを研究して、人生には何が起きましたか？

フランシスコ　いやね、スーザン、わたしにとって話はほとんど正反対なんですよ。わたしは内面の作業――そう呼びたければ――を、仏教の伝統でだれでもやるような理由から始めたんです。つまりは混乱、苦痛、混沌のためですね。それに加えて、わたしは内戦めいたものを背負い込んでます――つまり「何が起きてるのか自分でもよくわかってないように思うぞ」というような状況です。そして、心を静める瞑想の実践の背後に仏教的な心の理論があることに気がつくのに一〇年ほどかかりました。これはすばらしかった。こうした人々が生かし続けてきた人類の宝箱のようで、見事に表現されて分類されていました。この時点で一人称の伝統がわたしの専門生活に影響して、自分たちのやっていることが完全に正しいわけじゃないと思うようになったんです。これはとてもはっきりと『身化体された心』で表現した化体の発想につながりました。わたしがそれをやったのは、認知科学を情報処理の発想から引き離して、化体または上演的な視点に向けるためで、これはかなりうまく盛り上がっていますね。これはすでに、わたし自身が科学をやる方法を変えることになり、そしてこの神経現象学という設定がその方向への二歩目になります。

だからわたしの人生では、この二つが完全に別々なものとして始まって、そして今ではどっちがどっちかわかりにくくなり、わたしはもっと統合されています。さてこれはどっちを重視して楽しんでいるかという問題をかなり深刻に引き起こして、これはなかなかむずかしい。

――それで敢えてそれに答えるとしたら？

フランシスコ　いや答以上のものですよ――たぶん自分がどこにいるかという声明になるんじゃないかな。ときどきわたしは「なんでそんなことを気にするのか？　なぜこれをそんなにがんばって推し進めたがるんだ？」と自問するんです。だってね、南仏に実に美しい石造の家を持っていて、そこでずっと過ごすことだって簡単にできるんですよ、単にそれになりきって――単に楽しんで。でもそうなったらわたしは単なる被験者としてしか役に立たずに、まず科学者にはなれなくなる。

シロクマのことを考えるな。

ダニエル・ウェグナー

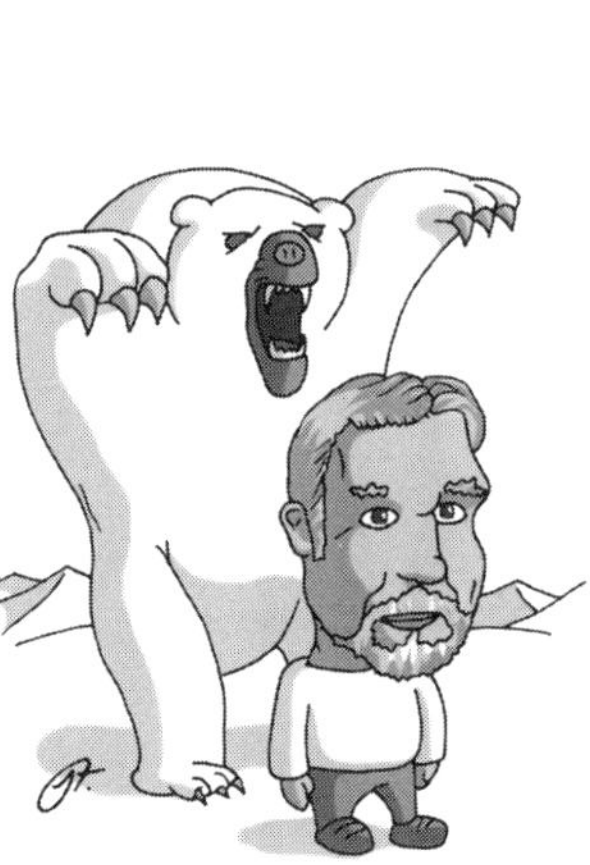

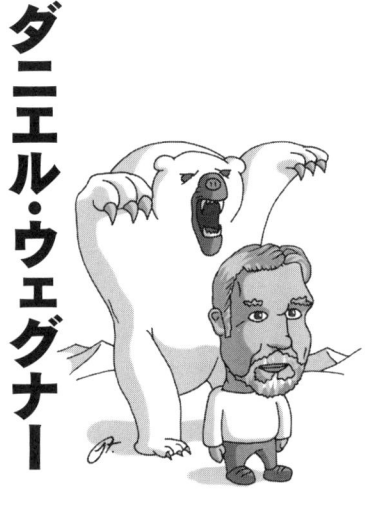

カナダ生まれのダニエル・ウェグナー（Daniel Wegner、1948～）は、ミシガン大学で物理を学んだが1969年に反戦の表明として心理学に転身、自己制御、エージェンシー、自由意志の問題を扱い始める。思考の抑制や自由意志という幻想がどう作られるかについて無数の実験をしている。ピアノを弾くばかりでなく、シンセサイザー4台を持ち、テクノ音楽も作曲。テキサスのトリニティ大学で15年間教鞭を執り、ハーバード大学心理学教授となる。自己や社会認知に関する編著、また著書に『シロクマおよびその他の望まない考え』（1989）と『意識的意志という幻想』（2002）がある。

――意識研究という新分野があるわけです。神経科学やら哲学やらの人が、みんな意識の問題を巡って苦悶していますね。何が問題なんでしょう？

ダン 主要な問題は、みんな意識を持っているのに、他人の意識にはまったくアクセスできないということだと思います。これが他人の心の問題で、今のところ解決不能です。他人であるとはどういうことかわからないし、別の意識を持つとはどんなものかも知らない。

――他人の意識にアクセスできない以上、その発想そのものが一貫性がないのだと論じる人もいますが。

わたしは、あなたであるという感じを持っただれかがいてそこにすわっているし、自分であるというのがこんなものだという何かが存在しているはずだと思います。でも一部の哲学者はそれに一貫性がないという。自分であるとかあなたであるとかいうようなことはまったくないんだと。

ダン 問題は、われわれそれぞれが、どんなものであるか知り得る唯一のものだということです。

――なんかおっかないですよね。

ダン ええ。そしてわれわれのやることすべては、実際に他人になるのではなく、憶測になってしまう。だから問題は、どうやってそれを受け入れるか？ 他人の意識のしるしとは何か？ 他人のような生の体験を持つにいたるにはどうすべきか？ 基本的には、それは他人が語ってくれることなんです。

――他人になるのがどんなものかを憶測するプロセスは、物理でやる憶測とは違うものでしょうか？ 素粒子について、結果を表示する遠隔操作の機械をもとに憶測したりしますよね。一人称の主観を扱うのは根本的に違うでしょうか？

ダン そう思います。心理学の深い問題、そして社会科学全般の問題でもありますが、それは物理学が物体の研究だというのと同じ意味で物体／客体の研究であり、そして研究されている被験者／主体について、その人物であるとはどういうものかを研究することでもある、という点があります。そして残念ながら、意識研究をやっている科学者たちは研究の主体でもあり客体でもあるので、他の科学よりずっとややこしくなります。主観性についてなんとか客観性を保たねばならず、これはある意味で考え得るもっとも面倒な状況ですね。

――自分たちのやっていることの主体でもあり客体でもあるということは、つまりそのプロセスで自分が変わらなくてはならないということじゃありませんか？

ダン　それについては確かにいろいろ心配や議論がありますね。わたしの見たところ、意識研究の分野はことさら客観的になることを気にしている人がいて、とにかく徹底して客観的になりたがる。そしてかなり大きな集団は、完全に主観性に身を委ねた人たちがいて、経験だとか人間であるとはどういうことだとか世界がどう見えるかとかどう思えるかとか、自分の心の中ではどう機能しているかみたいなことを話したがります。古典的にはこれらの分野は心理学の中で現象学として知られており、そして心理学という科学分野に入ったり出たりしてますね。橋渡しをする方法が必要です。

――その橋渡しの少なくとも端緒くらいにはついていると思いますか？

ダン　ああ、そりゃもう。この分野で起こっているエキサイティングなことの多くは、その橋と関係あります。ラマチャンドランのやってる幻肢の研究をごらんなさいな。本来手があった場所に、別の手を視覚的に表したものがあれば、その手の動きは自分の手のように感じられることを発見しています。だから右腕があったところに左腕の鏡像をおいて、その左腕が鏡の中で動いているのを見たら、実際には物理的な腕がないのに、右腕が空間の中で動いているように本当に感じるんです。

――それってちょっと不気味ですよね。存在していない腕を本物の腕と同じくらい感じられるなら、通常意識で本物の腕も何らかの幻想だということを示唆しているんじゃないですか？

ダン　わたしは幻想ではなく、構築という用語が好きですね。自分が全体としての身体と、それが何をしているかという感じを作り上げなくてはならないという意味で。なんとかこのすべてを意識に投影する方法が必要です。なんかメカニズムがあるはずだ。投影室にだれかがいて、こういうすべてを作ってくれて、そして明らかにそうしたメカニズムは、われわれが突き止めたいと思っている鍵となるものです。

――でもそれはまったく偽のアナロジーというかメタファーじゃないんですか？　ダン・デネットの言うデカルト劇場に似て聞こえますが。その劇場の中にわれわれがすわって外の世界を見て、心の画面に映し出されているかのように世界を想像しているというわけです。でも脳はそんなものじゃないというのはわかっています。だったらそんなメタファーは筋が通らないんじゃないですか？

ダン　いや別に、脳の中でその投影が起こるのがある一カ所だけの必要はないでしょう。体験は脳の中で、投影領域になる部位の群れに完全にマッピングされなくてもいい。これはわたしが思うに、この分野の人々が研究している大きな謎の一つです――投影がどのように起こっているのか。でも、われわれすべてが世界を豊かな知覚やできごとの場として体験しているのはまちがいなく事実で、それがどんな感じかは理解すべきです。デネットが個人の現象性をおとしめようとするやり方に全面賛成かどうかよくわかりません。

――かれがおとしめようとしているのは、そこに観客がいて、体験の流れを眺めているという発想のほうじゃないですか？

ダン　不思議なのは、まさに自己というのがいてそういう体験を見ているように見えるということでしょう。

――ほほう、じゃあその不思議はどこからくるんでしょう？

ダン　それがどう構築されるのか？　いい質問です。

――で？

ダン　あちこちにヒントはあると思います。たとえば、解離性自己同一性障害で、人々が多重人格の新しいものを作り出すとき、新しい自己が生まれるように見えますし、霊が憑依したように見えるときなど、別の自己が現れますね。そういう自己を作り出すプロセスは、最初の自己を作り出すときにも働いているのかもしれない。主観世界は作り出されるのであって、生まれるのではないかもしれない。

——思考抑制についてかなり研究なさってきましたよね。ちょっと説明していただけますか？

ダン　何かを考えないようにするというだけです。そして、それで本当に考えずにいられるか、あるいは考えないために人が何をするか。

——それは実は驚くほどむずかしいことですよね。自分が何を考えるか自分で仕切れるつもりでいるのに、実はこうした考えはだまっていても出てきてしまうでしょう？

ダン　はい。人々にシロクマのことを考えないでくれと頼んで、考えまいとしている間に何を考えているかマイクにしゃべってもらうという実験をしました。すると、一分に一度くらいシロクマが出てきます——それを三〇分続けても、とにかく脳裏を離れない。

——そんな手法で、意識を調べるのに正確なんですか？　だれかに考えを口に出せといったら、黙想するのとは全然違う。

ダン　いや報告してもらわなくても調べられます。一つは、何か感情的なことについてまずしゃべってもらうことです。そしてもちろん感情的な反応が出てきます。皮膚の電気抵抗が下がります。そして、それについて考えないようにして、他の何かについてしゃべってくれと言うんです——すると、別の話の間にも皮膚の抵抗が下がる。

何かを考えないようにすると、それが自動的に頭に浮かんでしまうという皮肉なプロセスを作り出します。これはだれでもしょっちゅうやることで、たぶん山ほどの精神的な苦悩や精神病理を生み出す発端だと思います。何かを考えないようにするとそれが不安を招き、それが心の中で爆発して、ますますアクセスしやすくなってしまう。

――でもそれが病理的だけということもないはずですよね。人々はそのとき重要なことに注意を払うしかない。自分を不快にさせそうな、頭にくることだけ考えるわけにはいかない。なんとかしてそれを抑制しなくてはならないでしょう？　あるいは脇に押しやるとか？

ダン　人はしょっちゅう思考を先送りにします。「旅行に行く前にこれをやんなきゃ、でも今はできないから先送りにしよう」と思って、でもそれを実際にやるまでそれが何度も頭に浮かび続ける。だからそれはちょっとした内部のアラームとなって、先送りにしたものを思い出させてくれるわけです。問題は、それを永遠に先送りにはできないということで、そこで生じるのが思考抑制です。何かを今後は考えずに置こうとする欲望。そしてそれは絶えずアラームを鳴らし続ける。いつもそこにあるんです。

――じゃあ健全な人は、考えるべきことがありすぎるという問題にどう対処すると思いますか？

ダン　別のことを考えるんです。xのことを考えないようにするというのと、yのことを考えようとするのとでは、微妙な差があります。そして多くの人は単にxについて考えないようにするばかりで、まったく違った方面に考えを向ければ、もうxのことを心配しないようになるとは気がつかない。

――でもあなたが正しければいつかは戻ってきますね。xのかわりにyについて考えても、xは相変わらずそこに潜んでいてその感情的な意味合いも残っている。もっと健全な対応というのは、少なくともxに戻ってくる時間を与えて対処することじゃないんですか？

ダン　それもとても重要な技法で、実は臨床精神分析の基盤になっています。素直に自分の問題について話すということです。人々は、自分がいちばん話すのが怖いと思っていることを表現すると、ずいぶんほっとするんです。それについて親友と話したり、臨床家と話したり、神父さんと話したり、話し相手に話したりすれば、あるいは長々と自分で書いてみたりすれば、それを充分に考えることで抑圧する必要がなくなり、そしてすべては将来の対処が楽になる。

――でもサイコセラピーでは、こうした感情的に重たい話を考えさせると、もっと腹が立ったりもっと憂鬱になったりして役に立たないこともある、という証拠があると思いましたが。

ダン それもあり得ます。何かにこだわりすぎるということはあるんでしょう。片がついたと思うところまで考えて、それで別のことに移るという健全な中間点があるんでしょうね。ジェイミー・ペネベイカーの研究によれば、考えを表現するとそれについて新しい視点が得られて、頭からその思考を排除する役に立つと示唆されていますよ。

――すると思考抑制の研究からは、通常人の意識の流れについてどんな図式が描けますか？

ダン 通学バスを例えに使うのが好きなんですが、バスに子供たちがたくさん乗っていて、みんな前のほうに駆けだしてきて「もう降りるところに来た？」と言います。そしてバスの運転手は、それを抑えようとしなきゃいけない。子供はわれわれが毎日抱く思考に相当します――バスのうしろには山ほど控えていて、みんな前に飛び出してきて意識に出てきたがる。抑制することでそれがバスに乗ったままになるんですね。みんな前のほうに走ってきて、抑えるとますますうっとうしくなる。降ろしてしまえばそれでおしまいで、そいつは終わり、どっかに行ってしまう。

――そうしたものが、脳の中に場所を得ようとしているミームだと考えてもいいんでしょうか？

ダン あなたの本を読んでいるとき、何度も思ったのは、もっとも強力なミームの一部は、みんなが考えて話すミームではなく、みんながはっきり避けようとするミームだということです。考えたくないのに、他人としゃべったり話したりする中で出てきてしまう思考があって、それはその人たちにとって望ましくない思考になっている。社会にはほしくない思考がたくさんあって、それが一人から一人へと、避けたいという願望のために伝えられている。

――人間に自由意志はあると思いますか？

ダン　まさにあるように思えますよね。最近のわたしの研究は、自由に行動するという気分をめぐるものです。どうしてそういう気分が生じるのか理解しようとしているんですよ、というのもそれは行動の一部や付属物ではないからです。意識的な意志の感覚を持ってやったこととまったく同じ行動をしても、それが意志によるものでないように感じられることは多いんです。

例を挙げてみましょう。オートマチズムと呼ばれる一連の行動があります。これは一〇〇年前の心霊術の伝統で使われる、こっくりさんとか自動書記のようなお座敷芸でいちばん有名です。テーブル浮遊もわたしの大好きなものです。みんなでテーブルの周りにすわって、霊がテーブルを動かすのを待っていると、やがてテーブルが部屋を漂い始めます。ダウジングもいい例ですね。歩き回っていると霊力のある棒が、地面に向かって不思議な力により動くような気がします。みんなそれを自分でやっているとはまったく感じませんが、でもその行動は完全に自発的に見えます。霊がそれを動かしているという仮説を試したいとは思いません。むしろ、自分でそれをやっていながら、なぜそれがその人物に非自発的に思えるのか、ということにずっと興味があります。

――まあ、わたしよりずっと早くその立場に到達しましたね！　わたしは霊がものを動かしているかどうか突き止めるのに何年も何年もかけて、やっと超心理学よりは心理学の作用なんだという結論に達したんです。

ダン　わたしの持っている理論だと、心が行動を生み出してくれて、同時に行動についての考えを生み出します。意志を感じるのは、思考と行動の間に因果的な結びつきを見るからです。ときには、思考がたどりつくのが行動よりも遅れてしまい、行動よりあとに思考がくる。あるいはこっくりさんの場合のように、思考がだれか他の人のものに感じられる。そこで意志の感じがしなくなってしまうんです。

――はっきりさせてくださいよ。日常生活では、わたしたちは何かをしようと思いますね。そしてそれを実際にやって、そして「つまりわたしの思考が今の行動を起こしたのね」と思います。でも実際にはこういうことなんですね——何か根っこに脳プロセスがあって、それがある意図の認識と、行動そのものを同時に引き起こし、そしてわたしたちは因果関係のないところに因果関係があるような気がしてしまう、と。

ダン なかなかいい表現だと思います、はい。

——じゃあこの理論はどうやって試せますか？ 話としてはなかなか結構ですが、でもそれをきっちり示すのはいささかむずかしそうですが。

ダン 一つのやり方は、人々が意図的にはやらない行動をやるよう仕向けて、同時にその行動がどうなるかという思考を与えて、その結果として意志を感じるかどうかを見てみることです。

わたしの研究室の学生二人、ベッツィー・スパロウとリー・ワイナーマンは人々に「二人羽織」のパントマイムをやってもらったんです——これは古いマルクス兄弟の映画にも出てきたかと思います——一人が別の人物の背後にまわって、前の人の脇の下から自分の腕を出すんです。すると前の人が自分の腕を動かしているように見えます。後ろの人は手袋をしてだぶだぶの服を着るので、どっちが誰の手かはわからず、そして被験者は自分の姿を鏡の中で見ます。後ろの人に、手を動かして何度か手をたたき、前の人の鼻にさわって、キャッチボールをしてとか、そういうことをやってもらいます。そして前にいる被験者に「この手は自分のものに思えますか、そして自分がそれを意志により動かしているように思えますか」と聞くんです。すると普通は、「いやいや、かわいい小細工ですが、でも自分のもののようには思えませんよ」と言います。でも、背後の人間に与えられる指示を録音したテープを聴かせながら「今度は手を三回たたいて、今度は右手で鼻をさわって」とやると、「自分でやっているように感じます。あるレベルではそれが自分のでないのは知っていますが、自分でやっているみたいな変な気分がするんです」と言う人がずっと増えます。

――するとそこから出てくる意味合いは、日常生活では「三回手をたたこう」と思って手がそれをやったら、思考がそれを引き起こしたという推測をおこないますが、でも実際には、思考と行動の両方を引き起こす、根底にある脳のメカニズムが存在するんだということですね。

ダン　ずばりそのとおり。そしてその結果として、わたしは自分がそれを意図したんだと感じるんです。わたしはこの意志の感覚を、感情みたいなものだと思っています。それは前になだれこむものです。それは体験を自分のものとしてラベルづけします。それを認証します。自分が何をやったか突き止める合理的プロセスだとは思いません。それは認知が押し寄せるような感じで「ほら、またやったぞ、手を三回たたいたんだ」と思うわけです。

　別の実験もあって、こっくりさんのアイデアをもとに、タリア・ホイートリーとわたしがやったものです。この実験の参加者は、コンピュータマウスのてっぺんに取り付けた小さな板に手を置くよう言われます。マウスは画面のカーソルを動かします。画面にはいろいろな物体があって、「アイ・スパイ」からの絵です――この場合は小さなプラスチックのおもちゃになります。また部屋には、われわれの協力者もいます。どっちもヘッドホンをしていて、この人たちがいっしょに画面上でカーソルを動かして、何秒かごとに音楽が鳴ったら、ある物体にカーソルを合わせるよう言われます。

――つまりどちらもこっくりさんの板のようなものに手を置いているわけですね。

ダン　そうです、そしてどちらもいっしょに動いています。ほとんどの場合、ヘッドホンからは音が聞こえてきて、その一部は画面上の物体の名称です。この実験の重要な部分は、いくつかの試行では、協力者たちは被験者がある特定の物体にカーソルをあわせるよう無理強いするよう言われるんです。だから被験者はそれを自発的にやるのではなく、無理矢理やらされることになります。まるでこっくりさんでだれかがインチキするときみたいですね。さて、被験者に対し、無理に動かすことになるしばらく前か後に、その物体の名称を聞かせるんです。そして、無理に動かす一秒前に名称を聞かせると、かれらはそれを意図的にその物体に合わせたと言います。ずっと先に再生すると――たとえば三〇秒前とか――そういう体験はしません。そして実際にカーソルが物体に合わさった後で再生しても、その体験は生じません。

――つまり何かをやったという感覚は、実際にやったから生じるのではなく、何かを考えてそれが起こるまでに短いギャップがあるから生じるんですね。これは行為者（エージェント）であるという感覚は、実際に行為者（エージェント）であることを証明しないということですか。

ダン　はい、行為者（エージェント）の感覚はごまかせます――それなのにわれわれは、まるっきり正反対の印象を抱いて日常生活を送っています。われわれは、自分の行為者（エージェント）としての感覚は、自分たちの心がそういうふうに働いている証拠だという直感を抱いています。実は人は自分の心的プロセスについて、あまり洞察を持っていないんですね。

――雲を動かせるとか、街灯をつけたり消したりできると称する人にはたくさん会いました。これは同じ効果でしょうか？

ダン　ずばりそのとおり。

――そしてその機能はなんだと思いますか？

ダン　ああ、機能はいっぱいあると思いますよ。たぶんもっとも重要な機能は、だれが何をやったか決めるということです。人生なんて、巨大な推理小説みたいなもので、みんなある行動が自分がやったのか他人がやったのか気にしているわけです。何かやるたびにこうした感覚が出てくるなら、あるいはそれで自分が何かしたと憶測するなら、それは自分の行動にラベルを貼る方法として機能します。そうすればそれについて責任感が抱ける。そしていいことをした人や悪いことをした人を、道徳的に裁ける。当人が自分でやったと思った行動なら、それに基づいて投獄もしますし、自分でそれをしなかったと思う人は、精神病院にぶちこむことも多い。人々が自分に責任あると思って意図した行動と、そうでないものとの間に、法律はとても強い差を設けます。そしてこれはわれわれの意図を提供するプレビューシステムのためと、そしてその結果としてわれわれ一人ひとりが持っている著者性の感覚とのためだと思いますよ。われわれはお互いの著者性の感覚を信じ、日常生活で人々に罰や報酬を振り分ける手段として使うわけです。

——それがいかに重要かはわかりますが、ある意味でかなり不安な話でもありますね。こういう重要な法的決断の重みをすべて、必ずしも正しいとは限らない憶測に根拠づけているわけですから。

ダン　おっしゃるとおり。まあ、だれも人が完璧だなんて言えませんから。これは非常になめらかでうまく機能している憶測方式で、ときどきまちがえることがあるだけです。まちがえると、こっくりさんとか自動書記みたいなオートマチズムが出てくるんです。

また催眠術の一部の例も、この発想を使うとうまく理解できると思います。ある人が催眠術にかかると、しばしば外部からは完全に自発的に思えるのに、当人からはまったく非自発的に思えるようなことをします。つまり催眠術というのは、自分の意識的な意図を憶測する通常のプロセスをだます方式なんでしょうね。

こういうふうに考えましょう。われわれみんな、自分のために仮想的行為者性（エージェント）の感覚を生み出す心を持っているんです。つまり、何かやる自己という感覚を生み出す。これは非常に便利な責任配分システムとなり、自分の行動と他人の行動を仕分けするとても便利な手段となります。それが仮想的システムだからといって、それがその後の行動の導きになるのであれば、リアルさが減るわけじゃない。だからそれが現実ではなく構築物だとしても、非常に重要なんです。

——でも、もし「思考は行動を引き起こせますか?」と言われたら、あなたは何と答えるんです

か？

ダン　引き起こせると答えて平気ですよ。そして実際問題として、それは認知心理学の大部分における重要な発見だと思います——思考が行動を引き起こすということがね。でも事実から言えば、思考が行動を引き起こす場合、それに伴う意志の体験も作り出すかどうか、意識は必ずしもわからない、ということになります。

——でも思考が行動を作り出せるはずがあるでしょうか？　わたしは意識的な思考の話をしてます。人は主観的な私的体験として「これから鼻を触るわ」と考えます。その主観的な体験が、物理的で客観的なものである手の動きのようなものを引き起こせるんでしょうか？

ダン　主観的なものが客観的なものを引き起こすと言えるかどうか。むしろ、主観的な体験は、客観的なシステムについてわれわれが得ている指標だと言いたい。

　わたしはほとんどの場合、主観的な気分というのは、相乗りしているだけだと考えたい。それは言わば心のコンパスで、身体がどこへ行こうとしているかの感覚を与えてくれるもので、われわれはプロセス全体が進むのを眺めているんです。だから主観的体験が何やらまったくどうでもいいということじゃありません。ただ、振るまいとまったく同時に、それは何が起きているかの視点を与えてくれるもので、起きていることを開始するものじゃないんです。

——「ほとんどの場合」とおっしゃいましたね。主観的思考が世界に与える本当の影響について、抜け道を用意しようとしているんですか？

ダン　そうは思わない。たぶん、人生を乗り切る中で主観的な運転手がいると思いたい人のために、ちょっとした親切のつもりだったのかもしれませんね。

——自分が運転手だと思いたいのは、とても自然でよくわかることです——だれかが自分の人生を動かしていて、それを実際に生きていると思いたいですから——でも脳についてわかってきたことを見ると、それが事実ではないと示唆されています。これは人々の生き方や、自分についての考え方に影響するはずじゃありませんか？

ダン　みんなが行動を変えなきゃいけないような科学研究の段階にきているかどうかは自信がありませんねえ。わたし自身、自分で発見したことの結果として行動を変えるかどうかわからないし、自分でそういう個人的決意に達しない限り、それを人に勧める気もありませんよ。

――じゃあ思考介入や、行動を意図するという感覚についてやってきたいろんな研究は、あなたの人生の生き様を変えたりしていないと？

ダン　心の平穏を与えてくれると言わざるを得ないなあ。自分がいろんなことをやっているすばらしい機械の、ほんのちょっとした窓にすぎないということを知っているので、いろんなことをコントロールしようと心配しなくてもすむんですから。これはまた、不可避性の感覚というんじゃないけれど、むしろ自分のやる行動に正しさの感覚を与えてくれると思う――そのすべてを選び取る必要はないんです。細かいことをいちいち気にしなくていい。この機械を好きに動くようにさせたおかげで、ものごとはいい方向に起こるし、人生はずっといい方向に動いてきました。わたしは最近、人生を大きく左右するような決断に直面して、事前に決断する段階では、その決断をした後で一時的に後悔する時期があるだろうけれど、でもその後は物事が収まるところに収まり、自分のやったことが正しかったと思い、そしてまわりの人も、わたしが正しいことをしたと信じ続ける手伝いをしてくれるはずだということ。

　この世のいろんな宗教の基盤は、ご存じのとおりコントロールしているのが自分じゃないということを知ることで平穏を得ることです――コントロールを神様に委ねることができることで平安を得るんです。

――でもコントロールを神様に委ねるというのと――たとえば神経科学者の場合、ほとんどは神様を信じてません――それを世界に委ねるのとでは違います。他人に責任を委ねるというよりは、宇宙に自分を任せるというほうが近いかも。

ダン　それって神様の別名なんじゃないですか。

――では今やこうしたプロセスについて、究極ではないながら、いささか深めの理解を手に入れたあなたは、わたしたちが通常考えるような自由意志は幻想だとおっしゃいますか？

ダン　はい、幻想ですが、でもそれは「根底の幻想」とでも呼ぶべきものです。それは非常にリアルに思えます。意識の体験は心に起こるだけでなく肉体にも生じ、一種の「著者性感情」を提供して、われわれ一人ひとりに、自分がやったと感じることを浮かび上がらせる感覚を提供してくれるんです。

――最近あなたは、仲間の科学者たちをロボットおたくとダメ科学者の二つに分けましたね。あれはどういう意味だったんですか？

ダン　振るまいがメカニズムでコントロールされると感じている人と、自分のやることは自分で意識的に選ぶんだと感じる人を区別したものです。おふざけとして、メカニズム派をロボットおたく、もう片

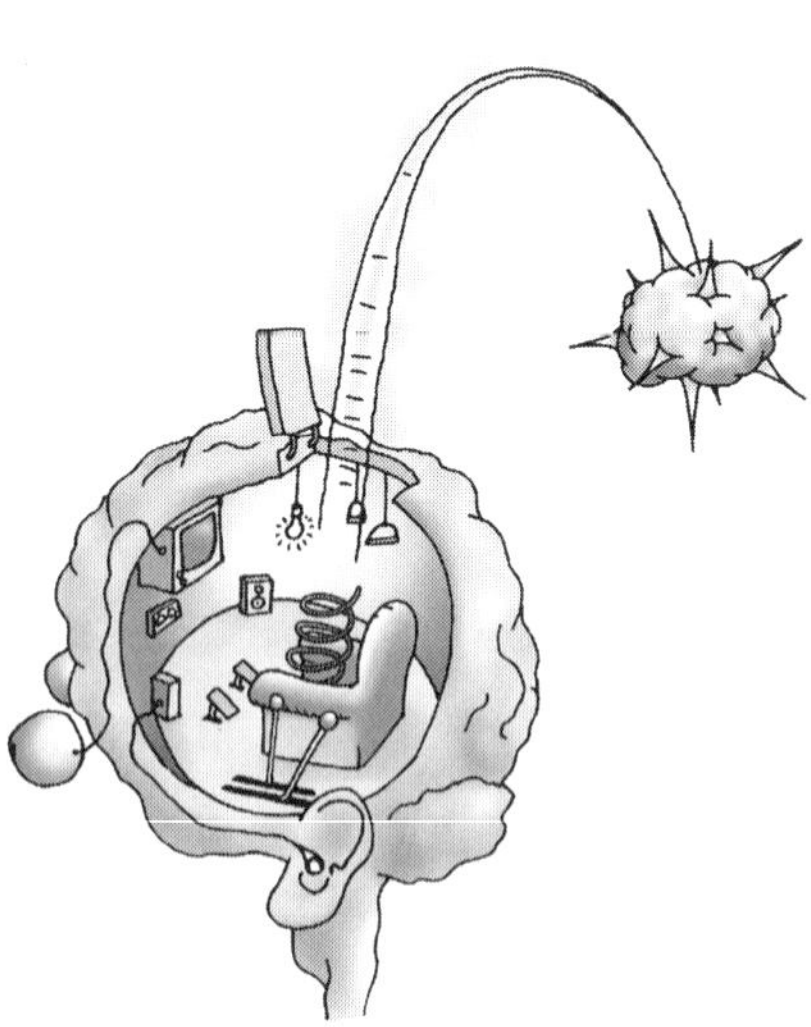

図7　そろそろデカルト劇場から飛び出して、自分自身を宇宙へと放棄すべきです。

方をダメ科学者と呼びました。ロボットおたくは、われわれが人間について客観的な研究をして、メカニズムとして理解できるようになるという発想を信じ切っている人々です。ダメ科学者は、意識的な意志が自分の心の中で起きることの正当な体験で、自分の意識が本当に活動を引き起こすという感覚を多少なりとも残している人です。そして心理学、わたしの畑では、これはおおむね半々に分かれます。

――ちょっと意地悪な分類ですよね？　自分をロボットおたくと思えない人は、まともな科学者になれないなんて本気でおっしゃってます？

ダン　このラベルは、それぞれのグループが相手について考えている最悪のことを言っているものです。だからロボットおたくは相手に対し、メカニズムを信じないなんてダメな科学者だと言うと思うんですよ。そしてもちろん自由意志を信じる人は、相手方の連中がなにやらロボット工学に堕しているぞと考えるでしょう。

――まあわたしはまちがいなくロボットおたくですね。

思うに、自由意志を排除したら、進む道は少なくとも二つあると思います。一つは、この肉体のおこなうあらゆる決断はどのみち勝手に決まるので、それについて意図を持とうとすること自体ばかげているから、意図する感覚はあっさり捨てて、何も選択をせずに暮らそうと考えることです。わたしはそうしますし、それによって人間性が減るとか、人生の豊かさをすべて失うなんてこともない。

別のやり方は、「これがすべてメカニズムでしかないのは知っているけれど、でもあたかも自分が本当にそれをやっているかのように暮らすんだ」と思い、でも心の奥では自分がそれをやっていないのは知っている、というものです。どっちの道をとるか、重要だと思いますか？　あなたはどっちをやってますか？

ダン　「あたかも」をやってます。そして健全で幸せな人はほとんどみんな、そっちをやってると思いますよ。

――あらま、どうしましょ。

ダン　何十億もの回路を待っていて、いろんなおもしろいことをやっている、とっても複雑なロボットを乗り回しているところを想像するんです。それが次に何をするか知っていることで、ある種の喜びが得られます――ロボットの中のどこかに「これから左にいくぞ。あの丘を登るんだ」と言っているところがあったとしてもね。われわれは自分の心でそういう立場にあると思うんですよ。

　意識的な意志を持っているというのは、別に悲しい幻想じゃない。自分が何をしているかわかっていると考えるのは、気分がいいことなんです。

訳者解説

本書は Susan Blackmore *Conversations on Consciousness: What the Best Minds Think about the Brain, Free Will and What it means to be Human*（Oxford University Press, 2007）の全訳である。翻訳にあたっては、ハードカバー版で作業を始めて途中からペーパーバック版に切り替えているが、内容的にはまったく同一である。

全訳ではあるものの、原著の分量が多かったため、四人分のインタビューについてはこの紙バージョンでは割愛し、ウェブ上で公開している。URLとパスワードは目次を参照。ウェブにまわす基準としては、対談の中身が比較的穏健で目新しさに欠けるものを選んでいる。これはかれらの学者としての能力や評価とは必ずしも関係ない。むしろ自分の発言に慎重な人が落ちてしまったようなところはあり、いささか無念ではあるのだが……

大まかな内容

意識とは何か、というのが本書のテーマだ。意識はどうやって生まれるか、どのように機能するのか。それは脳とどう関係するのか、そもそも意識に脳は必要なのか？　そしてそれに関連して、自由意志というのは存在するのか、人間とは何かといった問題もあれこれ。それを二〇人の科学者や哲学者に尋ねることで、本書はこのテーマについての考え方の全貌を描き出そうとする。

といっても、本書は別に何か統一的な見解を出そうというものではない。そんなものがないからこそ、みんな大騒ぎしているわけだし。いろいろ聞いてみたらみんな似たような考えを持っていて分野としての方向性が見えました、というような本もあるが、この本はそれとは全然違うのだ。そもそも、意識というのが（意味ある形で）存在するのかさえ、一部の人は疑問視している。さらに、そこで言っている「意識」とは何だろうか。それはたとえば「知性」「情動」というのとは違うのか？　そんな程度のことですらそもそも合意がない。

さらに、本書に登場する人々はみな一線級の学者ではあるものの、その発言は必ずしもきちんとした実証があるものではない。そのほとんどは各人の勝手な思い込みに基づく放言だ。もともとまともな実証などとは無縁の哲学者はさておき、科学者たちでさえ、ほとんどの人は意識のごくごく一部の側面について実証的な知見があるだけで、意識の全貌について理解があるとは言えない。そしてその「ごくごく一部の側面」の多様さ、わけのわからなさを見ると、全貌への道のりはまだまだ遠いようだ。

本書はそうした百花斉放の議論、思い込み、信念が縦横に展開されている。インタビューアーのスーザン・ブラックモアは、相手の理論をすでに十分知っていて、どこが相手の弱点か、だれもが思う疑問点は何かをちゃんと理解している。彼女自身もこの分野ではそれなりに名の知れた人物であり、相手がえらい先生だからといって臆するところはまったくない。それどころかときには相手を挑発してまで、おもしろいコメントを引き出している。そこにたとえば、チャーチランド夫妻のすさまじい口の悪さやその他学者たちのとんでもない発言が色を添えて、本書は意識学の現状に関する見事な入門書であるとともに、楽しい読み物としても成立している。

著者について

本書の著者スーザン・ブラックモアは……かなーり変な人だ。

彼女はおそらく『ミーム・マシンとしての私』（草思社、二〇〇〇年）の著者としてもっとも有名だろう。遺伝子が自分の複製を残そうとするように、あるアイデアが自己複製子として自分のコピーをなるべくたくさん残そうとすると考えられるのではないか、というドーキンスの提案した概念をもっと徹底して推し進めた、おもしろい本だ。意識やミーム学の分野では、だれもが知る有名人ではある。

が、一方で奇矯な人物であるのはまちがいない。たとえばペトラ・シュテリッヒとの対話（ウェブに掲載）で、シュテリッヒが「あなたの緑の髪をわたしが見るとしましょう」云々という部分がある。これは別に反実仮想のレトリックではない。スーザン・ブラックモアは本当に髪を緑に染めているのだ（ちなみに、緑だけではない）。見た目も、ドラッグ合法化などの政治的主張も、禅や瞑想への傾倒も、六〇年代ヒッピー生き残りそのものとなっている。

彼女は一応、学者ではある。だが博士号を取ったのは、超心理学だ。超心理学ってえと、念力とかテレパシーとか水中クンバカとか空中浮遊とか透視術とか、その手の代物ですな(そんなもので博士号が取れるのか!)。クスリをやって意識の体外浮遊を経験して、それ以来ずっとビリーバーをやっていた。彼女がそれを完全に放棄したのはやっと二〇〇〇年になってから。なんかあるはずだと思っていろいろ実験をしてきたが、三〇年かけても何一つ実在を裏付ける証拠が出なかったから、と言う。その執念と、そして成果がなければきちんと放棄する誠実さは立派。もっと早く気づけよ、という気はしなくもないが……

この点からもわかるとおり、一応多様な可能性にオープンではある。ある発想を、単に非常識だからといって排除するようなことはしない。意識の分野は、常識的には考えにくい話が山ほど出てくるので、その点では非常に有利。ただし本書を読む限り、彼女の立場は非常に常識的だし、普通の人が持つ普通の疑問をちゃんと学者たちにぶつけてくれているのはありがたい。が一方で、彼女は自分には自由意志がないと信じている。自分のやることは、自分が決めるのではなく勝手に起こるのだ、と。これは、確かに現在の意識研究のある流派からは導かれなくもない結論ではあるのだが……そういう考え方があるというのと、自分には実際に意志がなくて、決断はすべて何となく起こるだけ、というのは別の話だ。それを自ら広言する人は非常に珍しい。

本書の中身と訳者の勝手な意見

さて本書の内容はあまりに多岐にわたる。それをきちんと整理できればいいのだが、そもそも分野としてもわかっていないことがあまりに多く、学者たちの発言も思い込みや放言の連発だ。整理しようがない。ここではコメントしやすい極論を中心に、いくつかの議論や概念について、訳者の勝手な放言を交えつつ少しまとめてみよう。

意識とは何か？　ゾンビ、「知性」との違い、量子論、意識子

まず大きな問題は、意識とは何か、ということ。実は本書を読むと、人々が言う「意識」という言葉の意味は同じではない。人によっては、何らかの情報処理が起こっていないとそれを「意識」とは呼ばない。一方、ある人にとっては「意識」というのは何もしていなくてもそこに「ある」ものとなっている。前者の人々にとっては、その情報処理こそが意識そのものだし、「意識」と「知性」というのはかなり似たような概念だ。後者の人々には、意識と知性はまったく違うもので、情報処理と意識も別だ。本書に頻出する「哲学者のゾンビ」

――やることなすこと、意識ある存在とまったく同じだけれど意識はないという代物――というのはこの差を浮き彫りにするはずの思考実験だ。

が、どっちの立場もはっきりした証拠があるわけじゃない。どっちも、自分がそう思っているというだけだ。ただしここで後者は、「情報処理とは関係なく、なんとなく存在しているというその『意識』というのは何をしているの?」という疑問に一切答えられておらず、私見ではイマイチ旗色が悪い。こういう人々の「意識」というのは、かつての「生気」とか「魂」と似たような謎の存在でしかないというのは、否定しがたい。ハメロフはそれに対し、生気だって否定されたわけじゃないと論じるんだが……

さてそのハメロフは、ペンローズと共に、意識は細胞の微小管の中で起こる量子波動関数の収縮で生じると唱えている。だから意識は微小管を持つ細胞を備えた生物でしか生まれないというわけ。ぼくはこれはありえんと思う。まず微小管という話はペンローズでさえ、単に消去法でそれが残っただけと認めているくらいだし、積極的にそれを支持する理由はないと思う。そしてそのペンローズが主張する量子プロセスで意識が生じるはずだという説もまた、ぼくには消去法にしか思えない。具体的に量子プロセスがどうやって意識を作るのか? それがちょっとでも(仮説でも)出てきてからその話はしましょう、という感じだ。

また同じく異様な議論として、チャーマーズによる、意識は宇宙の基本素粒子みたいなもので、意識子があるのだという説。その意識子の多少によって意識の度合いが決まり、それ故にサーモスタットにすら意識はあるかもしれんという。これもありえん……っつーか、あってもいいんだけど、まずその意識子やらを見つけてから言おう。あるいは少しでもその特性が予測できてから言おう。なんかうまい説明がないから新しい素粒子を作って、「とにかくそれ以上は還元できない！」と宣言してしまうというのは、あまり生産的とは思えない。が、いずれそんな意識子が見つかる可能性はないわけじゃない。

そして、その意識子を主張するチャーマーズは、哲学者のゾンビがあり得るという立場に立っているにもかかわらず、本書では何と、かなり発達したコンピュータができたら、そこには必然的に意識があると言えるだろうという驚くべき発言をしている。ゾンビの話は、そういうのが考えられるというだけで、実際にあると言っているわけじゃないんだ、と。「実際にはないけど考えられる」というのは、ぼくには言葉の遊び以上のものとは思えない。実際にはないなら、そんなもので大騒ぎすべきじゃないと思うんだが……そして他の「ゾンビはいる」派の人々は、これを読んでどう思うんだろうか？　かれらは、ゾンビをただの純粋理論的可能性と思っているのか、それとも現実にあり得るものと思っているのか？　チャーマーズの発言をどう思っているのか？

意識は生物以外にも宿れるか?

さて意識は人間や生物以外には宿れないのか? コンピュータが意識を持つことはないのか? ぼくは宿れると思っている。コンピュータも、それ以外のものも、意識を持つだろう。そして実際、通常の生物以外のものでも意識を持っているかもしれない傍証はある。アリは、ちょっとしたフェロモンのやりとりを通じて高度に組織化された巣をつくる。個々のアリはいつでもただのアリだが、かれらが作る巣は、総体として個性を持ち、そして若いうちはけんかっ早く、歳をとるにつれて落ち着きを増し、やがて高齢化して衰退の道をたどる。性格があるなら、そこに何らかの意識があってもいいのでは?

あるいは本書で出てくる中国国家という思考実験がある。中国人一〇億人にケータイを持たせて相互作用させたとき、中国全体として意識を持つだろうか? これを持ち出したネッド・ブロックは、そんなことはあり得ないと一蹴する。だが……どうしてあり得ないの? 実はそうした実験は実際に行われている。まさに今の中国という国が、その見事な実例だ。そしてその一〇億人の総体は、中国という国や、あるいは中国文化としての特性や個性を持ち、それに応じた行動をしている。中国に限らず、アメリカだって日本だって、別の個性や特性を発揮している。そしてみんな、明らかにある種の自意識めいたものを持っているように見える。そこに全体としての意識があると言っても、あながちまちがいではないのでは?

もちろん、アリの巣も、中国文化も、ぼくたちとコミュニケーションはできない。ぼくたちが一つの神経細胞に何か問いかけられても答えられないように、ぼくが中国文化に対して「今のご気分は」と尋ねることはできない。でも、ぼくたちはしばしば中国という国の行動が人と同じであるかのように記述する。そこに意識がある可能性は否定できないと思う。

そして、それが意識のむずかしさだ。意識があるのかどうか、判定しようがない。どんなものだろうと、あるいは実際の人間だろうと、「いや、それは意識があるかのように振る舞っているが、実は意識なんかない」という話はできる。できるんだが……どうやって証明しよう？　たとえば岩に意識があったら、それは数百万年のスパンで存在する意識だろう。ぼくたちとコミュニケーションはたぶん不可能だ。アリの巣とどうやってお話しようか？　あるいはちょうどバラク・オバマがアメリカ大統領になったけれど、バラク・オバマに意識があることをどうやって証明する？　すると話は振り出しに戻る。意識ってなあに？　どうやって見分けるの？

ヴァレラの変な説

さてこれについて、一人変なことを言ってるのがヴァレラだ。意識があるかどうか、どうやってわかるのか、という疑問に対してヴァレラはとんでもない断言をする。そんなことを疑問視するほうがおかしい。意識があるかどうかは見ればわかる！　それが非英米的な思想的伝統だ、と。

ぼくはこれが科学者の発言とはとても信じられない。ちょっと歴史をふりかえれば、直感的に意識の有無がわかるなんてことがあり得ないのは明らかなのに。英米以外のところでも、人はかつて自然界に意識があると思っていた。山に意識があり、海に意識があり、お天気や雨に意識があると思っていた。それも本気で。子供は、お人形さんやぬいぐるみに意識があると本当に思っている。それが改まるまでには、かなり長い教育が必要となる。つまり意識があるものとないものの区別が自然につくなんてことはあり得ない。ぼくたちは、こちらが何かをしたときに少しでもインタラクティブめいた反応を返すものすべてに、意識があると思ってしまう。自動車の正面を見てつい顔を見てしまうように。本当に意識の有無が直感できてしまうような能力は、どんな知的伝統だろうとだれにもない。ヴァレラの発言は、ぼくにはただの妄言としか思えない。

ついでにヴァレラは、東洋の瞑想修行をあれこれ称揚し、それが主観的な体験の詳細な記述をおこなっていると述べる。さてぼくは寡聞にして、主観的な体験を子細に記述することに血道を上げている「東洋の伝統」なるものを知らない。主観的な体験についてあれこれ考えたあげくに悟りに達する人々はいる。またある修行のステージで起こる主観体験なら、緻密に記録されているかもしれない。だが科学者に、自分が黄色のシャツを見ている体験を詳細に語ってくれるような伝統って……あるの？　禅などは、そもそもそんなものは説明できず、説明しようと言葉を弄すること自体が愚かしいという話じゃなかったっけ？

さらにかれが修行者をつれてきておこなったという実験。その人は、自分がいま意識のない状態になったというのを科学者たちに伝えたというんだが、意識がないことを意識できる意識って何？　さらにその修行者でわかったことといえば、雑念がなくなると脳活動が下がったということだけ。そんなことは、瞑想屋さんをつれてくるまでもない。集中力のない大学生やぼくですら、かつてパソコン用脳波測定装置で遊んだときにやったことだ。そしてそれはすでにウソ発見器などで充分に活用されている程度のことだ。かれの主張するような瞑想屋をつれてくることの重要性を示す中身や今後の新しい展望はまったくない。

こうしてみるとこのインタビューに関する限りヴァレラにあるのは、かなりお粗末なレトリックでしかない。むろん、それがかれのいう「フランスの伝統」なのかもしれないけれど。これがヴァレラの他の著作にも言えることかどうかは、読者自身のご判断だが、少なくともぼくはなぜヴァレラが一部の人に珍重されているのか理解できない。

クオリア

さて、意識の話をするときにクオリアの話題は避けて通れない。日本では、茂木健一郎のおかげでクオリアという言葉だけは有名になった。

クオリアという言葉も、いろんな意味で使われるので話がややこしくなっているが、その基本的な意味は、「なぜ緑と赤の光を混ぜると、黄色という違う色がそこに生じるのか」ということ。目が受けている光は、赤と緑だ。「赤と緑だなあ」と感じればいいのに、まったく別の色に見えるのはなぜ？　ぼくたちが指を切ったとき、なぜそれは「痛い」という感覚になるのか、ということだ。痛覚神経が刺激されて、脳のここんところに信号が行くんですよ、ということは言える。でもその信号が「痛い」と感じられるのはなぜ？

さて茂木健一郎もそうだが、一部のクオリアご大層論者は、クオリアについて「赤を見たときに心の中に広がる得も言われぬ感覚」とかなんとかブンガクめいた表現をしたがる。だが、ぼくはそうしたものの多くは「クオリア」として扱うべきではないと思っている。そうしたブンガク的な感慨のほとんどは、おそらく単なる連想記憶に伴う情動にすぎないからだ。かつて別れた相手が阪神タイガースファンだったら、その人にとっては六甲おろしと黄色がある種胸の苦しくなるようなクオリアを持つかもしれない。それはそれが引き起こす記憶があるからだ。でもそれは単なる連想の作用として処理すればいい。それが意識の本質に迫るものだとは思わない。

しかし一部の人が言うように、クオリアはない、とまで主張するのは行き過ぎのような気もする。なぜ痛みは「痛い」のか——なぜそれは甘くないのか、と尋ねられるとだれも答えられない。「進め」は青で「止まれ」は赤というのと同じで、そういうふうに配線されているからだと言われればそれまでなんだが、それでは説明になっていないような気もする。そして、ぼくの感じている「痛い」と他の人の「痛い」が同じかというのも、わかりようがないのも事実。だから正直言って、痛みはなぜ痛いのか、と聞かれて答えようがあるのか、というのさえはっきりしない。

そんなわけで、クオリアは確かに不思議ではある。が、それが一部の人が主張するような本当に中心的な謎なのかは、必ずしもはっきりはしない。なんか他のことのおまけで話がつくかもしれない。たとえば、痛みというのは神経の流れを分析すると「ここ！」という場所信号と「注意！」という警報信号の合成で、とかいうのがわかってしまい、基本的な信号の合成規則みたいなのがはっきりしてくるうちに、あまり大きな疑問ではなくなるのかもしれない。だがこれはまったくわからない。

意識と道徳

意識は、しばしば道徳的な話につながる。動物に意識はあるのか？　意識があるなら、それを殺したりするのは道徳的に許されるのか？　ロボットやコンピュータに意識が生まれたら、そのスイッチを切ることは正当化されるか？

これまたいろいろ立場がある問題だ。サーモスタットにすら意識があるかもしれないと述べるチャーマーズは、電気ポットのスイッチを切ることにさえ道徳的矛盾を感じるのかもしれない。が……

この問題設定は、ぼくは「意識」というものについて暗黙の前提を置いているとおもう。まず、意識があればそれは何か意識を持つための身体器官のようなものワンセットをそろえている、という前提。意識があるんなら殺すと苦しむからよくない、というような発言にそれが見られる。でも、苦しむには、そのための装備が必要だ。動物なら、それはある。したがってこの件であれこれ議論する意味もあるだろう。だが意識があるロボットでも、身体に痛覚神経がなければ腕を切り落としても苦しまない。殺しても（というか壊しても）苦しまない。その場合、意識があったら殺してはいけないという話にはならないのでは？

またペンローズは、外宇宙探索に意識／知性あるロボットを使おうという説に対して、道徳的な反駁を唱える。意識があるならそのロボットをつれて帰らなくてはならない道徳的責任がある！　でも、こういう発言は、意識というものがあらゆる存在で同じだという発想からきている。意識があれば死にたくないだろうし、必ず戻ってきたいと思うだろう、というわけだ。そして確かに、進化を経て発展してきた生物は、生存のための道具として意識を発達させたはずだから、死にたくない、あるいは自分を破壊しようとするものからは逃げるという指向が備わっているだろう。

でもロボットは違う。ロボットはそんな進化の結果として生じたわけではなく、特定の目的のために作られた存在だ。するとそこには自己保存を重視するような指向性はない。自分が壊れても平気、壊されても特にいやがらないようなロボットは十分に作れる。むしろプログラミング次第では、いつまでも外宇宙で探索することに喜びを感じるロボットだって作れるはずだ。それをつれて帰る必要はあるのか？　意識があるというのと、ぼくたち人間とまったく同じ感情を抱く、というのは話が別だ。意識があるというのと、どんな意識があるかというのは、また話が違う。そしてここでもぼくたちはまた、最初の問題に戻ってくる。意識って結局何？　意識と不可分なのは、情報処理？　情動？　知性？　それともそういうのとはまったく独立に意識というのがあるの？　その場合、その「意識」は何をするの？

意識は存在しない？

こうした細かい概念的な整理は、本当は哲学者にやっていただきたいところなのだが、本書に登場する哲学者たちの議論は、ぼくは（デネットを除いて）あまりおもしろいとは思えず、新しい貢献をしているとも感じられない。サールは饒舌だが、結局のところ主張は非常に不明確だ。が、人によっては別の感じ方もあるだろう。

また知性や情動の仕組みがどんどん解明されるにつれて、どうもそこで意識というのが何をしているのか、よくわからなくなってきた。ウェグナーの二人羽織実験や、リベットの準備電位実験を見ると、どうも人の意識というのは大したことをしていない、というより何もしていないようだ。まずほとんどの脳や身体の活動は、意識されておらず、勝手に決定論的に動く。意識的な活動と思われているものも、実はそうなのではないか？　そこでは意識とは、単なる後付の説明や、付随的な現象にすぎず、ぼくたちが思っているほどご大層なものではないかもしれない。そしてぼくたちが自由意志だと思っているものも、実はすでに決定されていて、ぼくたちの「意識」や「意志」が左右できるものは何もないのかもしれない。自由意志などというのは存在しないのかもしれない。

そして自由意志がないなら、犯罪者を処罰するのは正当化されるんだろうか。グリーンフィールドへのインタビューの途中でブラックモアは、抑止になるから正当化されると言うんだが……自由意志がないなら抑止にはならないのでは？　そして正当化されようとされまいと、自由意志がないならそれがどうなるかは勝手に決まるのであって、ぼくたちの努力や活動が世界を変えるとかそういうのは、あり得ないのでは？

これまた考えれば考えるほど頭痛のする話で、なんとも言い難い。「あたかも自由意志があるかのごとく振る舞う」という立場も、別にあなたはそれを選んだわけではなく意志以外の何かがあなたにそうさせているだけなんだろうし、それで話が解決するようには思わない。決定論だろうとなかろうと、人は結局自分にできる（と思う）ことを精一杯やるしかない、というつまらない結論にたどりつきそうな気もするが、そうでないような気もする。「意志はなくてすべて決定されているけれど、その決定は事前にはわかりようがないからがんばれ」というデネット的な議論も――ぼくはごまかしに思えるが、どうだろう。これについても、本書ではいろんな人がいろんな立場や考えを述べている。あなたはどの人の議論に説得力を感じるだろうか。結局それは、その人の個性次第なのかもしれない。

まとめと謝辞

こんな具合に、本書の中身は多種多様。ここまで挙げたそれぞれのポイント（いやそれ以上）について、科学者や哲学者たちがあーだろうか、こうだろうか、とさまざまな意見を述べている。その幅を楽しむのも一興、または自分が奉じたい理論や理論家をこの中から見つけ出すのも一興。本書に登場する学者たちの一部は、自分の到達した結論により人生や世界に対する見方が変わったという。一部の人は、全然変わらないという。あなたはどうだろうか。

この分野も進歩は激しい……のだろうか？　そこがよくわからないところでもある。今から二〇年すれば、ここで議論されていることの多くはすでに解決を見て、「昔の人はいろいろ変なことを考えたものだ」と思うようになるのかもしれない。その一方で、どうだろう。どの話題もかなりむずかしそうで、簡単に白黒つきそうにない。多くの問題は感情的なしこりもあるし、理論はどうあれなかなか納得されない可能性もある。たとえば自由意志はありませんでしたと言われて、あなたは「はいそうですか」と納得できる？

また、意識とは何か、知性とは何かといった問題はこの半世紀、本質的なところでは進歩がないようにも思う。新しい実験は出てきたし、おもしろい知見も得られている。だがそれが意識についての考え方を一変させたようにも思えない。今後二〇年たっても、やっぱり人は本書に書かれたのと同じようなことを、相変わらずあーだこーだと論じ合っているのかもしれない。

本書の翻訳には半年ほどかかった。いつもながら、守岡と山形で適当に手分けして翻訳をおこない、最後に山形が全体を通して統一その他をおこなっている。白を黒と誤訳したようなところはないと思うが、一部の特殊な専門用語などで思わぬまちがいがあるかもしれない。お気づきの点はご教示いただければ幸いである。訂正および追加情報などは、サポートページ http://cruel.org/books/blackmore/ で随時公開する。

本書の編集は、牧野彰久氏が担当された。

二〇〇九年一月　プノンペン／東京にて

訳者代表　山形浩生

Kentridge, R. W. (ed.), (1999), 'Papers on blindsight', *Journal of Consciousness Studies*, 6, 3-71.

唯物論 (materialism) この世界は物質のみで構成されていて、突き詰めれば精神的現象はすべて物質的側面から説明がつけられるという見解。一元論のもっとも有名な形態。科学者たちはほとんどがおそらく唯物論者。

融像 (stereoscopic fusion) わずかに異なる２つの絵をそれぞれの目に見せると、脳がこの２つを１つの像に融合するため、奥行きをもって見える。それぞれの目に見せたわずかに異なる２つの絵が合わさって正視（立体視）に奥行きの合図を与えてこうなるのだが、融合すると奇妙な効果が生まれる特別にデザインした絵の組み合わせを作って模倣することもできる。その例が色眼鏡で見られる別々の色のステレオペアと、一見したところ意味がないように見えるがしばらくすると融合して3D画像が見えてくるランダム・ドット・ステレオグラムである。

両眼視野闘争（binocular rivalry） 両眼にそれぞれ異なる映像を見せると、優位性を競うため２つの絵が融合せずに入れ替わる傾向がある。この現象は19世紀後半から研究されていたが、最近になってロゴセティスらが闘争の神経基盤を発見した。この効果は２つの刺激が「意識を争う」あるいは争って「意識にのぼろうとする」と記述されることが多いが、こういった考え方は特別な場所やプロセスに入るための争い、あるいは内なる傍観者に見せようと――つまりデカルト劇場への入場を――争うことを示唆しかねないことに注意。P. 89の図を参照。

ミーム (meme) 文化伝達の単位。ミームとは人から人にコピーされるもので技術、物語、歌、理論、工芸品が含まれる。ミーム学の理論によると、ミームは自己複製子で、文化はミームの変異と淘汰のプロセスによって進化する。

Blackmore, S. J., *The Meme Machine* (Oxford: Oxford University Press, 1999). 邦訳 2000、スーザン・ブラックモア『ミーム・マシーンとしての私』(上下)、垂水雄二訳、草思社。

明晰夢 (lucid dream) 夢を見ていながらそれが夢だとわかっている夢のこと。調査したところ 30 ~ 40 パーセントの人が、少なくとも一度は明晰夢を体験していた。しばしば明晰夢を見る人もあり、自由に明晰夢が見られる人はほとんどいなかった。体験者たちはたいてい明晰夢ではすべてが鮮やかで明るく見えて、夢の内容がコントロールできると言う。ラバージが明晰夢を試みる方法を開発した。

Gackenbach, J. and LaBerge, S., *Conscious Mind, Sleeping Brain* (New York: Plenum, 1986).

盲視 (blindsight) V1 野(一次視覚野)に甚大な損傷を受けると、暗点が残る。視野内の見えない部分である。1978 年に心理学者ヴァイスクランツがとある患者の見えない部分に刺激を提示して、その向きや動く方向などを尋ねてみたところ、ほとんど正しく言い当てられることを発見した。つまり患者が何も見えないと言ったときも、視覚情報は利用されていることが明かされた。この矛盾した状況については多くの議論が交わされた。これは知覚なしの視覚を示しており、部分的ゾンビに等しいと主張する人々もいた(意識は機能と分離できる、もしくは脳の特定の部位に位置しているとさえ示唆)。また、高速運動系や眼球運動系など情報を利用できる視覚経路はたくさんあって患者はそこから推量しているが、普通に見ることができないのは対象認識システムが損傷しているからだと指摘した人々もあった。

Weiskrantz, L., *Consciousness Lost and Found: A neuropsychological Exploration* (Oxford: Oxford University Press, 1997).]

えていない。対談の中ではハード・プロブレムの強力なものを示して、対談者たちの信条を引き出そうとした。

Shear, J., *Explaining Consciousness—The Hard problem* (Cambridge, Mass: MIT Press, 1997) (および *Journal of Consciousness Studies* 1995).

腹側皮質視覚路と背側皮質視覚路（ventral and dorsal stream）視覚系は多数の平行経路で構成されており、これを通じて情報が目から脳の他の部分へ流れる。その中で主要な2つの流れが腹側皮質視覚路と背側皮質視覚路である。これらはかつて『what』経路、『where』回路とみなされていたが、最近になってミルナーとグッデイルが知覚と視覚運動管理のシステムと位置づけた。つまり腹側皮質視覚路は比較的ゆっくりした物体認識を処理して、背側皮質視覚路は視覚が速く導かれる動作に連携している。急速な視覚運動管理は意識を伴うことができない速さで起こるとみられるため、これは意識に関係している。この2つのシステムが1つであるかのように述べる人もあるが、ミルナーとグッデイルはそういった結論を下さないよう慎重を期している。

Milner, A. D. and Goodale, M. A., *The Visual Brain in Action* (Oxford: Oxford University Press, 1995).

分離脳 (split brain) 1960年代には、一部のてんかん患者の治療に脳梁（2つの大脳半球をつなぐ何百万もの線維の束）の切断がおこなわれた。てんかん発作が一方の半球から他方へ移るのを防ぐためで、これはもっとも重篤な症例に限定された。驚くべきことにこれらの患者たちは順調に回復して、能力や性格に変化はほとんどみられなかったが、実験によると2つの大脳半球はそれぞれ単独で伝達ができて、ある程度別々の人間のように機能することがわかっている。興味深い問題として、この状態にある人は意識も分割されているのかというものがある。分離脳の持ち主には意識ある自己が1つか2つ、場合によってはゼロか多数あるという主張がある。バースとサールは2つであるとの可能性を支持している。

るというルネ・デカルト（1596-1650）の説で、現在はデカルト二元論と呼ばれている。こういった『実体二元論』と異なるのが、物には物理的性質と精神的性質の両方があるとする『性質二元論』である。実体二元論は、この世には精神的なもの（理想主義）か、肉体的なもの（唯物主義）いずれかの物質しかないとする一元論とよく比較されている。

多くの科学者たちが唯物論者を名乗りつつも、意識についての語り口からさまざまな類の二元論をほのめかしている。たとえば脳が意識を（まるで脳とそのプロセスから分離しているかのように）「生み出す」という話や、主観体験とは違った類のものである客観事実からハード・プロブレムについての話など。わたしは本当に二元論から逃げおおせた人がいるかどうか探るために、対談の中でこういった含みを引き出そうと試みた。

脳撮像・脳走査（brain imaging or brain scanning）現在、脳撮像にはPET（ポジトロンCT）、MRI、fMRI（機能的磁気共鳴画像法）などさまざまな手法がある。被験者がある体験を報告するとき脳のどの領域が他より活発であるかを示すもので、意識の神経相関の研究に頻繁に利用される。問題はその解釈にある。これらの活発な領域は意識の座あるいは起源なのか？　意識はそこで生み出されているのか？　それとも意識に対するこういう考え方自体がそもそもまちがっているのだろうか？

ハード・プロブレム (Hard problem) 1994年にチャーマーズがつくった言葉で、脳内の物理的プロセスが主観体験を生じさせる仕組みの謎を指す。知覚、記憶、学習、感情の理解などといった「イージー・プロブレム」と対比させたもの。心身問題や説明のギャップと関係があるが、チャーマーズの区分づけは、すべての「イージー・プロブレム」を解決しても理解できないもの——意識や主観体験——がまだ残っていることを示唆している。P. 16の図を参照。

二元論者と神秘主義者たちはハード・プロブレムが実に難解であると信じているが、機能主義者と同一説者たちは脳の機能か物理的状態がすべて理解できれば意識についてはすべて理解できたことになると主張しており、難解だと考るもので時間の無駄であるという意見もあり、この件については数百の論文が書かれている。

Preston, J. and Bishop, M. (eds.), *Views into the Chinese Room: New Essays on Searle and Artificial Intelligence* (Oxford: Clarendon Press, 2002).

デカルト劇場（Cartesian theatre, CT） 脳か心のどこかですべてが集まって意識が起こるという一般的概念を表すためにデネットが作った用語。デネットの議論では、ほとんどの人々が標準的なデカルト二元論やそれが示唆する小人の存在を否定しながらも、意識を場所か入れ物として考えているという。そして唯物論者であると言いながらデカルト劇場を信じている人々をデカルト唯物論者（CM）と名づけた。

わたしは対談の中で相手がデカルト劇場の観点から考えているかどうか引きだそうとした。「意識にのぼる」概念、知覚、情報という言い方や「意識の中に」あるという言い方はデカルト唯物論者をほのめかすものだが、だれもそうであるとは認めなかった。劇場とスポットライトのイメージもデカルト唯物論者を匂わせると言えるが、たとえばバースはかれの劇場がデカルト劇場だとは認めていない。P. 306 の図を参照。

Dennett , D. C., *Consciousness Explained* (London: Little, Brown & Co., 1991). 邦訳 1997、ダニエル・デネット『解明される意識』山口泰司訳、青土社。

同一説（Identity theory） 心の同一説とは、心のプロセスは脳の状態やプロセスと同一であるという考え。つまり考え、発想、意図、体験は脳の状態と相関しているのでも脳の状態によって作られるのでもなく、脳の状態そのものであるということ。これで二元論の必要性はすっかり排除されるが、このように一見異なるものが同じで１つである仕組みについての問題は残る。ポール・チャーチランドは同一説の一形態をはっきりと説明しているものの、同一説支持者の多くが否定している「クオリア」という用語を使っている。

二元論（dualism） 心と体は異なる存在で、それが脳内の松果腺で相互作用す変化すると、われわれはたいてい気づく。しかしその変化がまばたきやサッカード（大きな眼球運動）の間に起こったり、その瞬間に『泥はね』が現れたり場面転換があったりすると気づかない。これは変化の見落としと言われており、意識と興味深い関係があると考えられる。たとえばほとんどの視覚理論は、鮮やかで詳細なこの世界の描写は視覚系によって構築されたもので、意識体験に利用できたり意識の内容を構築したりしていると仮定している。トランス・サッカード記憶がそれほど粗末なものだとしたら、視覚認知がこの世界の詳細な描写であるはずがないし、視覚世界の鮮やかさは錯覚かもしれないと変化の見落としは示唆している。

　変化の見落としについてのもっとも極端な説明は本書でケヴィン・オレーガンがおこなったもので、見ることはすなわち世界の描写を構築することだという発想を否定している。P.213の図を参照。

Noe, A. (ed.), *Is the Visual World a Grand Illusion?* (Thorverton, Devon: Imprint Academic, 2002).

中国国家（中国脳）　Chinese nation (China brain) ネッド・ブロックが考案した思考実験で、対談の中で説明されている。かれは中国人１人ひとりが無線送受信機を持っていて、１つの巨大な脳のニューロンの１つとして行動していると想像した。この中国脳は普通の脳のように機能するだろうが、まったく異なる構成要素でできている。ではこの中国国家全体に意識があることになるか？　かれはないものと推測して、機能主義反対論としてこの議論を用いている。

中国語の部屋（Chinese room） ジョン・サールが考案した思考実験で、対談の中で説明されている。かれは中国語だらけの部屋にいて、外から与えられる記号に対する答え方を指示したルールブックを持っていると想像した。かれは問われたことに適切に答えられるだろうが中国語はまったく理解していないので、これは強いAIを論破することになると推定している。認知科学と人工知能の原理に対するもっとも有名な挑戦であるという意見もあれば、誤解を与えゆる考え方にこの用語を使う人もいるが、意識は脳の物理的性質や機能的性質に随伴するものではないため意識自体は何の影響も持たないとする一種の機能主義においては、これも真実である。この混同は一部の対談の中で明らかにみられる。

説明のギャップ（explanatory gap） 心と脳、内と外、客観と主観、物理的世界と意識の間にみられる説明のギャップ、あるいは物理的世界の事実では決して意識に関する事実を満足に説明できないという主張のこと。ハード・プロブレムと関係があり、ウィリアム・ジェイムズが深い淵、底なしの深淵と呼んだのがこれである。コリン・マッギンやスティーブン・ピンカーなどの神秘主義者たちは、このギャップを埋めることは決してできないと述べている。対談者の多くは、ギャップは埋められるし埋まるだろうと信じているが、方法については意見が分かれた。たとえばチャーチランド夫妻、デネット、クリックは神経科学の発展につれてギャップは消失するだろうと信じており、ハメロフとペンローズは、ギャップを渡るには物理学の革命が必要だと信じている。

走査（scan） 脳撮像を参照。

創発（emergence） 創発とは、あるシステムが部分の総和以上の性質を示すときに起きるものと一般的に言われている。有名な例が水の湿気で、水素と酸素の性質からは予測できないがこれらの組み合わせによって創発するものである。しかしこの概念は哲学において激しく議論されており、意識とは脳や脳のニューロン活動の創発特性である、と言われてもその意味合いはまったく明らかでない。たとえば、意識とはいったん創発すればその起源である脳に行為を及ぼすことができる根本的に新しい現象であるともとれるし、個々のニューロンの行為からは予測できない特性であるが、基本的に脳全体が把握できれば理解できるものというだけと解釈することもできる。

チェンジブラインドネス（change blindness） ある光景の中で目立つ特徴が

Libet, B. (1985), 'Unconscious cerebral intiative and the role of conscious will in voluntary action', *The Behavioral and Brain Sciences*, 8, 529-539. また、PP.539-566 と *BBS*, 10, 318-321 にあるこの問題についての多くの解説も参照のこと。

主観（アプローチ・手法・科学・視点）first person (approach/method/science/perspective) 主観視点とは、自分にとって世界がどう見えるかという内側からの視点である。これが意識の意味の中心にあることに同意しない人はほとんどなかった。本当の議論は意識の科学における主観法の役割と、主観科学というものが存在しうるのかについて。特別な主観法が必要だと主張する人もあれば、心理学ではつねに個人的な報告を扱ってきたと主張する人もある。主観科学を擁護する人もあれば、科学というものは客観データで検証できるはずだから、ばかげていると言う人もある。もう１つの論争は瞑想や夢研究といった分野の価値について。参加者の多くにこういったものを実践したことがあるか尋ねてみたところ、主観研究は欠かせないとしたラバージやヴァレラから、何の関心も示さなかったクリックまで回答はさまざまだった。
Varela, F. J. and Shear, J., *The view from within: First person approaches to the study of consciousness*, (Thorverton, Devon: Imprint Academic, 1999).

神経現象学 (neurophenomenology) 神経科学と現象学が融合したもの。ヴァレラが道を拓き、現象学の主観法と神経科学の客観法を組み合わせることを立案した。
Valera, F. J. and Shear, J., *The view from within: First person approaches to the study of consciousness* (Thorverton, Devon: Imprint Academic, 1999).

随伴現象説（epiphenomenalism） 精神的事象は脳内の物理的事象によって起こるものだが、脳には影響を及ぼさないという従来の考え方。意識は脳と異なるもので、脳には影響を与えられないと示唆して大きな批判を浴びた興味深い考え方である。残念なことに、意識自体は何の影響も及ぼさないとするあら法を基盤にしており、理論や推論や科学的仮説は用いない。これらの方法を近代神経科学、特にヴァレラの神経現象学に統合しようと多くの試みがなされている。

現象性 (phenomenology)『主観体験』と同じ。たとえば視覚の現象学や痛みの現象学を研究するとは、視覚や痛みの主観体験を指す。もともとは何か人々が説明しようとしていたものの「特性の前・理論的リスト」を示す用語だったとデネットは指摘している。

ジェームズ・ランゲ説 (James-Lange theory of emotion) ウィリアム・ジェームズとカール・ランゲの2人が19世紀に示したもので、情動は心拍増加、筋肉の緊張、発汗などの原因ではなく、それらの身体反応の結果であるという説。ジェームズによると、われわれは泣くから悲しく感じ、震えるからこわいと感じるのであって、その逆ではない。

自由意志 (free will) 史上もっとも議論を集めた哲学的問題といわれる自由意志とは、われわれは外的環境や運命や神意などの力（agency）の誓約を受けることなく行動や選択ができるという考え方である。この世のあらゆる事象は先立つ事象によって決定されているとする決定論（科学者たちに一般的に真と考えられている考え方）としばしば比較される。自由意志と決定論は融和できないので、決定論が真であると信じるのであれば自由意志は信じられないと非両立主義者たちは主張している。両立主義者たちは、われわれは複雑な選択をできるし、決定論が真であるとしても自由意志があるとみなせるとさまざまな方法で述べている。

ブロック、デネット、サールなど対談者の多くは両立主義的な考えを示し、それ以外の人たちは決定論を認めて自由意志がある「ふりをして」生きていると主張した。リベットの実験は、行動を起こすための意識的な決断は、一見自由にみえる行為の原因になるには遅すぎると示しているように思えると述べた者もあった。P.135の図を参照。

じている。ここ最近は認知科学における主流の考え方となっているが、ブロックやサールなど一部の哲学者は機能主義を否定している。

客観 (third person) 主観を参照。

クオリア (qualia, 単数形： quale) コーヒーの香りや青空の青さなど知覚体験の主観的性質のこと。哲学においてクオリアは体験に固有の（相互関係などでは変化しない）特性であると定義されることが多い。個人的なもので言葉では表せない（他人に伝達できない）とみなされることもある。クオリアを体験するとはクオリアについて知り尽くすことで、他のだれもそれを知ることはできないと主張する哲学者もある。

哲学者たちの間では、クオリアが存在するか否かについて大論争が起きている。たとえばチャーチランド夫妻はクオリアが存在すると述べており、デネットは存在しないと述べている。哲学者以外の人々はこの用語を体験の同義語としてきわめて漠然と使うことがあり、問題を混乱させている。

グローバルワークスペース理論 (Global Workspace Theory) 認知アーキテクチャに基づく理論で、現在重要な情報はグローバルワークスペースで処理されてシステム全体で利用できるようになるというもの。この考え方によると心は劇場のようなもので、意識は作業記憶という舞台上の明るい場所に似ていて注意のスポットライトの指示を受けており、劇場内のほかの部分は無意識である。この理論に関してはバース版がもっとも有名で、これについては対談の中で本人が説明している。

Baars, B. J., A *Cognitive Theory of Consciousness* (Cambridge: Cambridge University Press, 1988).

現象学 (phenomenology) 12 世紀前半にドイツの哲学者フッサールが確立した哲学の一派。ハイデガーに受け継がれ、フランスの哲学者メルロ・ポンティ、サルトルらがこれに続いた。現象学は意識に現れる体験構造を説明する方脳の違いである。

Metzinger, T. (ed.), *Neural Correlates of Consciousness* (Cambridge, Mass: MIT Press, 2000).

一元論 (monism) 二元論とは対照的に、この世界には1種類の物質しかないとする見解。おもな一元論の型に観念論（すべては心）と唯物論（すべては物）の2つがあるが、さまざまな形の中性的一元論が存在する。

埋めあわせ (filling in) 両の目にそれぞれ視神経が目の背部へつながっている場所、盲点があるが、われわれはそれに気づいていない。人工的な暗点（見えない部分）や、視覚野に損傷を受けた人々にも同じ結果がみられる。画像の欠けている部分は埋めあわされているのか？　デネットとオレーガンはそれぞれ別の理由からその必要はないと主張しており、グレゴリーとラマチャンドランは埋めあわされていると主張している。

Ramachandran, V. S. and Blakeslee, *S., Phantoms in the Brain* (London: Fourth Estate, 1998). 邦訳 1999、V.S. ラマチャンドラン、サンドラ・ブレイクスリー『脳のなかの幽霊』山下篤子訳、角川書店。

オートマティズム・自動症（automatism） あらゆる自動的行為を指す。夢遊病も含まれるが、通常は自動筆記や、霊と交信するために霊応盤や占い板を利用することを指す。ウェグナーは自分が行動に関与しているという感覚の生じ方との関連においてこの現象を論じている。

Wegner, D., *The Illusion of Conscious Will* (Cambridge, Mass: MIT Press 2002).

機能主義 (functionalism) 精神状態の特性はその機能的関係、たとえば感覚インプットと行動の関係などによって構成されているという考え方。二元論、同一説、物理主義など心身問題の解決を試みる他の策と対照をなす。もし意識のある脳の全機能を機械で正確に再現したら、生物的ニューロンとまったく異なるものでできていても、その機械は必然的に意識を持つと機能主義者たちは信

用 語 集

この用語集は意識の研究におけるあらゆる話題を取り上げることを意図したものではなく、対談の中で説明なしに登場する概念の一部についての簡単な個人的ガイドである。完全な用語集や、前述の話題についてさらなる情報が必要な場合は以下を参照のこと——

S. J. Blackmore, *Consciousness: An Introduction* (London: Hodder & Stoughton; New York: Oxford University Press, 2003).

R. L. Gregory (ed.), *The Oxford Companion to the Mind* (Oxford: Oxford University Press, 2004).

R. A. Wilson and F. C. Keil (eds.), *The MIT Encyclopedia of the Cognitive Sciences* (Cambridge, Mass: MIT Press, 1999).

The Stanford Encyclopedia of Philosophy http://plato.stanford.edu/ http://plato.stanford.edu/

Journal of Consciousness Studies の刊行物や記事については http://www.imprint.co.uk/jcs.html を参照のこと。

ここに示した話題のいずれかについてさらに知りたい方々のために、できるだけ対談相手の著書を中心に、おもな参考文献をいくらか挙げた。

意識の神経相関（neural correlates of consciousness, NCC） 多くの科学者たちが、特定の意識体験に対応する神経活動の領域やパターンを探している。たとえば被験者が特定の刺激を目にしているとか特定の感覚があると報告するとき、どのニューロンや脳領域が活動しているか脳走査や単一細胞記録を使って探るなどしている。このアプローチは意識の原因や脳内におけるその在処を必ず明かすものだという意見もあるが、この考え方は誤解を招くという意見もある。クリックとラマチャンドランはＮＣＣについての研究を著しており、メッツィンガーは社会のためにNCCを理解することの意味合いを探っている。

NCCは、意識がないときの神経相関に対して意識があるときの神経相関を指す場合にも使われる。サールによるとこれは——意識がある脳と意識がない

著者紹介

スーザン・ブラックモア（Susan Blackmore）

フリーランスライター、講師、キャスター、イングランド西部大学客員講師。研究の関心はミーム学、進化理論、ドラッグ、意識、瞑想。議論を呼んだベストセラー『ミーム・マシンとしての私』（草思社）は13カ国語に翻訳された。他の著書に『生と死の境界』（読売新聞社）、『意識――とても短い入門』など。

訳者紹介

山形浩生（やまがた・ひろお）

1964年生まれ。東京大学都市工学科修士課程およびマサチューセッツ工科大学不動産センター修士課程修了。大手調査会社に勤務するかたわら、科学、文化、経済からコンピュータまで広範な分野での翻訳、執筆活動をおこなう。著書に『新教養としてのパソコン入門』（アスキー新書）、『新教養主義宣言』（河出文庫）、『山形道場』（イーストプレス）、訳書に『その数学が戦略を決める』（文藝春秋）、『戦争の経済学』（バジリコ）、『服従の心理』（河出書房新社）、『自由は進化する』『誘惑される意志』（ともにNTT出版）など多数。

守岡 桜（もりおか・さくら）

京都生まれ。大学在学中に米国ワシントン州に留学。大学教授秘書、学長秘書を経て翻訳家。共訳書に『リトル★ハッカー』『FREE CULTURE』『オープンソースの成功』『ダメなものは、タメになる』（以上、翔泳社）、『数学で犯罪を解決する』（ダイヤモンド社）、『地球温暖化は止まらない』（東洋経済新報社）など。

「意識」を語る

2009年3月2日　初版第1刷発行

著者　スーザン・ブラックモア
訳者　山形浩生／守岡 桜
発行者　軸屋真司
発行所　NTT出版株式会社
〒141-8654　東京都品川区上大崎3-1-1　JR東急目黒ビル
TEL　03-5434-1010（営業本部）
　　　03-5434-1001（出版本部）
FAX　03-5434-1008
http://www.nttpub.co.jp/

装丁・デザイン　柳谷志有（nist）
印刷・製本　シナノ印刷株式会社

ISBN 978-4-7571-6017-0 C0011

誘惑される意志——人はなぜ自滅的行動をするのか

ジョージ・エインズリー著　山形浩生訳

四六判　定価二九四〇円（本体二八〇〇円＋税）

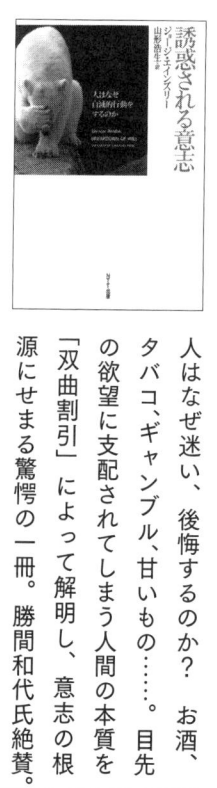

人はなぜ迷い、後悔するのか？　お酒、タバコ、ギャンブル、甘いもの……。目先の欲望に支配されてしまう人間の本質を「双曲割引」によって解明し、意志の根源にせまる驚愕の一冊。勝間和代氏絶賛。